"十四五"职业教育国家规划教材

护理评估

HULI PINGGU

主　　编◎陈晓燕
执行主编◎卢英菊
副 主 编◎刘　静　卢　军　孙丹杰

北京师范大学出版集团
BEIJING NORMAL UNIVERSITY PUBLISHING GROUP
北京师范大学出版社

图书在版编目（CIP）数据

护理评估 / 卢英菊 执行主编 . -- 北京：北京师范大学出版社，2015.5（2024.6 重印）

（"十四五"职业教育国家规划教材）

ISBN 978-7-303-18510-8

Ⅰ . ①护… Ⅱ . ①卢… Ⅲ . ①护理－评估 Ⅳ . ① R47

中国版本图书馆 CIP 数据核字 (2015) 第 029574 号

教材意见反馈：　　　gaozhifk@bnupg.com　010-58805079
营销中心电话：　　　010-58802755　58801876

出版发行：北京师范大学出版社　www.bnupg.com
　　　　　北京市西城区新街口外大街 12-3 号
　　　　　邮政编码：100088

印　　刷：天津旭非印刷有限公司
经　　销：全国新华书店
开　　本：787 mm × 1092 mm　1/16
印　　张：21.25
字　　数：560 千字
版　　次：2015 年 5 月第 1 版
印　　次：2024 年 6 月第 13 次印刷
定　　价：56.00 元

策划编辑：庞海龙　　　　　　　责任编辑：王　婉
美术编辑：焦　丽　　　　　　　装帧设计：李尘工作室
责任校对：陈　民　　　　　　　责任印制：马　洁　赵　龙

内容简介

    《护理评估》为"十四五"职业教育国家规划教材，本教材整合了解剖学、生理学、病理学和健康评估四门传统课程的相关内容，突破以学科为中心的课程框架，根据护士职业发展的学习要求，以岗位任务层面护理人员所需掌握的临床护理评估技能为目标，立足中职护理发展的实际，按照护理评估顺序进行内容的组织和设计，帮助学生全面学习护理评估所需的基本方法、基本理论、基本临床思维等。

    本教材主要内容分为健康史采集，全身状态评估，头颈部评估，胸廓和肺评估，心脏和血管评估，腹部评估，四肢脊柱、神经反射评估，实验室评估，特殊器械检查，病例分析与护理诊断，共10个教学项目。

    本教材主要适用于中等职业学校护理专业学生。

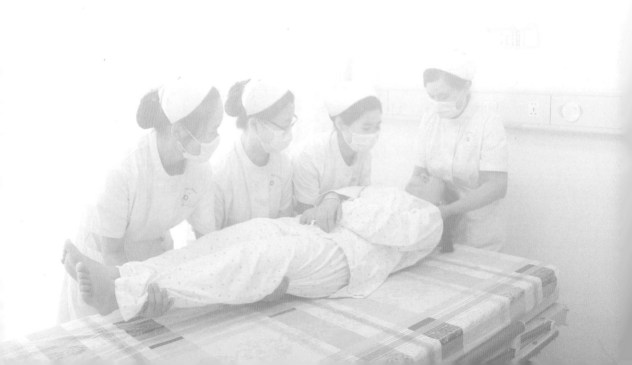

前　言

　　2006年，浙江省政府召开全省职业教育工作会议并下发《省政府关于大力推进职业教育改革与发展的意见》（以下简称《意见》），《意见》指出，"为加大对职业教育的扶持力度，重点解决我省职业教育目前存在的突出问题"，决定实施"浙江省职业教育六项行动计划"。2007年年初，作为"浙江省职业教育六项行动计划"项目之一的浙江省中等职业教育专业课程改革研究正式启动，计划用5年左右的时间，分阶段对约30个专业的课程进行改革，初步形成能与现代产业和行业发展相适应的、体现浙江特色的课程标准和课程结构，满足社会对中等职业教育的需要。

　　专业课程改革亟待改变原有的以学科为主线的课程模式，尝试构建以岗位能力为本位的专业课程新体系，促进职业教育内涵的发展。基于此，课题组本着积极稳妥、科学谨慎、务实创新的原则，对相关行业和企业的人才结构现状、专业发展趋势、人才需求状况、职业岗位群对知识技能的要求等方面进行了系统的调研，在庞大的数据中梳理出共性题，在把握行业、企业的人才需求与职业学校的培养现状，掌握国内中等职业学校各专业人才培养动态的基础上，最终确立了"以核心技能培养为专业课程改革主旨、以核心课程开发为专业教材建设主体、以教学项目设计为专业教学改革重点"的浙江省中等职业教育专业课程改革新思路，并着力构建"核心课程+教学项目"的专业课程新模式。这项研究得到由教育部职业技术中心研究所、中央教育科学研究所和华东师范大学职业教育与成人教育研究所等单位专家组成的鉴定组的高度肯定，鉴定组认为课题研究"取得的成果创新性强、可操作性强，已达到国内同类研究领先水平"。

　　护理专业教学指导方案是浙江省公开征集的第三批中等职业教育专业指导方案之一，依据本课题研究形成的课程理念及其"核心课程+教学项目"的专业课程新模式，课题组邀请了行业专家和一线骨干教师组成教材编写组，根据先期形成的教学指导方案着手编写本套教材，几经论证、修改，于2014年付梓成书。

党的二十大报告从"实施科教兴国战略，强化现代化建设人才支撑"的高度，对"办好人民满意的教育"作出专门部署，凸显了教育的基础性、先导性、全局性地位，彰显了以人民为中心发展教育的价值追求，为推动教育改革发展指明了方向。《职业教育法》的修订颁布，明确了职业教育是与普通教育具有同等重要地位的教育类型。新时代要进一步加强党对职业教育的领导，坚持"立德树人"总目标，贯彻落实《关于推动现代职业教育高质量发展的意见》，持续推进"教师、教材、教法"改革，努力提升学生职业核心素养。因此，编者对本套教材做出了与时俱进的调整和更新，竭力为中职护理专业的师生打造一套适用、实用、好用的专业教材。

"护理评估"是中职护理专业的一门核心课程，是研究诊断个体，家庭或社区对现存的或潜在的健康问题或生命过程的反应的基本理论、基本技能和临床思维方法的学科。《护理评估》为"十三五"职业教育国家规划教材，教材的编写突破以学科为中心的课程框架，根据护士职业发展的学习要求，结合课程标准，按照护理评估临床工作顺序进行内容的组织和设计。教材创新性地将人体各部分正常或异常的形态结构及功能与护理评估内容和结果进行学习链接，再通过标准化程序的训练，帮助学生全面学习护理评估所需的基本方法、基本理论和基本临床思维，从而形成重要的护士岗位职业能力。

本教材在编写时联合了来自医院的行业专家，认真分析临床护理评估的岗位典型任务，以岗位能力要求为标准，以工作项目情境任务贯穿知识体系，注重对学生操作能力和操作规范化的培养，突出理论与实践一体化教学的特点。教材配套制作了技能微视频、课件等数字化教材资源，并编写了项目化教学的配套教案与同步学习指导，便于教学实施。

在本书编写中得到了浙江省教育厅职成教教研室及各编者所在单位领导的大力支持，在此一并致谢！由于时间紧，任务重，书中难免有不足之处，敬请读者提出宝贵的意见和建议，以求不断改进和完善。

编者

目　录

项目一

健康史采集

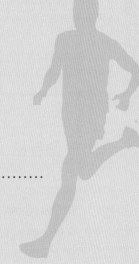

项目情景聚焦

二十大报告指出：深化医药卫生体制改革，促进医保、医疗、医药协同发展和治理。促进优质医疗资源扩容和区域均衡布局，坚持预防为主，加强重大慢性病健康管理，提高基层防病治病和健康管理功能。护理评估是护理程序的首要环节，通过交谈、身体评估和查阅相关资料等方法对被评估者进行及时、全面、准确的护理评估，获得护理对象的主、客观资料，以了解其健康状况及确定其护理需要，是确定护理诊断的基础，是有效护理的前提，也是制订、实施护理计划的可靠依据和护理治疗的重要保证。

健康史采集是评估者通过与被评估者的交谈，有计划地、系统地收集有关被评估者的健康资料，以了解被评估者所患疾病的发生、发展和演变过程，以及患病后躯体、心理、社会情况和生活自理情况等。具有专业医学知识和丰富临床经验的护士可通过与被评估者交谈获取健康史资料，为提出护理诊断、制订和实施护理计划提供重要依据。

案例呈现

患者王某，男，63岁，咳嗽、咳痰1个月，加重1周，步行入院。肺部CT：两肺慢性支气管炎继发感染。门诊拟"慢性支气管炎，继发感染"收住医院呼吸内科。

目标描述

学会全面而有重点的健康史采集方法，准确采集患者的健康史，为下一个阶段进行身体评估和提出护理诊断提供线索和依据。

任务 采集健康史

 任务目标

> 1.能力目标 能熟练采集健康史，准确地完成入院护理评估单健康史部分的记录。
> 2.知识目标 了解护理评估的概念及主要内容；掌握护理评估的基本方法；掌握健康史采集的方法和注意事项；熟悉健康史的内容和记录方法。

任务分解

一、评估前准备

评估前准备	具体内容
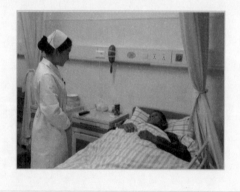	(1)护士准备 衣帽整洁、洗手、接触感染患者应戴口罩。 (2)物品准备 病例夹、黑色或蓝黑钢笔、手表、入院护理评估单。 (3)环境准备 安静、空气清新、光线适中、少干扰。

二、自我介绍

评估内容与方法	交谈举例
(1)礼貌、恰当地称呼对方。 (2)大方、得体地自我介绍。 (3)讲明自己的职责。 (4)说明交谈的目的和所需时间。	护：王先生（爷爷），您好！ 护：我是您的责任护士，我姓李。 护：为了治疗的需要，有一些与您病情相关的情况我们需要了解一下。时间不会太久，您现在方便吗？

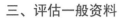

三、评估一般资料

评估内容与方法	交谈举例
询问： 科别： 病室： 床号： 住院号： 姓名： 性别： 年龄： 婚姻： 民族： 籍贯： 职业： 文化程度： 工作单位： 联系人： 入院日期： 入院方式： 病史叙述者： 可靠程度： 主管医生： 主管护士： 注意： (1)年龄是实足年龄，职业记录应具体。 (2)文化程度、职业体现患者对健康问题的反应及其对适宜健康方式的选择。 (3)应尊重不同民族的宗教信仰和生活习惯。 (4)健康问题的出现常和年龄、性别、籍贯、职业、婚姻等密切相关。	护：请问您叫什么名字？ 护：您多大年龄了？结婚了吗？ 护：您是汉族吗？籍贯是哪里呢？ 护：您信教吗？佛教或基督教？ 护：您是什么文化程度呢？ 护：您的工作单位是什么呢？什么职业呢？ 护：您是乘车到医院来的吗？ 护：您的主管医生是李明，您的主管护士是我，如果有需要或不理解的地方都可告诉我们，我们会尽力帮助您的！

四、评估主诉与现病史

评估内容与方法	交谈与书写举例
1. 主诉 主诉是指被评估者感受到的最明显的症状、体征及其持续时间，也是其就医的最主要原因。 注意： (1)记录最明显的症状或体征1～3个，并注明从发生到就诊的时间。 (2)简明扼要，一般不超过20字。 (3)使用医学术语记录，禁用方言、医疗诊断用语（病名）等。 (4)按时间发生先后顺序排列主诉。	交谈举例： 护：您是觉得哪里不舒服才来住院的？多长时间了？ 书写举例： "咳嗽、咳痰1月，加重1周。" "月经量增多3年，尿频1年。" "反复发热4天，加重伴恶心、呕吐3小时。"

评估内容与方法	交谈举例
2. 现病史 现病史是指详细描述目前健康问题的发生、发展及应对的全过程。从出现健康问题到就诊的时间，按出现的时间先后顺序记录。内容包括： (1)起病情况　包括起病的时间、急缓，有无特殊的诱因等。 (2)主要症状特点　根据不同症状评估要点。 (3)病情发展和演变情况　按时间顺序询问主要症状的变化或新症状、新问题的出现等。 (4)伴随症状　在主要症状基础上同时出现的一系列其他症状，为确定病因提供线索。 (5)采取措施及其效果　指出现健康问题后被评估者的态度和应对（在何处诊治，接受哪些治疗和护理措施，其效果和不良反应如何）。	护：请问您咳嗽是从什么时候开始的？多长时间了？ 护：请您说说当时咳嗽的具体情况。 护：有没有痰？痰是什么样子的？量有多少？容易咳出来吗？ 护：那后来情况如何呢？ 护：除了咳嗽还有其他不舒服的吗？ 护：您发病以后有没有去医院看过呢？

五、评估既往史

评估内容与方法	交谈举例
既往健康状况：良好□　一般□　差□ 曾患疾病或传染病史：无□　有□（　　　） 外伤史：无□　有□（　　　　　　　） 手术史：无□　有□（　　　　　　　） 过敏史：无□　有□（过敏原 临床表现　　　　　　　　　　　　）	护：您以往身体好吗？ 护：曾患过什么病？有无肝炎、肺结核等传染病？ 护：以前有没有类似这次的情况？ 护：有无外伤？有没有做过手术？ 护：有没有什么药物或食物过敏？

六、评估目前用药史

评估内容与方法	交谈举例
目前用药情况：无□　有□ 	药物名称	剂量与用法	末次用药时间	疗效	不良反应
---	---	---	---	---
						护：您平时常服什么药吗？ 护：一天几次？多少剂量？效果怎么样？有没有什么不良反应？

七、系统回顾（按功能性健康形态）

评估内容与方法	交谈举例
健康感知与健康管理 自觉健康状况：良好□ 一般□ 较差□ 家族遗传疾病史：无□ 有□（　　　） 吸烟：无□ 有□（约＿＿年，平均＿＿支/日。戒烟：未□ 已□＿年） 嗜酒：无□ 有□（约＿＿年，平均＿＿两/日。戒酒：未□ 已□＿年） 其他个人嗜好：无□ 有□（　　　） 遵从医务人员健康指导：是□ 否□（原因　　　） 对所患疾病原因：知道□ 不知道□ 环境中危险因素：无□ 有□（　　　） 寻求促进健康的行为：无□ 有□	护：您自己觉得健康状况怎么样？ 护：您的家中父母兄弟姐妹中有没有遗传性疾病呢？ 护：请问您吸烟吗？一天平均吸几支？戒烟没？已戒烟几年了？ 护：请问您喝酒吗？已经喝几年了？平均一天能喝多少呢？戒酒了吗？已经戒几年了？ 护：您还有哪些其他嗜好？ 护：您是否遵从医务人员的健康指导？如果有不遵医行为，请问原因是什么？ 护：您自己是否知道所患疾病的原因？ 护：您患病后采取了哪些治疗或促进健康的方法呢？
营养与代谢 饮食形态：普食□（＿＿餐/日）软食□（＿＿餐/日）半流质□（＿＿餐/日）流质□（＿＿餐/日）禁食□（＿＿餐/日）忌食□（　　　）治疗饮食□（　　　） 食欲：正常□ 亢进□ 减退□ 近期体重变化：无□ 有□（每月体重增加约＿＿kg，每月体重减轻约＿＿kg） 饮水：正常□ 多饮□（每日＿＿ml）限制饮水□（每日＿＿ml） 咀嚼困难：无□ 有□（原因　　　） 吞咽困难：无□ 有□（原因　　　）	护：您现在胃口怎么样？每天都吃些什么呢？一天吃这样的食物已经多长时间了？ 护：已经有几餐没吃啦？ 护：生病后医生告诉您什么东西不能吃呢？ 护：您知道您生病后的饮食需要注意哪些方面吗？ 护：您最近体重有变化吗？ 护：您喝水的习惯和量最近有没有改变呢？一天大概能喝多少毫升呢？ 护：您在吃饭或喝水的时候有没有感觉哪里不舒服？
排泄 排便：正常□ 便秘□ 腹泻□（＿次/日）失禁：无□ 有□（＿次/日）造瘘：无□ 有□（类型　　　能否自理：能□ 否□）应用泻药：无□ 有□（药物名称　　　用法　　　） 排尿：正常□ 增多□（＿次/日）减少□（＿次/日）颜色（＿＿） 排尿异常：无□ 有□（类型　　　）	护：您今天大便情况怎么样？ 护：有腹泻或大便失禁吗？如果有，今天有几次大便？ 护：您有没有使用辅助排便的泻药呢？是什么药呢？当时怎么用的？ 护：请问您排尿正常吗？ 护：有无排尿次数增多或减少呢？一天几次呢？尿液的颜色如何？有无沉淀物？

评估内容与方法	交谈举例
活动与运动形态 生活自理能力：(在空格中相应数字下打钩，1=完全自理；2=部分自理；3=完全不能自理)	护：请问您活动情况如何？生活能够自理吗？ 护：您有没有呼吸困难？您有咳嗽吗？有没有痰？痰是什么样的呢？

项目	1	2	3
进食			
呼吸困难			
转位			
洗漱			
如厕			
洗澡			
穿衣			
行走			
上下楼梯			
购物			
备餐			
理家			

活动耐力：正常□　容易疲劳□

咳嗽：无□　有□　　咳痰：无□　易咳出□　不易咳出□　吸痰□

睡眠与休息

睡眠：正常□　入睡困难□　多梦□　早醒□　失眠□

睡眠/休息后精力充沛：是□ 否□

辅助睡眠：无□ 有□（药物　　　　　）

护：您最近睡眠情况怎么样？

护：睡醒或休息后感觉精力充沛吗？

护：有没有使用辅助睡眠的药物呢？都用了什么药物？

认知与感知

疼痛：无□ 有□（部位　　　　　）

视力：正常□ 近视□ 远视□ 失明□（左□ 右□）

听力：正常□ 耳鸣□ 减退（左□ 右□）耳聋□（左□ 右□）助听器：无□ 有□

眩晕：无□ 有□（原因　　　　　）

定向力：正常□ 障碍□

记忆力：良好□ 减退□（短时记忆□ 长时记忆□）丧失□

注意力：正常□ 分散□

语言能力：正常□ 失语□ 构音困难□

护：请问这次住院您身体有没有哪里疼痛呢？

护：是怎样疼痛呢？痛多长时间了？有明显的原因和诱因吗？

护：您现在视力怎么样呢？有没有近视或远视或其他什么情况？

护：您的听力怎么样？有无耳鸣、耳聋这些情况呢？

护：平常有无感到眩晕的情况？自己知道是什么原因吗？

护：您自觉记忆力怎么样？是记不清楚近期发生的事情还是记不清楚早年发生的事情呢？

评估内容与方法	交谈举例
自我概念 自我感觉：良好□ 不良□ 情绪状态：满意□ 喜悦□ 快乐□ 紧张□ 焦虑□ 抑郁□ 愤怒□ 恐惧□ 悲哀□ 痛苦□ 绝望□	护：您自我感觉怎样？ 护：您现在情绪好不好？
角色与关系 就职情况：胜任□ 短期不能胜任□ 长期不能胜任□ 家庭类型：（ ）家庭生活周期：（ ）家庭关系：和睦□ 紧张□ 社会交往：正常□ 较少□ 回避□ 角色适应：良好□ 不良□ （角色冲突□ 角色缺如□ 角色强化□ 角色消退□） 家庭及个人经济情况：足够□ 勉强够□ 不够□	护：您是否能较好地胜任现在的职务？如果不能胜任，请问从什么时候感觉不能胜任的？ 护：您的家庭和睦吗？ 护：您喜不喜欢与人交往？ 护：请问您是否满意在家庭或工作中自己的角色？是否有适应不好的情况？ 护：这次生病有没有给您和家庭的经济带来压力呢？
性与生殖 月经：正常□ 紊乱□ 经量：正常□ 较多□ 较少□ 孕次：（ ）产次：（ ）	护：请问您的月经怎么样？大约多少天来一次？每次月经持续几天？月经量怎样？有无血块？有无痛经？您最近一次月经是什么时候来的呢？ 护：请问您怀过几次孕？生过几次孩子？
压力与应对 对疾病和住院的反应：否认□ 适应□ 依赖□ 过去1年内重要生活事件：无□ 有□（ ） 适应能力：能独立解决问题□ 需要帮助□ 依赖他人解决□ 支持系统：照顾者：胜任□ 勉强□ 不胜任□ 家庭应对：忽视□ 能满足□ 过于关心□	护：您对本次生病和住院怎么看？是否能够适应？ 护：在过去的一年内，是否有您认为的与疾病有关的重要生活事件发生？ 护：在日常的工作和学习生活中您通常是怎样解决问题的呢？是独立、需要人帮助还是依赖他人解决呢？ 护：请问您的家庭对您本次生病的态度是怎样的呢？
价值与信念 宗教信仰：无□ 有□（ ）	护：请问您有没有什么宗教信仰？

八、结束交谈、整理记录

评估内容与方法	交谈举例
1. 结束交谈 　对采集到的疾病信息进行小结和补充。并对被评估者的配合表示感谢。	护：通过刚才的谈话，我了解到您这次有这样一些不舒服的地方……（具体略），请您看看还有什么补充吗？ 护：非常感谢您的配合，在住院期间您有任何需要请随时找我。
2. 整理、记录	入院评估单：见附表。

相关知识

护理评估基本方法包括交谈、身体评估和查阅相关资料等。

一、交谈

交谈是健康史评估的基本方法。通过与被评估者的交谈，有计划地、系统地收集有关被评估者健康的主观资料，以了解被评估者所患疾病的发生、发展和演变过程及患病后躯体、心理、社会、生活自理等情况。其中患者主观上不舒服、不正常的感觉，称为症状，如发热、头痛等。

为了确保交谈成功，获得的健康资料完整、准确，评估者应掌握交谈的技巧与注意事项。

1. 交谈前准备

(1)选择交谈的问题：了解被评估者基本情况，根据轻重缓急安排交谈内容顺序及可能性问题，必要时先列好书面提纲。

(2)选择适宜的环境：注意安静、舒适、隐蔽，光线以看清对方又不耀眼为宜。

(3)选择交谈的时机：在被评估者入院事宜已安排就绪、情绪稳定后，必要时可共同商定。

2. 交谈开始阶段

减少陌生感，建立良好护患关系。

(1)礼貌称呼：根据被评估者年龄、性别、职业、文化背景选择合适的称呼。

(2)自我介绍：评估者简要介绍自己的姓名、职务及护理该对象时的角色。

(3)简要介绍：介绍交谈相关事项如交谈目的、时间，并表示愿意为其隐私保密、提供帮助，希望其随时提问和澄清需要加深理解的问题。

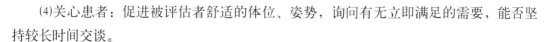

⑷关心患者：促进被评估者舒适的体位、姿势，询问有无立即满足的需要，能否坚持较长时间交谈。

3. 交谈展开阶段

⑴交谈内容应从简单问题开始，逐步深入，进行有目的、有层次、有顺序的询问，涉及隐私问题则应在双方已经建立充分信任关系后进行。

⑵注意选择合适的交谈方式

①开放式问题：可让被评估者更自由表达感受、想法，以获得丰富资料，交谈时一般以开放式问题为主。例如：您术后感觉如何？

②闭合式问题：仅用"是"或"否"来回答的问题，评估者能较好地控制，从而快速获得所需信息，交谈时间短、易记录。被评估者不需太多努力，尤其适合紧张焦虑或语言受限的被评估者。但易使被评估者产生被审问感，不利于双方关系发展且可能会遗漏重要信息。

⑶交谈过程中须注意对交谈中含糊不清、存疑的内容进行核实。常用方法有澄清、重述、反问、质疑、归纳、引导交谈方向等。

4. 交谈结束阶段

对采集到的疾病信息进行小结和补充。并对被评估者的配合表示感谢。

5. 注意事项

①尊重对方，认真倾听；②适当使用非语言性沟通技巧，如合适的距离、适当的触摸和沉默；③避免暗示性提问、诱问；④语言要通俗，避免使用医学术语；⑤注意文化背景差异；⑥危重患者须在简要询问主要情况和重点体检后立即进行抢救。

二、身体评估

身体评估是护士运用自己的感官或借助于简单工具，对被评估者的身体进行检查，以了解机体健康状况的最基本的评估方法。身体评估基本方法有视诊、触诊、叩诊和听诊。

通过对被评估者的身体进行检查，所获得的机体异常表现，称为体征，如杂音、肿块等。体征属客观资料。

评估方法			具体内容与应用范围
视诊	眼	一般：眼直接观察 特殊：借助眼底镜、耳镜	全身：年龄、性别、营养、发育、面容、表情、步态、姿势。 局部：皮肤黏膜颜色；头颅、胸廓、腹部、骨骼、关节的大小与外形。

评估方法	具体内容与应用范围
触诊	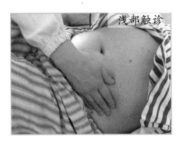 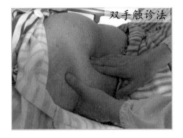 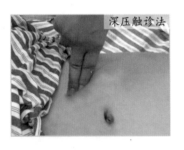 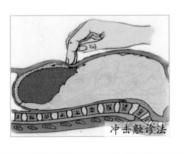	根据触诊时施压大小不同分为： (1)浅部触诊　将手轻置被检查部位，用掌指关节和腕关节协同轻柔地滑动触摸。适于体表浅在病变、关节、软组织、浅部动静脉检查。 (2)深部触诊　一手或两手重叠由浅入深，逐步施压达到深部。主要用于检查腹腔脏器大小及腹部包块。分为： ①深部滑行触诊法：并拢示指、中指、环指尖端渐压向腹腔包块或脏器，在其周围做上下左右的滑动触摸。 ②双手触诊法：左手置于被检脏器或包块后面（起固定作用），将被检部位推向右手方向。 ③深压触诊法：以拇指或并拢的示指、中指逐渐深压以测腹腔深部病变的部位和压痛点。如阑尾压痛点、胆囊压痛点。 ④冲击触诊法：又称浮沉触诊法，右手示、中、环三指并拢，与腹壁待查部位呈70°～90°，做数次急速而较有力的冲击动作，在腹壁上端会有腹腔脏器或包块浮沉的感觉。因此法会使患者感到不适，应避免用力过猛。仅适于大量腹水时肝、脾或腹腔包块难触及者的腹部触诊。

评估方法	具体内容与应用范围

叩诊

1.方法：

(1)间接叩诊（临床应用最广）

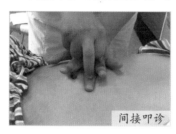

间接叩诊

(2)直接叩诊：

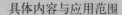

直接叩诊

2.叩诊音

叩诊音种类	声音特点			分布	
	音响	音调	持续时间	正常部位	异常情况
实音	弱	高	短	心、肝未被肺遮盖部分	胸腔积液、肺炎肺实变
浊音				心、肝被肺遮盖部分	肺炎肺实变、肺不张
清音				肺	
过清音					肺气肿
鼓音	强	低	长	腹部（胃泡区、肠）	气胸、肺内浅而大的空洞

1.方法：根据叩诊手法和目的不同分为：

(1)间接叩诊：临床运用最广。左手中指第二指节紧贴叩诊部位，其余手指稍抬起勿与体表接触。右手自然弯曲以中指指端叩击左手中指第二指节前端。叩击后右手立即抬起，一般一个部位连续叩击2～3次，不明确时可再叩击2～3次。叩诊过程中左手中指第二指节移动时应抬离皮肤，不可连同皮肤一同移动。

(2)直接叩诊　右手示、中、环三指面直接拍击被检查部位，借拍击的反响和指下的震动感来判断病变情况。主要用于胸、腹部面积较大的病变，如大量腹水、胸腔积液等。

2.叩诊音：即被叩击部位产生的音响。因被叩击部位组织密度、弹性、含气量以及与体表的距离不同可产生不同的音响。临床根据叩诊音的音响、音调、持续时间分为实音、浊音、清音、过清音、鼓音。叩诊音的特点及临床意义见左表。

听诊

耳 { 直接：耳朵
　　间接：听诊器

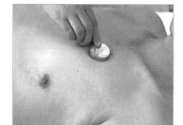

用耳或听诊器听取身体发出的一切声音：语音、呼吸音、肺部干湿啰音、腹部肠鸣音、嗳气、呃逆等。

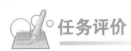 **任务评价**

学生分组进行健康史采集，并予以评价。考核评分标准如下：

序号	评价项目		评估内容	评分标准	分值	得分
1	评估前准备		护士：衣帽整洁、洗手	不妥者每项扣1分	3	
			物品：病例夹、黑色或蓝黑钢笔、手表、入院护理评估单	少一件扣1分	5	
			环境：安静、空气清新、光线适中、少干扰、保护隐私	不妥者每项扣1分	2	
2	态度	仪表	能友善对人、尊重他人、同情疾苦	不妥者每项扣1分	5	
		介绍	大方得体，讲明职责，做好核对解释及声明保密原则，注意保护患者隐私	不妥者每项扣2分	5	
3	一般资料		姓名、性别、年龄、民族、职业、籍贯、住址、联系人及联系电话、宗教信仰、婚姻	不妥者每项扣2分	5	
	主诉及现病史		正确询问、概括主诉	不妥者每项扣2分	5	
			评估现病史（健康问题发生情况、主要症状及其特点、伴随症状、健康问题发展及演变过程、诊治和护理的经过、健康问题的影响）	不妥者每项扣2分	10	
4	评估既往史		采集既往健康状况及患病史（尤其是与本病有关的传染病史、遗传病史）	不妥者每项扣2分	10	
			采集外伤、手术史、预防接种史			
			采集过敏史（药物、食物、其他）的致敏物质、过敏时间及过敏表现			
5	评估目前用药史		患者过去和现在用药情况（用药名称、剂型、用法、用量、效果、不良反应等）	不妥者每项扣2分	10	
6	功能性健康形态		日常生活状况及自理程度	不妥者每项扣2分	10	
			心理状态及社会情况	不妥者每项扣2分	5	
7	评估后整理记录		帮助被评估者整理衣服、床单位	不妥者每项扣2分	5	
			正确书写评估记录	不妥者每项扣2分	10	
8	总体评价		尊重、关心患者，护患沟通良好；操作顺序正确，动作轻稳、熟练流畅；结论准确	不妥者每项扣2分	5	
9	理论提问				5	
	总分				100	

项目检测

案例重现

患者王某，男，63岁，汉族，咳嗽、咳痰1个月，加重1周。肺部CT：两肺慢性支气管炎继发感染。门诊拟"慢性支气管炎，继发感染"收住医院呼吸内科。

患者自诉

进一步收集健康史资料如下：

患者自述已婚，籍贯四川，为某石灰厂的退休工人，文化程度为小学五年级。三年前曾患过肺结核，无外伤、手术史，无过敏史。本次支气管炎发作后曾口服阿莫西林无效。患者自觉健康状况良好，无家族遗传病史，曾有吸烟史二十年，一天三支烟，已于十年前戒烟。每日喝50毫升白酒，已有三十年，未戒酒。患病后食欲不佳，一直吃软米饭。患病后易感疲劳，入睡困难，常需服用安定入睡，有刺激性咳嗽及咳痰，痰液黏稠，不易咳出。患者视力、听力、定向力、记忆力、注意力、口头沟通能力无异常。1个月内体重下降0.5 kg，无吞咽、排尿困难，但有便秘。日常生活一般能自理。体检：体温（T）38.8℃，呼吸（R）22次/分，脉搏（P）110次/分，血压（BP）96/74 mmHg，意识清楚，睡眠、饮食尚可。

角色扮演

请同桌二人为一组进入护士和患者角色，采集上述病例的健康史，及时完成住院护理评估单的健康史记录。

附表：

科别：　　　　　病室：　　　　　床号：　　　　　住院号：

护理病历首页

姓名：　　　　　性别：　　　　　年龄：　　　　　婚姻：

民族：　　　　　籍贯：　　　　　职业：　　　　　文化程度：

工作单位：　　　　　　　　　　联系人：

入院日期：　　　　　　　　　　入院方式：

病史叙述者：　　　　　　　　　可靠程度：

主管医生：　　　　　　　　　　主管护士：

病　史

主诉

现病史

既往史

既往健康状况：良好□ 一般□ 差□

曾患疾病或传染病史：无□ 有□ （　　　　　　　　）

外伤史：无□ 有□ （　　　　　　　　）

手术史：无□ 有□ （　　　　　　　　）

过敏史：无□ 有□ （过敏原　　　临床表现　　）

目前用药史

目前用药情况：无□ 有□

药物名称	剂量与用法	末次用药时间	疗效	不良反应

功能性健康形态

1. 健康感知与健康管理形态

自觉健康状况：良好□ 一般□ 较差□

家族遗传疾病史：无□ 有□ （　　　　　　　　）

吸烟：无□ 有□ （约___年，平均___支／日。戒烟：未□ 已□ ___年）

嗜酒：无□ 有□ （约___年，平均___两／日。戒酒：未□ 已□ ___年）

其他个人嗜好：无□ 有□ （　　　　　　　　）

遵从医务人员健康指导：是□ 否□ （原因　　　　）

对所患疾病原因：知道□ 不知道□

环境中危险因素：无□ 有□ （　　　　　　　　）

寻求促进健康的行为：无□ 有□

2. 营养与代谢饮食形态

普食□ （___餐/日） 软食□ （___餐/日） 半流质□ （___餐/日） 流质□ （___餐/日） 禁食□ 忌食□ （　　　　） 治疗饮食□ （　　　　　　　）

食欲：正常□ 亢进□ 减退□

近期体重变化：无□ 有□ （每月体重增加约___kg，每月体重减轻约___kg）

饮水：正常□ 多饮□(每日___ml) 限制饮水□(每日___ml)

咀嚼困难：无□ 有□(原因   )

吞咽困难：无□ 有□(原因   )

3. 排泄形态

排便：正常□ 便秘□ 腹泻□（___次/日）失禁：无□ 有□（___次/日）造瘘：无□ 有□(类型   能否自理：能□ 否□) 应用泻药：无□ 有□(药物名称   ,用法   )

排尿：正常□ 增多□（___次／日）减少□（___次／日）颜色（_____）

4. 活动与运动形态

生活自理能力：(在空格中相应数字下打钩，1=完全自理；2=部分自理；3=完全不能自理)

项目	1	2	3
进食			
呼吸困难			
转位			
洗漱			
如厕			
洗澡			
穿衣			
行走			
上下楼梯			
购物			
备餐			
理家			

活动耐力：正常□ 容易疲劳□

咳嗽：无□ 有□ 咳痰：无□ 易咳出□ 不易咳出□ 吸痰□

5. 睡眠与休息形态

睡眠：正常□ 入睡困难□ 多梦□ 早醒□ 失眠□

睡眠/休息后精力充沛：是□ 否□

辅助睡眠：无□ 有□(药物   )

6. 认知与感知形态

疼痛：无□ 有□(部位   )

视力：正常□ 近视□ 远视□ 失明□（左□ 右□ ）

听力：正常□ 耳鸣□ 减退（左□ 右□）耳聋（左□ 右□）助听器：无□ 有□

眩晕：无□ 有□(原因   )

定向力：正常□ 障碍□

记忆力：良好□ 减退(短时记忆□ 长时记忆□)丧失□

注意力：正常□ 分散□

语言能力：正常□ 失语□ 构音困难□

7. 自我概念形态

自我感觉：良好□ 不良□

情绪状态：满意□ 喜悦□ 快乐□ 紧张□ 焦虑□ 抑郁□ 愤怒□ 恐惧□ 悲哀□ 痛苦□ 绝望□

8. 角色与关系形态

就职情况：胜任□ 短期不能胜任□ 长期不能胜任□

家庭类型: (   ) 家庭生活周期: (   ) 家庭关系：（和睦□ 紧张□）

社会交往：正常□ 较少□ 回避□

角色适应：良好□ 不良□(角色冲突□ 角色缺如□ 角色强化□ 角色消退□)

家庭及个人经济情况：足够□ 勉强够□ 不够□

9. 性与生殖形态

月经：正常□ 紊乱□   经量：正常□ 较多□ 较少□

孕次: (   ) 产次: (   )

10. 压力与应对形态

对疾病和住院的反应：否认□ 适应□ 依赖□

过去1年内重要生活事件：无□ 有□(   )

适应能力：能独立解决问题□ 需要帮助□ 依赖他人解决□

支持系统：照顾者：胜任□ 勉强□ 不胜任□

家庭应对：忽视□ 能满足□ 过于关心□

11. 价值与信念形态

宗教信仰：无□ 有□(   )

项目二

全身状态评估

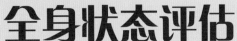

项目情景聚焦

全身状态评估，包括一般状态评估和皮肤黏膜及浅表淋巴结评估，是身体评估的第一步，是对患者全身状况的概括性观察。本项目的评估侧重于视诊和触诊。通过耐心、仔细地观察，能收集到许多有重要价值的病情资料，对疾病的诊断和护理具有十分重要的意义。

案例呈现

患者李某，男，73岁，农民。既往有吸烟史，因反复咳嗽、呼吸困难、消瘦3个月，症状加重伴气促、双足水肿10余天，以平车推入院。胸部X射线可见肺内块状阴影，呈分叶状。

目标描述

运用各种护理评估技术对其一般状态、皮肤黏膜及浅表淋巴结进行评估，收集资料，为护理诊断提供依据。

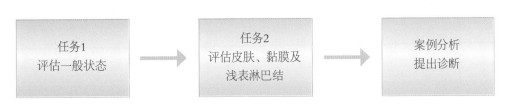

任务1 评估一般状态 → 任务2 评估皮肤、黏膜及浅表淋巴结 → 案例分析 提出诊断

任务一 评估一般状态

任务目标

1. 能力目标　能够熟练进行一般状态评估。
2. 知识目标　熟悉发热症状评估要点及相关护理诊断；掌握意识状态的评估；掌握面容与表情的评估；熟悉发育与体型、营养状态的评估；掌握体位评估。

任务分解

一、评估前准备

评估前准备	具体内容
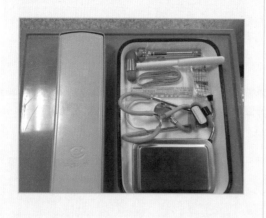	(1)护士准备　衣帽整洁、洗手。 (2)用物准备　笔、记录本、血压计、听诊器、体温计、手表。 (3)环境准备　安静、光线充足、床帘遮挡。 (4)核对解释　核对床号、姓名；自我介绍、说明目的、获得许可和配合。 (5)检查者应立于患者右侧，动作轻柔准确，态度友善，充分尊重、理解评估对象。

二、评估生命体征

生命体征是评价生命活动存在与否及其质量的指标，包括体温、脉搏、呼吸和血压，为身体评估时必须检查的项目之一，具体内容详见本系列丛书之《护理技术》项目九。

三、评估意识状态

评估内容与方法	常见异常改变及临床意义

意识是指对环境的知觉状态，即人体对自身和周围环境的感知和理解功能。清醒的意识活动有赖于大脑皮质和皮质下网状结构功能的完整，是大脑功能活动的综合表现。

方法

(1)评估患者的意识状态多采用问诊，通过交谈了解患者的思维、反应、情感、计算及定向力等方面的情况。

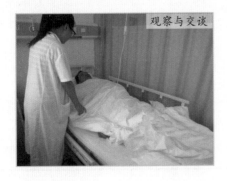

观察与交谈

(2)对较为严重者，还应进行痛觉试验、瞳孔对光反射等检查，以确定患者意识障碍的程度。

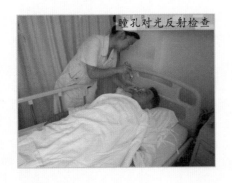

瞳孔对光反射检查

判断 意识状态是否正常，有无意识障碍及程度。

正常 意识清晰，反应敏捷精确，思维及情感活动正常，语言流畅、准确，词能达意。

任何原因导致大脑皮质弥漫性损害或脑干网状结构损害，均可发生不同程度的意识障碍。

(1)嗜睡 是一种病理性倦睡，是程度最轻的意识障碍。患者处于持续睡眠状态，可被唤醒，醒后能正确回答问题和做出各种反应，但当刺激去除后很快再次入睡。

(2)意识模糊 是程度深于嗜睡的意识障碍。患者能保持简单的精神活动，但对时间、地点、人物的定向能力发生障碍，思维和语言不连贯，可有错觉、幻觉等。

(3)昏睡 是接近于不省人事的意识状态，是较严重的意识障碍。患者处于熟睡状态，不容易被唤醒，在压迫眶上神经、摇动身体等强烈刺激下可被唤醒，但很快再次入睡，醒时答话含糊或答非所问。

(4)昏迷 表现为持续的意识中断或完全丧失，是最严重的意识障碍。按其程度可分为：

①浅昏迷：意识大部分丧失，无自主运动，对声、光刺激无反应，对疼痛刺激尚可出现痛苦的表情或肢体退缩等防御反应。角膜反射、瞳孔对光反射等均可存在。

②深昏迷：全身肌肉松弛，对各种刺激全无反应。深、浅反射均消失。

四、评估面容与表情

评估内容及方法	常见异常改变及临床意义
面容是面部呈现的状态，表情是情绪状态在面部的表现。 判断　有无特殊面容与表情。 正常　健康人表情自然，神态安怡。	患病后因病痛困扰，常出现痛苦、忧虑或疲惫的面容与表情。某些疾病发展到一定程度时，尚可出现特征性的面容与表情（见左图），对疾病的诊断具有重要价值。

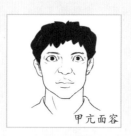

甲亢面容

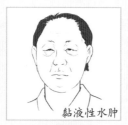

黏液性水肿

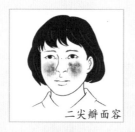

二尖瓣面容

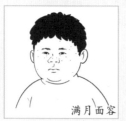

满月面容

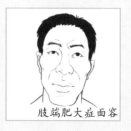

肢端肥大症面容

(1)急性面容　面色潮红，呼吸急促，鼻翼扇动，口唇疱疹，表情痛苦。见于急性感染性疾病，如流行性脑脊髓膜炎、肺炎球菌肺炎、疟疾等。

(2)慢性面容　面容憔悴，面色苍白或灰暗，目光暗淡，消瘦无力。见于慢性消耗性疾病，如恶性肿瘤、肺结核、肝硬化等。

(3)病危面容　面色枯槁、苍白或铅灰，表情淡漠、双目无神，眼眶凹陷，面颊消瘦。见于大出血、严重休克、脱水、急性腹膜炎等严重疾病。

(4)甲状腺功能亢进面容　眼裂增大，眼球凸出，目光炯炯，兴奋不安，烦躁易怒，呈惊愕貌。见于甲状腺功能亢进症。

(5)黏液性水肿面容　面色苍黄，颜面水肿，睑厚面宽，目光呆滞，反应迟钝，眉毛、头发稀疏。见于甲状腺功能减退症。

(6)二尖瓣面容　面色晦暗、双颊紫红、口唇轻度发绀。见于风湿性心脏瓣膜病二尖瓣狭窄。

(7)满月面容　面如满月，皮肤发红，伴有痤疮与小须。见于肾上腺皮质功能亢进（Cushing综合征）。

(8)苦笑面容　表现为发作时牙关紧闭、面肌痉挛，呈苦笑状。见于破伤风。

(9)肢端肥大症面容　头颅增大，面部变长，下颌增大前突，眉弓及两颧隆起，唇舌肥厚，耳鼻增大。见于肢端肥大症。

五、评估发育与体型

评估内容与方法	常见异常改变及临床意义
1.发育 　机体的发育受种族遗传、内分泌、营养代谢、生活条件及体育锻炼等多种因素的影响。 　方法　发育正常与否通常以年龄、智力和体格成长状况（身高、体重及第二性征）之间的关系来判断。 　判断　有无病态发育。 　正常　成人发育的指标：①头的长度为身高的1/8～1/7；②胸围为身高的1/2；③双上肢展开后，左右中指端的距离与身高基本一致；④坐高等于下肢的长度。	病态发育与内分泌的改变密切相关。 　(1)巨人症　在发育成熟前，如出现垂体前叶功能亢进，可致体格异常高大。 　(2)垂体性侏儒症　在发育成熟前发生垂体前叶功能减退，可致体格异常矮小。 　(3)呆小病　幼年发生甲状腺功能减退，可导致体格矮小和智力低下。
2.体型 　体型是身体各部发育的外观表现，包括骨骼、肌肉与脂肪分布的状态等。 　正常　成人的体型可分为以下三种（如右图所示）。 　(1)匀称型（正力型）　身体各部匀称适中，腹上角90°左右，见于多数正常成人。 　(2)瘦长型（无力型）　身高肌瘦，颈长肩窄，胸廓扁平，腹上角<90°。 　(3)矮胖型（超力型）　身短粗壮，颈粗肩宽，胸廓宽厚，腹上角>90°。	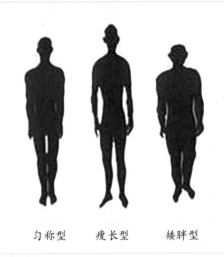 　　匀称型　　　瘦长型　　　矮胖型

六、评估营养状态

评估内容与方法	常见异常改变及临床意义
营养状态　与食物的摄入、消化、吸收和代谢等因素密切相关，营养的好坏可作为鉴定健康和疾病程度的标准之一。	(1)营养不良　表现为皮肤黏膜干燥、弹性降低，皮下脂肪菲薄，肌肉松弛无力，指甲粗糙无光泽、毛发稀疏。当体重较标准体重减少10%以上或者BMI<18.5时称为消瘦，极度消

评估内容与方法	常见异常改变及临床意义
方法 　(1)综合判断　通常根据皮肤、毛发、皮下脂肪、肌肉的发育情况进行综合判断。可分为良好、中等、不良三个等级。 　营养良好　黏膜红润、皮肤光泽、弹性良好，皮下脂肪丰满而有弹性，肌肉结实，指甲、毛发润泽。 　(2)体重测量　体重是判断营养状态有无异常的重要指标，我国成人体重的正常范围是标准体重±10%。 　成人标准体重的计算公式： 　标准体重（kg）＝身高（cm）－105(男性) 　标准体重（kg）＝身高（cm）－107.5（女性） 　此外，身体质量指数（BMI，简称体重指数）是反映蛋白质、热量、营养不良及肥胖的可靠指标。 　身体质量指数＝体重(kg)／身高的平方(m^2)。	瘦者称为恶病质。 　(2)营养过度　主要表现为体重增加，当体重超过标准体重的20%以上或者BMI＞28（我国标准）时称为肥胖。按其病因可将肥胖分为外源性和内源性两种。 　①外源性肥胖：为摄入热量过多所致，表现为全身脂肪分布均匀，身体各个部位无异常改变，有一定的遗传倾向。 　②内源性肥胖：主要为某些内分泌疾病所致。如肾上腺皮质功能亢进所致向心性肥胖，以及甲状腺功能低下、肥胖性生殖无能综合征等引起的肥胖。

七、评估体位

评估内容与方法	常见异常体位及临床意义
体位　是指被评估者身体所处的状态。 　自主体位　身体活动自如，不受限制；见于正常人、轻患者、疾病早期。 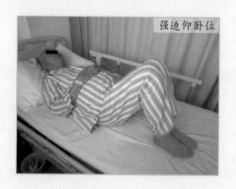	在患有某些疾病的时候，为了缓解身体的不适，患者通常会自觉或不自觉地采取某种体位。 　(1)被动体位　患者不能随意调整或变换身体的位置，更换体位必须借助他人的力量。见于意识丧失或极度衰弱者。 　(2)强迫体位　患者为减轻痛苦，被迫采取某种特殊的体位。包括： 　①强迫仰卧位：见于急性腹膜炎。 　②强迫侧卧位：见于一侧胸膜炎或大量胸腔积液者。 　③强迫俯卧位：见于脊椎疾病。

强迫仰卧位

评估内容与方法	常见异常体位及临床意义
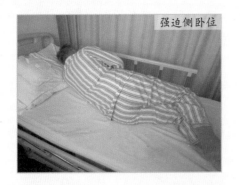	④强迫坐位：见于心、肺功能不全者。 ⑤强迫停立位：见于心绞痛。 ⑥强迫蹲位：见于发绀型先天性心脏病。 ⑦辗转体位：见于胆石症、胆道蛔虫症、肠绞痛等。 ⑧角弓反张位：见于破伤风和小儿脑膜炎。

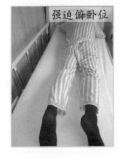
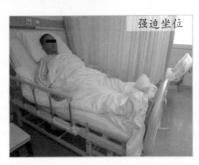
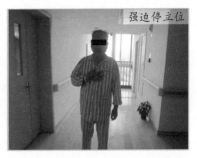

八、整理记录

整理记录	具体内容
整理	帮被评估者整理衣服及床单位，拉开床帘；交代相关事项；洗手。
记录	一、一般状态评估 T_____℃，P_____次/分，R_____次/分，BP_____mmHg 意识：□清　□模糊　□嗜睡　□昏睡　□昏迷 发育、体型：□正常　□异常（描述：　　　　　　　　） 面容、表情：□正常　□异常（描述：　　　　　　　　） 营养状态：□正常　□消瘦　□肥胖　（描述：　　　　　　　） 体位：□自主体位　□被动体位　□强迫体位（描述：　　　　　）

相关知识

正常健康人体的体温保持相对恒定，一般为36℃～37℃。各种原因引起的产热过多和（或）散热减少，致体温超过正常范围，则称发热。

1. 常见病因

(1)感染性因素：是发热的主要原因，包括病毒、细菌、支原体、立克次体、螺旋体、真菌等感染。

(2)非感染性因素：包括坏死组织吸收、变态反应、产热或散热的异常、体温调节中枢功能失常及自主神经功能异常等。

2. 发热的临床表现

(1)发热过程：可分为三个阶段：体温上升期、高热期、体温下降期。

(2)发热程度：可分为低热（37.3℃～38℃）、中等度热（38.1℃～39℃）、高热（39.1℃～41℃）、超高热（41℃以上）。

(3)热型：有许多发热疾病其体温曲线常呈一种特殊型态，称为热型。常见热型及特点见图2-1和表2-1。

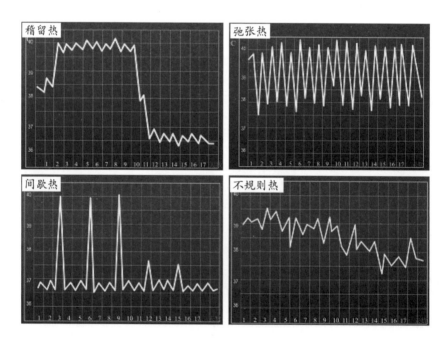

图2-1 常见热型及体温曲线

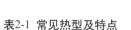

表2-1 常见热型及特点

热型	特点	常见疾病
稽留热	体温持续在39℃~40℃ 一天内波动范围不超过1℃ 可持续数天或数周	伤寒、肺炎球菌肺炎
弛张热	体温在39℃以上 一日波动范围大，超过2℃以上 最低体温也高于正常	败血症、风湿热、重症肺结核、化脓性炎症等
间歇热	发热期与无热期交替出现	疟疾、急性肾盂肾炎等
不规则热	无一定规律可循	风湿热、流行性感冒、渗出性胸膜炎等

3. 护理评估要点

在评估发热患者时应注意以下要点：

(1)确定是否发热，应注意排除一些生理因素对体温的影响。

(2)发热程度、热期和热型。

(3)发热的身体反应，如高热期要记录生命体征、意识变化，了解对重要脏器的影响；体温下降期要记录24小时出入液量，观察有无口渴、尿量减少、皮肤弹性降低等脱水表现；长期发热应注意评估其营养状况。

(4)发热的心理反应，如焦虑等情绪反应。

4. 相关护理诊断

发热的主要相关护理诊断有体温过高、体液不足、营养失调（低于机体需要量）、口腔黏膜改变、潜在并发症（惊厥、意识障碍）等。

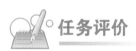 任务评价

学生分组进行一般状态的评估，并予以评价。考核评分标准如下：

序号	评价项目	评估内容	评分标准	分值	实际得分
1	评估前准备	护士自身准备：衣帽整洁、洗手	不妥者每项扣1分	3	
		物品准备：治疗盘、听诊器、体温计、手表、记录本、笔、手电筒等	准确，少一件扣1分	5	
		环境准备：安静、光线适中、屏风遮挡	不妥者每项扣1分	2	

序号	评价项目	评估内容	评分标准	分值	实际得分
1	评估前准备	核对：床号、姓名 解释：自我介绍，交代目的、获取配合	护患沟通良好、准确，少一项扣1分	5	
2	测量体温	正确测量体温，得出结论并反馈	不妥或不正确者每项扣2分	10	
3	测量血压	正确测量血压，得出结论并反馈	不妥或不正确者每项扣2分	10	
4	测量脉搏与呼吸	正确测量脉搏与呼吸	不妥或不正确者每项扣2分	10	
5	评估意识状态	意识状态是否正常，有无意识障碍及程度	不正确者酌情扣5~10分	10	
6	评估面容与表情	有无特殊面容及表情	不正确者酌情扣5分	5	
7	评估发育、体型与营养状态	判断发育与体型，有无病态发育	不正确者酌情扣5~10分	5	
		判断营养状态等级		5	
8	评估体位	判断体位	不正确者酌情扣5~10分	10	
9	整理记录	帮助被评估者整理衣服、床单位	未整理者每项扣2分	2	
		正确书写评估记录	书写记录错误每项扣2分	8	
10	总体评价	尊重、关心患者，护患沟通良好；操作顺序正确，动作轻稳、熟练流畅；结论准确	不当者每项扣2分	5	
11	理论提问			5	
	总分			100	

任务二 评估皮肤、黏膜及浅表淋巴结

任务目标

1. 能力目标 学会对皮肤、黏膜及浅表淋巴结进行评估。
2. 知识目标 了解皮肤正常结构及浅表性淋巴结的分布；掌握皮肤颜色、出血、皮疹、蜘蛛痣的评估；熟悉水肿症状评估要点及相关护理诊断；了解浅表淋巴结评估内容及肿大的临床意义。

任务分解

一、认识皮肤正常结构

皮肤的结构	具体内容
毛囊 皮脂腺 竖毛肌 神经 脂肪组织 汗腺 静脉 动脉 表皮 真皮 皮下组织	皮肤是人体最大的器官，和外界接触最为广泛。正常健康的皮肤应该是红润而富有光泽，光滑细腻，柔软而富有弹性，并能抵抗疾病。 (1)皮肤的功能 皮肤具有保护、外表显示、知觉、体温调节、分泌排泄、吸收、代谢及呼吸功能。 (2)皮肤的构造 皮肤是由表皮层、真皮层、皮下组织三部分组成。

二、评估前准备

评估前准备	具体内容
	(1)护士准备 注重仪表、指甲剪短、洗手。 (2)用物准备 笔、记录本。

评估前准备	具体内容
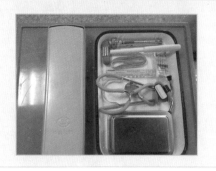	(3)环境准备　安静、光线充足、窗帘遮挡。 (4)核对解释　核对床号、姓名；自我介绍、交代目的、获得许可和配合。 (5)检查者应立于患者右侧。动作轻柔准确，态度友善，充分尊重、理解评估对象。

三、评估皮肤、黏膜

评估内容与方法	常见异常改变及临床意义
1. 颜色 　皮肤颜色与种族、毛细血管的分布、血液充盈程度、色素的多少、皮下脂肪的厚薄有关。 　观察　皮肤黏膜色泽是否正常，有无苍白、潮红、黄染、发绀等异常。 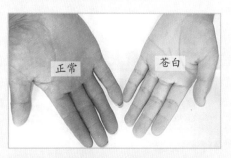 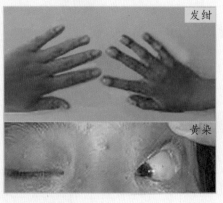	(1)苍白　是由于贫血、末梢血管痉挛或充盈不足所致。多发生于寒冷、惊恐、贫血、休克、虚脱及主动脉瓣关闭不全等疾病。 (2)发红　是由于毛细血管扩张充血、血流加速及红细胞数量增多所致。生理情况下见于酒后、情绪激动、运动后；病理情况下见于发热性疾病、阿托品中毒、一氧化碳中毒等。 (3)发绀　皮肤黏膜呈青紫色，以口唇和肢端部位明显，多由缺氧时还原血红蛋白增多所致。 (4)色素沉着　是指全身或局部皮肤色泽加深，因表皮基底层的黑色素增多所致。妊娠妇女面部、额部可出现棕褐色对称性色素斑，称妊娠斑。老年人全身或面部可出现散在的色素沉着，称老年斑。 (5)色素脱失　临床上常见的局部色素脱失见于白癜风或白斑；全身皮肤色素脱失见于白化病。 (6)黄染　指皮肤、黏膜发黄。常见原因是黄疸、胡萝卜素增高、长期服用含有黄色素的药物。黄疸与血清胆红素浓度增高有关，常先出现于巩膜、口腔软腭黏膜上，后出现于手掌皮肤上。

评估内容与方法	常见异常改变及临床意义
2. 湿度 皮肤湿度与汗腺分泌有关。出汗少者皮肤较干燥，出汗多者皮肤较湿润。 正常　生理情况下，气温高、湿度大的环境中，出汗增多。	(1)多汗　见于风湿病、甲状腺功能亢进、佝偻病等出汗量较多者。 (2)盗汗　指夜间睡眠中出汗醒觉后汗止，是结核病活动的特征之一。 (3)冷汗　通常见于休克或虚脱，表现为手脚皮肤发凉而大汗淋漓。 (4)少汗或无汗　见于维生素A缺乏、硬皮病、尿毒症以及脱水等。
3. 弹性 皮肤弹性与年龄、营养状态、皮下脂肪及组织间隙所含液体量有关。 方法　检查皮肤弹性时，常选择手背或上臂内侧部位。以拇指和示指将皮肤提起，片刻后松手。 正常　皱褶迅速平复称为皮肤弹性良好。	弹性减弱　皮肤皱褶平复缓慢，见于长期消耗性疾病或严重脱水的患者。
4. 皮疹 观察　有无皮疹。如有则应注意其形态色泽、分布部位、发展顺序、表面情况、发生时间、压之是否退色、有无瘙痒、脱屑及是否有自觉症状等。 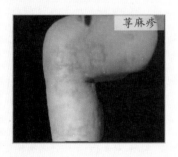	皮疹可以是皮肤疾病，亦可以是全身性疾病的征象之一，是某些疾病临床诊断的重要依据。 (1)斑疹　局部皮肤发红，不隆起于皮肤表面。见于斑疹伤寒、丹毒等。 (2)丘疹　局限性、实质性，凸起于皮肤表面。见于药物疹、麻疹及湿疹等。 (3)斑丘疹　丘疹周围有皮肤发红的底盘。见于风疹、药物疹及猩红热等。 (4)荨麻疹　又称风团，为稍高于皮肤表面的苍白或粉红色、大小不等的局限性水肿。为速发性皮肤变态反应所致。常见于各种食物、药物或异种蛋白过敏。
5. 皮下出血 皮下出血是指皮肤、黏膜血管破裂，血液流出血管分布于组织间隙。 方法　较小的皮下出血应注意与红色的皮疹或小红痣鉴别，皮疹受压时可退色或消失，	皮下出血主要见于出血性疾病、重症感染、某些中毒及外伤等。 (1)淤点　指皮下出血，直径<2 mm者。 (2)紫癜　指皮下出血，直径在3~5 mm者。

评估内容与方法	常见异常改变及临床意义
淤点、紫癜和小红痣压之不退色，但小红痣触之稍高于皮面且表面光滑。 正常　无皮下出血。	(3)淤斑　指皮下出血，直径>5 mm以上者。 (4)血肿　是指皮下片状出血，伴皮肤显著隆起者。 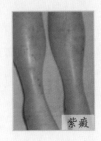 紫癜
6. 蜘蛛痣与肝掌 　　蜘蛛痣是指皮肤小动脉末端分支扩张所形成的形似蜘蛛的血管痣。 　　肝掌是指大、小鱼际处毛细血管充血引起掌面发红，压之退色。 　　正常　一般无蜘蛛痣和肝掌，妊娠期妇女偶见。 　　方法　蜘蛛痣主要易出现在上腔静脉分布的区域内（如面、颈、手背、上臂、前胸和肩部等处），直径可从数毫米至数厘米不等。发现蜘蛛痣时，应以火柴头压迫痣的中心，观察压之是否退色。若为蜘蛛痣则可见辐射状小血管网立即消失，松开后复现。 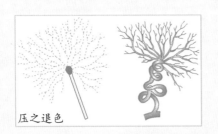 压之退色	(1)蜘蛛痣　其发生机制与肝脏对雌激素灭活作用减弱，体内雌激素水平增高有关，常见于慢性肝炎或肝硬化。 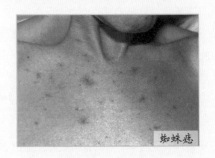 蜘蛛痣 (2)肝掌　其发生机制及临床意义同蜘蛛痣。 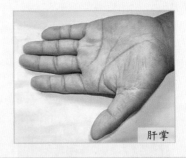 肝掌
7. 压疮 　　压疮指局部组织长期受压，持续缺血、缺氧所致的皮肤损害。 　　方法　视诊观察身体受压部位，多见于枕部、耳郭、肩胛部、肘部、髋部、骶尾部、膝关节内外侧、内外踝及足跟等部位。	分期　临床上多根据组织损伤程度将压疮分为四期。 　Ⅰ期：皮肤完整，有不变色的红斑形成，在不同个体可表现为皮肤发黑、变色和皮肤温度改变、水肿或硬化。 　Ⅱ期：表皮和（或）真皮缺失，出现表层水疱、破皮或浅表溃疡。

评估内容与方法	常见异常改变及临床意义

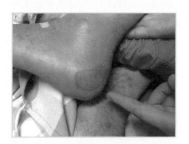

Ⅰ期压疮

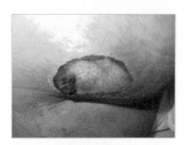

Ⅱ期压疮

Ⅲ期：皮肤破溃通过真皮层达脂肪组织，溃疡表面出现较深凹陷。

Ⅳ期：皮肤全层广泛坏死，累及肌肉、骨骼和其他支撑组织，形成窦道、坏死。

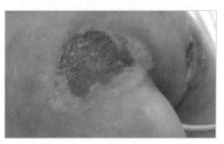

Ⅲ期压疮

8. 水肿

方法　视诊和触诊相结合。

判断　①是否有水肿；②水肿的部位及程度；③水肿的性质。

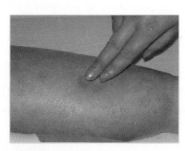

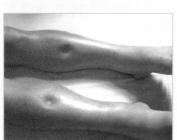

凹陷性水肿

(1)水肿的程度

①轻度水肿：仅见于眶下软组织、眼睑、胫骨前、踝部皮下组织，指压后有轻度下陷，恢复较快。

②中等水肿：全身组织均见明显水肿，指压后出现明显凹陷，恢复缓慢。

③重度水肿：全身组织严重水肿，身体低垂部位皮肤张紧发亮，甚至有液体渗出，胸腔、腹腔等浆膜腔内可见积液。

(2)水肿的性质

①凹陷性水肿：按压部位的组织发生凹陷。

②非凹陷性水肿：指视诊组织肿胀明显，但指压后无组织凹陷，见于黏液性水肿和象皮肿。

四、评估浅表淋巴结

评估内容与方法	常见异常改变及临床意义

淋巴结分布全身，评估时只能查到接近体表部位的淋巴结。

正常　浅表淋巴结体积很小，直径多不超过0.5 cm，质地柔软，表面光滑，单个散在，触之无压痛，与相邻组织无粘连，一般不易触及。

方法

(1)采用双手或单手触诊法，由浅入深进行滑动触诊。

(2)顺序　耳前、耳后、乳突区、枕骨下区、颌下、颏下、颈前三角、颈后三角、锁骨上窝、腋窝、滑车上、腹股沟、腘窝等。

(3)内容　触及肿大的淋巴结时应注意其大小、数目、硬度、压痛、活动度、有无粘连，局部皮肤有无红肿、瘢痕、瘘管等，注意寻找引起淋巴结肿大的原发病灶。

浅表淋巴结分布部位：

(1)头颈部浅表淋巴结的分布

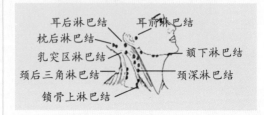

头颈部浅表淋巴结

(2)四肢浅表淋巴结的分布

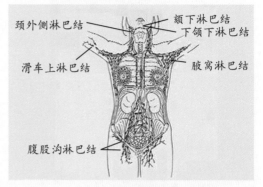

全身浅表淋巴结

局限性淋巴结肿大特点及临床意义：

(1)非特异性淋巴结炎　急性炎症初期，肿大的淋巴结一般质软、表面光滑、有压痛、无粘连。慢性炎症时，肿大淋巴结质地较硬，最终可缩小或消失，由所属部位的急、慢性炎症引起。

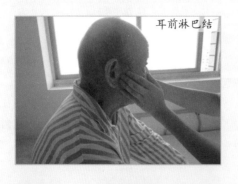

耳前淋巴结

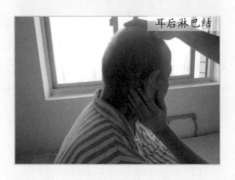

耳后淋巴结

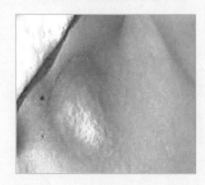

评估内容与方法	常见异常改变及临床意义

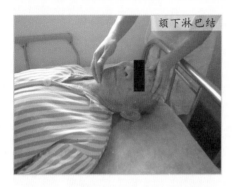

颌下淋巴结

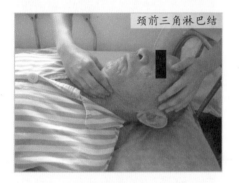

颈前三角淋巴结

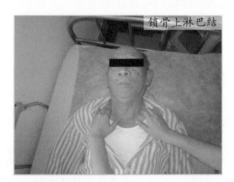

锁骨上淋巴结

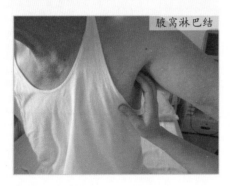

腋窝淋巴结

(2)淋巴结结核　常发生在颈部血管周围，呈多发性，质稍硬，大小不等，多无压痛，可相互粘连，或与周围组织粘连，晚期破溃后形成瘘管，愈合后可形成瘢痕。

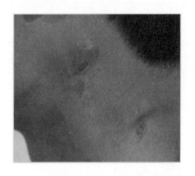

(3)恶性肿瘤淋巴结转移　转移淋巴结质地坚硬，与周围组织粘连，一般无压痛。如肺癌多向右锁骨上淋巴结转移；胃癌或食管癌多向左锁骨上淋巴结转移；腋下淋巴结肿大见于乳腺癌转移。

全身性淋巴结肿大特点及临床意义：

淋巴结肿大的部位遍及全身，大小不等，无粘连，质地与病变性质有关。见于传染性单核细胞增多症、淋巴瘤，各型急、慢性白血病等。

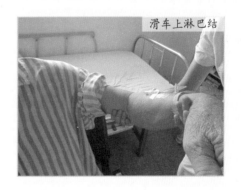

滑车上淋巴结

五、整理记录

整理记录	具体内容
整理	帮被评估者整理衣服及床单位，拉开床帘；交代相关事项；洗手。
记录	二、皮肤、黏膜评估 颜色：□正常　□苍白　□发绀　□黄染（描述：＿＿＿＿＿＿） 弹性：□正常　□异常（描述：＿＿＿＿＿＿） 皮肤完整性：□完整　□皮疹　□皮下出血（描述：＿＿＿＿＿＿） □破溃（描述：＿＿＿＿＿＿） 压疮：□无　□有（□Ⅰ期　□Ⅱ期　□Ⅲ期　□Ⅳ期　描述＿＿＿＿＿＿） 三、浅表淋巴结评估 □正常　□肿大（描述：＿＿＿＿＿＿）

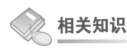

相关知识

一、发绀

发绀是指血液中还原血红蛋白增多，使皮肤和黏膜呈现青紫色改变的一种现象，也称为紫绀。常发生于皮肤较薄、色素较少和毛细血管较丰富的部位，如口唇、指（趾）、甲床等。

1. 病因分类及特点

一般认为发绀主要是由支气管肺部疾病、心血管疾病及周围循环障碍等疾病导致的。可分为中心性和周围性发绀（表2-2）

表2-2　中心性发绀与周围性发绀的区别

区别要点	中心性发绀	周围性发绀
病因	心肺疾病 (1)肺性发绀：各种严重的呼吸系统疾病 (2)心性混合性发绀：发绀型先天性心脏病（法洛四联症等）	周围血液循环障碍 (1)淤血性：右心衰竭、渗出性心包炎、缩窄性心包炎等 (2)缺血性：严重休克、血栓闭塞性脉管炎等
发病机制	还原性血红蛋白>50 g/L	还原性血红蛋白>50 g/L
出现缓急	可急剧	可缓，可急骤
出现部位	全身性	末梢部位与肢体下垂部位
皮肤温度	温暖	较低
发绀减轻	吸纯氧5～10分钟	加温或按摩

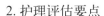

2. 护理评估要点

询问发绀的发生情况、判断发绀分布与程度、区别中心性发绀与周围性发绀以及患者心理和社会反应等。

二、水肿

人体组织间隙有过多的液体积聚，使组织肿胀称为水肿。可分为全身性与局部性水肿。

1. 主要病因及特点

(1)全身性水肿：主要原因及特点有：①肾源性水肿；②心源性水肿；③肝源性水肿，见于肝硬化，首先出现在踝部，易出现腹水；④营养不良性水肿，水肿出现前伴有消瘦及体重减轻，水肿从下肢开始；⑤黏液性水肿，由甲状腺功能低下引起，特点为非凹陷性水肿。肾源性水肿与心源性水肿特点及区别见表2-3。

(2)局部性水肿：常由于局部静脉、淋巴回流受阻或毛细血管通透性增加所致。如肢体血栓形成致血栓性静脉炎、丝虫病致橡皮腿、局部炎症、过敏等。

表2-3 肾源性水肿与心源性水肿比较

鉴别要点	肾源性水肿	心源性水肿
病因	肾炎、肾病综合征	右心功能不全和心包炎
开始部位	从眼睑、颜面开始而延及全身	从足部开始向上延及全身
发展速度	常快速	较缓慢
水肿性质	软而移动性大	比较坚实，移动性较小
平卧	能	常不能
伴随症状	伴有其他肾脏病征，如高血压、蛋白尿、血尿、管型尿等	心脏增大，心脏杂音，肝肿大，静脉压升高等

2. 护理评估要点

应注意：①水肿部位与程度；②原因与诱发因素；③出入液体量；④身体反应，如体重、活动情况以及水肿皮肤改变等；⑤心理—社会反应等。

3. 相关护理诊断

体液过多；有皮肤完整性受损的危险；活动无耐力；潜在并发症（急性肺水肿）等。

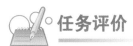 **任务评价**

学生分组进行皮肤、黏膜及浅表淋巴结的评估，并予以评价。考核评分标准如下：

序号	评价项目	评估内容	评分标准	分值	实际得分
1	操作前准备	护士自身准备：衣帽整洁、洗手	不妥者每项扣1分	2	
		物品准备：治疗盘、记录本、笔等	准确，少一件扣1分	3	
		环境准备：安静、光线适中、屏风遮挡	不妥者每项扣1分	2	
		核对：床号、姓名 解释：自我介绍，交代目的、获取配合	护患沟通良好、准确，少一项扣1分	3	
2	评估皮肤颜色、湿度	皮肤黏膜的色泽、湿度、弹性等	不正确者扣5分	5	
3	评估皮疹、出血、蜘蛛痣	皮肤有无皮疹及其类型，有无出血点、蜘蛛痣，并加以区别	不正确者扣5分	10	
4	评估压疮	评估是否有发生压疮的危险因素，检查全身皮肤（重点如后枕、肩胛骨、尾骶部、足跟部、双侧踝部等部位），判断压疮的部位、大小、深度、分期	检查部位少一处扣1分，结果不正确者扣5分	20	
5	评估水肿	有无水肿，判断水肿的部位及程度，水肿的性质	不妥者扣5分	10	
6	评估浅表淋巴结	按顺序检查浅表淋巴结，判断有无淋巴结肿大，并描述部位、大小、数目、质地、压痛、活动度等情况	说出检查顺序，错误者每处扣1分，评估方法错误者扣5分	15	
7	整理记录	帮助被评估者整理衣服、床单位	未整理者每项扣2分	5	
		正确书写评估记录	书写记录错误每项扣2分	10	
8	总体评价	尊重、关心患者，护患沟通良好；操作顺序正确，动作轻稳、熟练流畅；结论准确	不当者每项扣2分	10	
9	理论提问			10	
	总分				

案例重现

　　患者李某，男，73岁，农民。既往有吸烟史，因反复咳嗽、呼吸困难、消瘦3个月，症状加重伴气促、双脚水肿10余天，以平车推入院。胸部X射线可见肺内块状阴影，呈分叶状。

　　入院后对此患者进一步补充评估，获取以下资料：

　　现病史：患者除了有反复咳嗽、胸闷外，还伴有夜间阵发性呼吸困难。

　　护理体检：T 38.7℃，P 100次/分，R 28次/分，BP 105/75 mmHg，双足可见水肿，右锁骨上窝淋巴结肿大，无压痛，质地稍硬，与周围组织有粘连。身高160 cm，体重38.5 kg。

案例讨论

1. 该患者的生命体征有哪些异常？

_____

_____

2. 该患者营养状态如何？说明判断的依据。

_____

_____

3. 该患者呼吸困难发作时的面容可能是哪一种？要采取何种体位？

_____

_____

4. 该患者水肿程度如何？可能是什么原因造成的？

_____

_____

5. 患者淋巴结肿大有哪些特点？可能是什么原因？

_____

_____

6. 本病例初步考虑是什么疾病？

_____

_____

项目三

头颈部评估

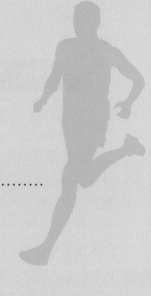

 项目情景聚焦

　　头面部及颈部是人体最重要的外形特征之一，是检查者最先和最容易见到的部位，仔细检查常能提供有价值的诊断资料，为多个系统疾病的诊断提供线索。

 案例呈现

　　患者，女，25岁，3年前无明显诱因出现心慌，怕热、多汗，易饥多食，急躁易怒，乏力，现体重减轻10 kg、双眼球突出。

　　目标描述

　　运用护理评估技术对该患者头颈部进行评估，收集资料，为护理诊断提供依据。

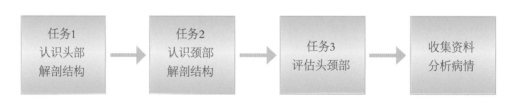

任务1 认识头部解剖结构 → 任务2 认识颈部解剖结构 → 任务3 评估头颈部 → 收集资料 分析病情

任务一 认识头部解剖结构

任务目标

1. 能力目标 能够说出颅骨的组成及重要骨性标志。
2. 知识目标 熟悉颅骨的组成、颅的整体观；熟悉新生儿颅的特征及生后的变化；掌握眼球壁的形态结构；熟悉折光系统的组成；熟悉耳的形态结构；熟悉鼻的形态结构；熟悉口腔的境界及分部；掌握咽峡的概念；掌握牙的形态和结构；了解舌的形态结构；熟悉口腔腺。

任务分解

一、认识颅骨的解剖结构

颅骨的解剖结构	颅骨的组成、结构及特点
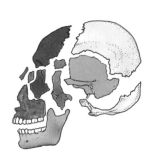 颅骨分解图（侧面观） 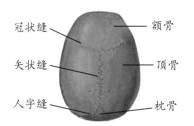 颅骨与缝（顶面观）	颅骨共有23块，由8块脑颅和15块面颅组成（见下表），彼此借关节或缝连接形成颅，保护与支持脑和感觉器。

脑颅	成单	额骨、筛骨、蝶骨、枕骨
	成双	顶骨、颞骨
面颅	成单	舌骨、下颌骨、犁骨
	成双	鼻骨、泪骨 上颌骨、颧骨、下鼻甲、腭骨

（1）颅的顶面观

①三条缝：额骨与顶骨连接构成冠状缝；左右顶骨连接成矢状缝；两侧顶骨与枕骨连接成人字缝。

图中标注：冠状缝、额骨、矢状缝、顶骨、人字缝、枕骨

颅骨的解剖结构	颅骨的组成、结构及特点
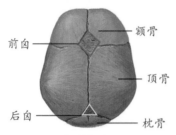 颅骨与囟 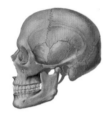 颅的侧面观 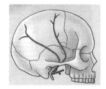 脑膜中动脉在翼点的体表投影	②新生儿颅囟：新生儿颅骨骨化尚未全部完成，骨与骨之间还保留一定面积的缺损，由结缔组织膜覆盖，其中较大者称颅囟。 前囟　呈菱形（四边形），位于两顶骨和额骨之间（矢状缝和冠状缝之间），一般在1～2岁时闭合。 后囟　呈三角形（三边形），位于两顶骨和枕骨之间（矢状缝与人字缝之间），出生后不久闭合。 (2)颅的侧面观 颅侧面由额骨、顶骨、颞骨、蝶骨和枕骨组成。外侧面中部有外耳门。其前方是颧弓，可在体表触及。颧弓上方为颞窝。 颞窝的内侧壁由额骨、顶骨、颞骨、蝶骨四骨构成，四骨相接处称翼点。此处骨质薄弱，内面有脑膜中动脉通过，外伤骨折后易损伤该动脉，引起硬脑膜外血肿。

二、认识视器的解剖结构

视器的解剖结构	视器的组成、结构及特点
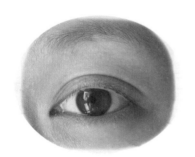 视器（眼）	视器又称为眼。眼大部分位于眶内，包括眼球和眼副器两部分。眼球的功能是接受光刺激，将感受的光波刺激转变为神经冲动，经视觉传导通路至大脑视觉中枢，产生视觉，分辨外界物体。 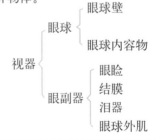

视器的解剖结构	视器的组成、结构及特点

(1)眼球壁 由外向内依次分为纤维膜、血管膜和视网膜三层。

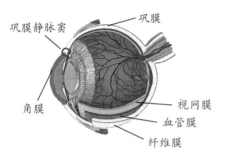

眼球的水平切面（示眼球壁）

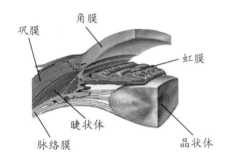

眼球前半部（局部放大）

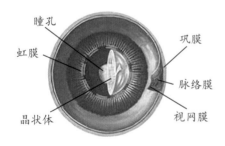

眼球前半部（后面观）

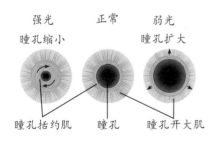

瞳孔括约肌和瞳孔开大肌

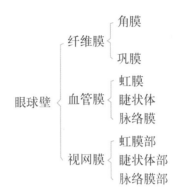

$$眼球壁\begin{cases}纤维膜\begin{cases}角膜\\巩膜\end{cases}\\血管膜\begin{cases}虹膜\\睫状体\\脉络膜\end{cases}\\视网膜\begin{cases}虹膜部\\睫状体部\\脉络膜部\end{cases}\end{cases}$$

①纤维膜：即外膜，由致密纤维结缔组织构成。包括：

角膜 位于纤维膜的前1/6，无色透明，无血管、淋巴管；具有丰富的感觉神经末梢，且具有折光作用。

巩膜 位于纤维膜的后5/6，不透明，呈乳白色。肝病患者可出现巩膜黄染。

在巩膜与角膜交界处的深处有一环形小管，称巩膜静脉窦，房水由此渗入，注入眼静脉。

②血管膜：即中膜。富含血管、神经和色素，呈棕黑色。自前向后依次分为虹膜、睫状体和脉络膜三部分。

虹膜 位于角膜后方，晶状体前方。呈圆盘状，中央的孔称瞳孔，是光线进入眼内的门户。虹膜有颜色，存在种族差异。

虹膜中含有两种平滑肌纤维，分别为瞳孔开大肌和瞳孔括约肌。

瞳孔开大肌以瞳孔为中心呈放射状排列，受交感神经支配，负责瞳孔开大，以利于视网膜对弱光的适应。

视器的解剖结构	视器的组成、结构及特点
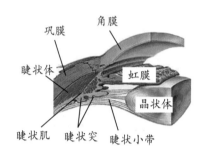 眼球前半部（示睫状体）	另一种环绕瞳孔呈环行排列，称瞳孔括约肌，受副交感神经支配，负责瞳孔缩小，以防止视网膜受强光的过度刺激，并使物体在视网膜上成像清晰。 睫状体　位于角膜与巩膜移行部的内面，也是血管膜中最肥厚的部分。在眼球的矢状切面上呈三角形。其内面分前、后两部：后部2/3平坦，前部呈放射状突起，称睫状突。由睫状突发出的许多细丝状纤维，称睫状小带，它与晶状体相连。 脉络膜　富含血管的薄膜，前方连于睫状体，后方有视神经通过，具有营养眼内组织并吸收光线的功能。
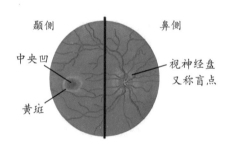 眼底镜所见（右眼）	③视网膜：即内膜，由前向后分为虹膜部、睫状体部和脉络膜部。其中虹膜部和睫状体部无感光作用，又称盲部。脉络膜部面积最大，有感光作用，又称视部。 视神经盘　在视网膜后部中央偏鼻侧处，有一白色圆盘状隆起，称视神经盘。是视神经起始和视网膜中央动、静脉出入处，无感光功能，又称盲点。 黄斑　视神经盘的颞侧约3.5 mm处有一黄色小区，称黄斑，其中央的凹陷，称中央凹，为感光、辨色最敏锐的部位。
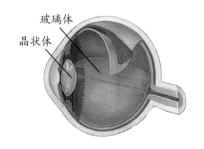 眼球的水平切面	(2)眼球的内容物　眼球内容物是透明无血管的组织，包括房水、晶状体和玻璃体，具有屈光作用。它们与角膜共同构成眼的屈光系统，使物体发射或反射的光线能够进入眼球并在视网膜上成像。

视器的解剖结构	视器的组成、结构及特点
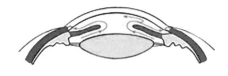 房水循环示意图 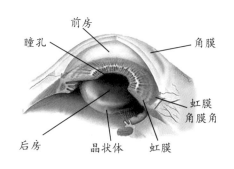 眼球前半部（示眼房） 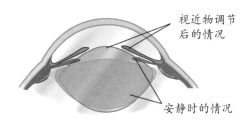 晶状体（视近物调节）	①房水：是无色透明的液体，充满于眼房内。眼房是位于角膜与晶状体、睫状体和睫状小带之间的腔隙，它被虹膜分为前、后两部，分别称为前房和后房。前、后房借瞳孔相通。前房周边部，虹膜与角膜相交处，称为虹膜角膜角。房水除具折光作用外，还有营养角膜、晶状体和维持眼内压的作用。 　　房水由睫状体产生，充填于后房，经瞳孔入前房，再经虹膜角膜角进入其深部的巩膜静脉窦，最后汇入眼静脉。 　　房水经常循环更新，保持动态平衡，若回流不畅或受阻，则致房水充滞于眼房中，使眼内压升高，患者视力受损，视野缩小并伴有严重头痛，称为青光眼。 　　②晶状体：位于虹膜后方，玻璃体的前方，呈双凸透镜状，前面较平坦，后面隆凸明显，具有弹性，通过众多睫状小带系于睫状体上。看近物时，由于睫状肌收缩，使睫状体向前内移，引起睫状小带松弛，晶状体变凸，折光能力增强。看远物时，睫状肌舒张，睫状体的睫状突远离晶状体，睫状小带紧张，晶状体变扁，折光能力减弱。 　　老年人晶状体的弹性减退，睫状肌呈现萎缩，调节功能降低，出现老视。若晶状体因疾病、创伤、老年化而变浑浊时，称为白内障。 　　③玻璃体：是无色透明的胶状物质，填充于晶状体与视网膜之间，除具有屈光作用外，还有支撑视网膜的作用。若玻璃体浑浊，则造成不同程度的视力障碍，若其支撑力减弱则可发生视网膜剥脱。

三、认识耳的解剖结构

耳的解剖结构	耳的组成、结构及特点
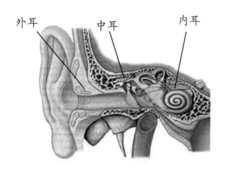 前庭蜗器全貌 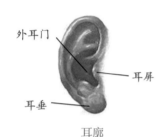 耳廓 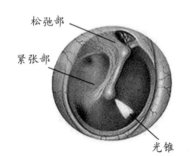 外耳道和中耳（冠状面）	前庭蜗器，又称耳，分为外耳、中耳和内耳。外耳和中耳是收集和传导声波的结构，内耳有听觉和位置觉的感受器。 　　(1)外耳　包括耳廓、外耳道和鼓膜。 　　①耳廓：呈漏斗状，有收集外来声波的作用。它的大部分由位于皮下的弹性软骨作支架，下方的小部分在皮下只含有结缔组织和脂肪，叫作耳垂，常作为临床采血的部位。 　　②外耳道：长2.5~3.5 cm，其皮肤由耳廓延续而来。外1/3的外耳道壁由软骨组成，内2/3的外耳道壁由骨质构成。 　　软骨部分的皮肤上有耳毛、皮脂腺和耵聍腺。耵聍腺分泌的黏稠液体为耵聍。如耵聍凝结成块阻塞外耳道，则为耵聍栓塞，影响听力。 　　成人的外耳道呈"S"形弯曲，检查鼓膜时，应将耳廓向后上方牵拉。婴幼儿的外耳道短、窄、直，鼓膜近于水平位。检查鼓膜时，应将耳廓向后下方牵拉。 　　③鼓膜：位于外耳道与中耳之间，为半透明的薄膜，呈倾斜位，与外耳道下壁构成45°角。经过外耳道传来的声波，能引起鼓膜的振动。 　　鼓膜呈浅漏斗状，中央部略向内凹陷，称鼓膜脐。鼓膜上1/4的三角形区，薄而松弛，称松弛部，活体上呈淡红色。鼓膜下3/4区，坚实紧张，为紧张部，活体呈灰白色。紧张部前下方有一三角形的反光区，称光锥。临床上做耳镜检查时，常可窥见光锥。中耳的一些病患可引起光锥改变或消失，严重时可使鼓膜穿孔，影响听力。

耳廓（标注：外耳门、耳屏、耳垂）

鼓膜（外面观）（标注：松弛部、紧张部、光锥）

耳的解剖结构	耳的组成、结构及特点

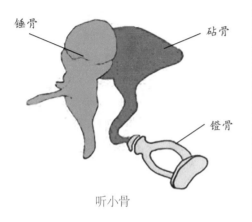

听小骨

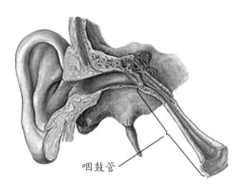

中耳（示咽鼓管）

(2)中耳　包括鼓室、咽鼓管、乳突窦和乳突小房等部分。

①鼓室：位于外耳道与内耳之间，是颞骨岩部的一个不规则的含气小腔。

听小骨：位于鼓室内，由外向内依次是锤骨、砧骨和镫骨。三块听小骨以关节相连，构成听骨链。

②咽鼓管：是鼻咽与鼓室的通道。

咽鼓管咽口平时呈关闭状态，只有在吞咽运动或尽力张口时才张开，使鼓室内外的气压保持平衡，有利于鼓膜的振动。

人们乘坐飞机，当飞机上升或下降时，气压急剧降低或升高，因咽鼓管咽口未开，鼓室内气压相对增高或降低，就会使鼓膜外凸或内陷，因而使人感到耳痛或耳闷。此时，如果主动做吞咽动作，咽鼓管咽口开放，就可以平衡鼓膜内外的气压，使上述症状得到缓解。

小儿咽鼓管，特点是短、宽、直，近水平位，咽部感染易蔓延至鼓室，引起中耳炎。

③乳突小房：位于颞骨乳突内的许多含气小腔隙。

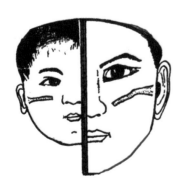

小儿与成人的咽鼓管比较模式图

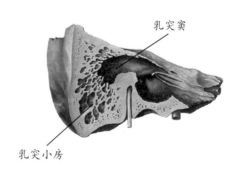

乳突窦和乳突小房

耳的解剖结构	耳的组成、结构及特点

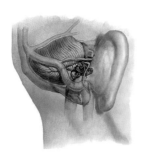

膜迷路在外侧的投影（右侧）

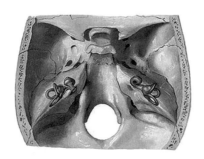

内耳在颞骨岩部的投影

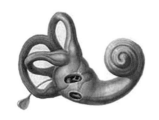

骨迷路和膜迷路（右侧前外侧面观）

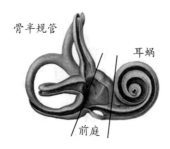

骨迷路（右侧内面观）

（3）内耳　又称迷路，是前庭蜗器的主要部分。全部位于颞骨岩部的骨质内，在鼓室内侧壁和内耳道底之间，构造复杂。

内耳由骨迷路和膜迷路构成。骨迷路由致密骨质围成，是位于颞骨岩部内曲折而不规则的骨性隧道。膜迷路是套在骨迷路内的一封闭的膜性囊。膜迷路内充满内淋巴液，骨迷路和膜迷路之间的腔隙内被外淋巴液填充，且内、外淋巴液互不相通。

①骨迷路：骨迷路沿颞骨岩部长轴排列，由后外上至前内下共分为三部，即骨半规管、前庭和耳蜗。

②膜迷路：是套在骨迷路内封闭的膜性管道，被内淋巴液填充。根据其与骨迷路的对应关系依次分为膜半规管、椭圆囊和球囊、蜗管。

其中膜半规管的膨大称为膜壶腹，其内壁的隆起称为壶腹嵴。在前庭内，有两个互相连通的膜性囊，分别称为椭圆囊和球囊。

壶腹嵴、椭圆囊斑和球囊斑统称为前庭器或位置觉感受器，其中壶腹嵴能感受旋转运动的刺激；椭圆囊斑和球囊斑能感受直线变速(加速或减速)运动的刺激。此感受器病变时，不能准确地感受位置变化的刺激，而导致眩晕症(以旋转为主)，临床上称为"梅尼埃病"。

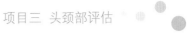

耳的解剖结构	耳的组成、结构及特点
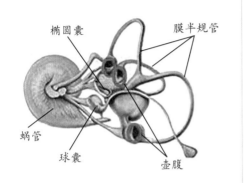　　椭圆囊　　膜半规管　　蜗管　　球囊　　壶腹　　膜迷路（右侧后内侧面观）	蜗管内有螺旋器，是听觉感受器，可相应接受低高声波的刺激。

四、认识鼻的解剖结构

鼻的解剖结构	鼻的组成、结构及特点
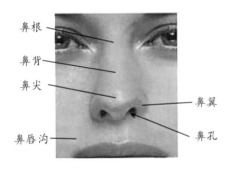　　鼻根　　鼻背　　鼻尖　　鼻翼　　鼻孔　　鼻唇沟　　外鼻	鼻，能调整空气的流动、调整湿度与温度、过滤尘埃。包括外鼻、鼻腔、鼻窦三部分。 　　(1)外鼻　略似锥形，位于面部中央。上端狭窄，突于两眶之间，称为鼻根，向下延伸为鼻背，末端为鼻尖，鼻尖的两侧扩大为鼻翼。 　　鼻翼在平静呼吸的情况下，无显著活动，呼吸困难的患者，鼻翼可出现明显的扇动，属临床病理体征。 　　外鼻的下方有两个鼻孔，两孔间隔以鼻中隔。 　　鼻尖、鼻翼及鼻前庭皮肤较厚，且与皮下组织及软骨膜粘连紧密，并富有皮脂腺、汗腺，为粉刺、痤疮和酒糟鼻的易发部位，当疖肿炎症时，稍有肿胀，疼痛较剧。

鼻的解剖结构	鼻的组成、结构及特点

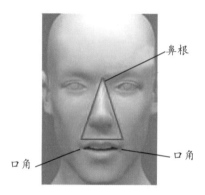

危险三角区

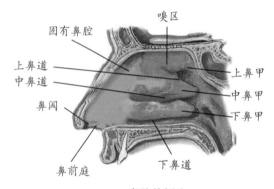

鼻腔外侧壁

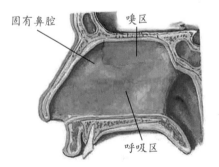

鼻腔外侧壁（去除鼻甲和鼻道）

外鼻的静脉经内眦静脉及面静脉汇入颈内、颈外静脉，内眦静脉与眼上静脉、眼下静脉相通，最后汇入颅内海绵窦。面静脉无瓣膜，血液可上下流通，当鼻或上唇（称危险三角区）患疖肿时，因处理不当或随意挤压，则有可能引起海绵窦血栓性静脉炎等颅内严重并发症的危险。

(2)鼻腔　是由骨和软骨围成的不规则空腔，其内面覆以黏膜和皮肤。鼻腔被鼻中隔分成左、右两腔，向前以鼻孔通外界，向后以鼻后孔通于咽腔。每侧鼻腔均以鼻阈为界分为鼻前庭和固有鼻腔。

①鼻前庭：为鼻翼所围成的空腔，内面衬以皮肤，长着粗硬的鼻毛，有过滤灰尘的作用。由于该处缺乏皮下组织，故发生疖肿时，疼痛较为剧烈。

②固有鼻腔：为鼻腔的主要部分，临床上常简称为鼻腔，由骨性鼻腔被覆以黏膜构成。在其外侧壁上可见上鼻甲、中鼻甲、下鼻甲，以及各鼻甲下方分别形成的上鼻道、中鼻道和下鼻道。鼻腔的内侧壁为鼻中隔，由骨性鼻中隔和鼻中隔软骨覆以黏膜而构成。

固有鼻腔的黏膜可分为嗅区和呼吸区。

嗅区位于上鼻甲和与上鼻甲相对的鼻中隔部分。黏膜内含嗅细胞，能感受嗅觉刺激；感冒鼻塞时，由于气流不能到达嗅区，或嗅沟被肿胀的黏膜阻塞，可使嗅觉减退甚至消失。

鼻的解剖结构	鼻的组成、结构及特点

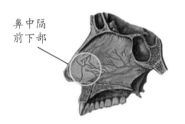

鼻中隔前下部

易出血区

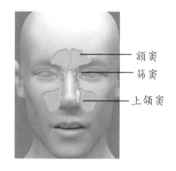

额窦
筛窦
上颌窦

鼻旁窦

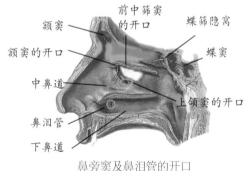

前中筛窦的开口
额窦
蝶筛隐窝
额窦的开口
蝶窦
中鼻道
上颌窦的开口
鼻泪管
下鼻道

鼻旁窦及鼻泪管的开口

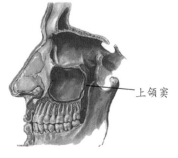

上颌窦

上颌窦

呼吸区为嗅部以外的部分，含有丰富的血管、黏液腺及纤毛，可调节吸入空气的温度和湿度，以及净化其中的细菌和灰尘。

鼻出血又称鼻衄，多因鼻腔局部病变引起，也可由全身疾病所引起，出血部位大多数在鼻中隔前下部的易出血区，医学上称立特区。儿童鼻出血几乎全部发生在鼻腔前部；青年人虽以鼻腔前部出血多见，但也有少数严重的出血发生在鼻腔后部。中老年人的鼻出血，常与高血压和动脉硬化有关，出血部位见于鼻腔后部。

(3)鼻旁窦　鼻旁窦又称副鼻窦，由骨性鼻旁窦衬以黏膜而成，共有4对，都开口于鼻腔。其中上颌窦、额窦和筛窦的前、中群开口于中鼻道；筛窦后群开口于上鼻道；蝶窦开口于上鼻甲后上方的蝶筛隐窝。由于鼻旁窦黏膜与鼻腔黏膜相连续，故鼻腔发炎时，可蔓延至鼻旁窦引发鼻旁窦炎。上颌窦的开口高于窦底，所以上颌窦炎症化脓时，常引流不畅致窦内积脓。鼻旁窦可调节吸入空气的温、湿度，并对发音起共鸣的作用。

小儿的鼻部结构与成人有所不同。由于面部颅骨发育不全，小儿的鼻和鼻腔相对短小。新生儿及初生数月小儿几乎没有下鼻道。以后，随着年龄的增长，面部颅骨、上颌骨的发育以及出牙，鼻道逐渐加长加宽。到4岁时，下鼻道才完全形成。

婴幼儿没有鼻毛，鼻黏膜柔弱且富有血管，故易受感染。感染时，由于鼻黏膜的充血肿胀，常使狭窄的鼻腔更加狭窄，甚至闭塞，发生呼吸困难。即使是普通感冒，婴幼儿也可能发生呼吸困难、拒奶以及烦躁不安。

鼻的解剖结构	鼻的组成、结构及特点
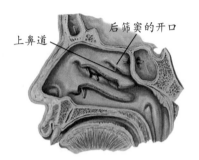　筛窦后群及鼻泪管	婴幼儿的鼻窦不发达，出生时，上额窦及筛窦虽已形成，但极小，额窦及蝶窦则完全未发育。以后，随着年龄的增长，面部颅骨和上颌骨逐渐发育，鼻窦也逐渐发育完成。但各个鼻窦的发育也不完全一致，如上颌窦，2岁后开始迅速增大，到6岁时已较宽而深；筛窦的发育速度与上颌窦相似；生后第2年额窦开始出现，6岁时如豌豆大小，12～13岁时才发育完善；蝶窦到3岁时才与鼻腔相通，6岁时此腔开始很快增大。由于年幼儿鼻窦发育较差，故易患上呼吸道感染，但极少引起鼻窦炎。 　　鼻泪管在年幼儿较短，开口部的瓣膜发育不全，位于眼的内眦。所以，小儿上呼吸道感染往往侵及结膜，出现眼睑红肿、眼屎多等症状。

五、认识口腔的解剖结构

口腔的解剖结构	口腔的组成、结构及特点
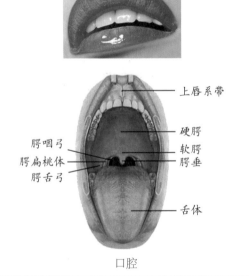　口腔	(1)概述　口腔是消化道的起始部分。前借口裂与外界相通，后经咽峡与咽相续。 　　口腔内有牙、舌等器官。 　　(2)口腔　口腔的前壁为唇、侧壁为颊、顶为腭、口腔底为黏膜和肌等结构。 　　口腔借上、下牙弓分为前外侧部的口腔前庭和后内侧部的固有口腔；当上、下颌牙咬合时，口腔前庭与固有口腔之间可借第三磨牙后方的间隙相通。临床上当患者牙关紧闭时，可借此通道置开口器或插管，注入药物或营养物质，同时防止舌的咬伤。

图中标注：上鼻道、后筛窦的开口

图中标注：上唇系带、硬腭、软腭、腭垂、腭咽弓、腭扁桃体、腭舌弓、舌体

口腔的解剖结构	口腔的组成、结构及特点

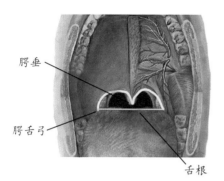

咽峡（画线区域）

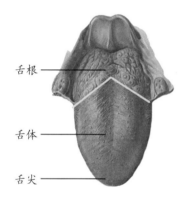

舌

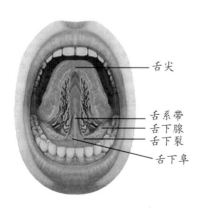

舌下面

口唇　构成口腔的前壁，分为上、下唇。两唇之间的裂隙称口裂，其两侧结合处称口角。上唇的外面正中线上有一纵行的浅沟称为人中，是人类特有的结构，昏迷患者急救时常在此处进行针刺或指压刺激，促使患者苏醒。

颊　构成口腔的两侧壁，与上唇之间的浅沟为鼻唇沟。

腭　构成固有口腔的顶。其前2/3为硬腭，主要由骨腭为基础，覆盖黏膜而成。其后1/3为软腭。软腭后部斜向后下，称腭帆。腭帆后缘游离，中央有向下的突起称腭垂。腭垂的两侧有两对黏膜皱襞分别连于舌根和咽的侧壁，前方的一对称腭舌弓，后方的一对称腭咽弓。两弓间的窝称扁桃体窝，内容纳腭扁桃体。腭垂、两侧的腭舌弓与舌根共同围成咽峡，是口腔与咽的分界线。

(3)舌　位于口腔底，是一肌性器官，具有感受味觉、协助咀嚼和吞咽食物以及辅助发音等功能。

舌的形态：

舌分为上、下两面。上面称舌背，其后部以呈"八"形的界沟分为前2/3的舌体和后1/3的舌根，舌体的前端称舌尖。

舌的下面正中线上有一连于口腔底的黏膜皱襞，称舌系带，其根部的两侧各有一小黏膜隆起，称舌下阜，是下颌下腺与舌下腺大管的开口处。舌下阜的后外方延续为舌下襞，其深面埋舌下腺。

口腔的解剖结构	口腔的组成、结构及特点
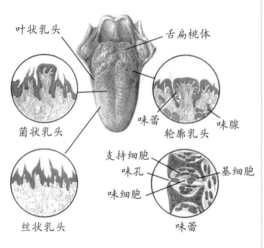 舌乳头和舌扁桃体结构模式图 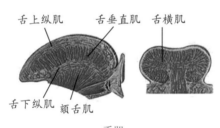 舌肌	舌的构造： 舌主要以骨骼肌作为基础，表面覆以黏膜而成。 舌背的黏膜呈淡红色，有许多的小突起，称舌乳头。根据形态与功能的不同分为四种：丝状乳头数量最多，呈白色，具有一般感觉功能；菌状乳头、轮廓乳头、叶状乳头中含有味觉感受器，即味蕾。 舌根的黏膜内，有由淋巴组织构成、大小不等的小结节，称舌扁桃体。 舌肌，为骨骼肌，分舌内肌与舌外肌。舌内肌收缩时改变舌的形状。舌外肌收缩时改变舌的位置。舌外肌中最重要的是颏舌肌。双侧颏舌肌同时收缩拉舌向前下方(伸舌)；单侧收缩时可使舌伸向对侧。当一侧颏舌肌瘫痪时，舌尖偏向瘫痪侧。
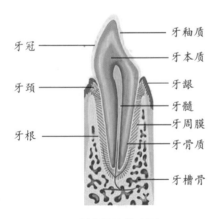 牙的构造模式图	(4)牙　嵌于上、下颌骨的牙槽内，分别排成上、下牙弓。 牙的形态： 牙分为牙冠、牙颈、牙根三部分。暴露于口腔内的牙冠，色白而光泽；嵌于牙槽内的称牙根；介于牙冠与牙根之间的部分被牙龈包绕，称牙颈。 牙的构造： 牙主要由淡黄色的牙质构成，又称牙本质。牙冠的牙质表面覆有一层白色光泽的釉质，称牙釉质。包裹在牙根牙本质表面的结构称牙骨质。

口腔的解剖结构	口腔的组成、结构及特点

牙龈是覆盖于牙槽骨和牙颈的口腔黏膜，血管丰富，呈淡红色。

牙龈、牙周膜和牙槽骨共同构成牙周组织，对牙有保护、支持和固定作用。

牙的内部空腔称牙腔，位于牙根内的称牙根管，与牙槽相通。牙腔内有牙髓，其中富含有血管和神经，当牙髓发炎时，可引起剧烈的疼痛。

牙的名称及萌出时间：

人的一生中有两套牙发生。人出生后，一般在6个月左右开始萌出乳牙，3岁左右出齐，共20个。乳牙分切牙、尖牙和磨牙。6岁左右乳牙开始脱落，更换成恒牙，在12～14岁出齐。恒牙分为切牙、尖牙、前磨牙和磨牙。第三磨牙萌出较晚，有些人到成年后才萌出，称迟牙，甚至终生不萌出，成人恒牙有28～32个。

乳牙萌出时间的临床意义：

出齐过晚，多见于佝偻病患者，要注意补充维生素D和钙。

牙的排列与牙式：

牙呈对称性排列。临床上为了记录牙的位置，以被检查者的方位为准，用"+"记号记录牙排列形式称牙式，并用罗马数字I～V表示乳牙，用阿拉伯数字1～8表示恒牙。

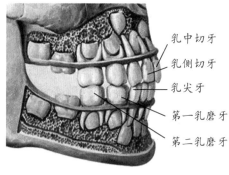

乳中切牙
乳侧切牙
乳尖牙
第一乳磨牙
第二乳磨牙

乳牙

牙

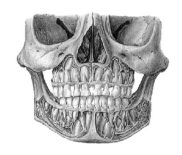

乳牙

恒牙

牙的命名

口腔的解剖结构	口腔的组成、结构及特点
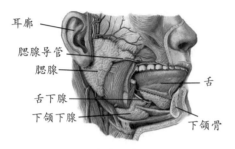 唾液腺（外面观） 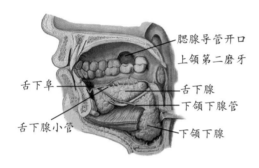 唾液腺（内面观） 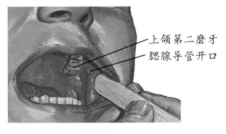 腮腺导管开口	(5)口腔腺　指开口于口腔的各种腺体的总称。口腔腺分为大、小两类，能分泌唾液。小唾液腺包括唇腺、颊腺等。大唾液腺包括腮腺、下颌下腺和舌下腺三对。 ①腮腺：为三对大唾液腺中最大的一对，整体略呈三角楔形，居外耳道的前下方。腮腺管发自腮腺的前缘，在颧弓下一横指处向前越过咬肌表面，最后穿颊肌，开口于上颌第二磨牙牙冠相对的颊黏膜上。 ②下颌下腺：位于下颌体的深面，略呈卵圆形，腺管开口于舌下阜。 ③舌下腺：位于舌下襞的深面，腺管开口于舌下阜与舌下襞。

任务评价

单项选择题

1. 属于脑颅骨的是　　　　　　　　　　　　　　　　　　　　（　　）

A. 腭骨　　　　　　B. 犁骨　　　　　C. 泪骨　　　　　D. 蝶骨

2. 前囟的闭合时间在　　　　　　　　　　　　　　　　　　　（　　）

A. 出生后不久　　B. 6～8个月　　C. 1～2岁　　D. 6岁左右

3. 关于眼球纤维膜的叙述，正确的是 （　　）

A. 是眼球壁的最内层　　　　　　　B. 含有丰富的血管

C. 分为角膜和巩膜　　　　　　　　D. 均呈无色透明状

4. 具有营养眼球组织和遮光作用的是 （　　）

A. 虹膜　　　　B. 视网膜　　　　C. 角膜　　　　D. 脉络膜

5. 具有折光作用的结构是 （　　）

A. 角膜　　　　B. 巩膜　　　　C. 虹膜　　　　D. 脉络膜

6. 连通眼球前、后房的结构是 （　　）

A. 虹膜角膜角　　　B. 泪小管　　　C. 瞳孔　　　D. 巩膜静脉窦

7. 骨迷路包括 （　　）

A. 骨半规管、前庭、蜗管　　　　　B. 膜半规管、前庭、耳蜗

C. 膜半规管、前庭、蜗管　　　　　D. 骨半规管、前庭、耳蜗

8. 内耳的听觉感受器是 （　　）

A. 椭圆囊　　　　B. 椭圆囊斑　　　C. 螺旋器　　　D. 壶腹嵴

9. 开口于上鼻道的鼻旁窦是 （　　）

A. 上颌窦　　　B. 前、中筛窦　　C. 额窦　　　　D. 后筛窦

10. 牙的构造包括 （　　）

A. 牙槽骨、牙龈和牙质　　　　　　B. 牙釉质、牙质和牙骨质

C. 牙根、牙颈和牙髓　　　　　　　D. 牙釉质、牙质和牙髓

任务二　认识颈部解剖结构

任务目标

1. 能力目标　能够说出颈部主要解剖结构的名称及位置。

2. 知识目标　熟悉喉的构造；掌握气管的位置和构造特点；掌握甲状腺的位置；熟悉甲状腺激素的生理功能；熟悉颈部血管的名称和位置。

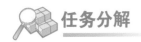

任务分解

1. 认识喉的结构	喉的位置、喉软骨、喉腔

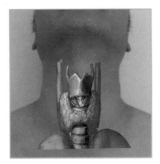

喉的位置

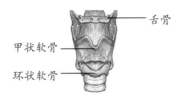

喉软骨（前面观）

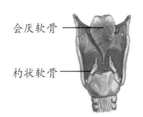

喉软骨（后面观）

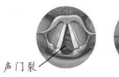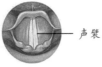

声襞与声门裂（喉镜观察）

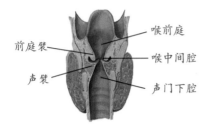

喉腔（冠状切面）

喉由喉软骨连成支架，附有喉肌，内衬黏膜构成。它既是呼吸的管道，又是发音的器官。

喉位于颈前部，喉咽的前方，成人喉的位置相当于第5～6颈椎的高度。

(1)喉软骨　喉的支架是喉软骨，主要由甲状软骨、环状软骨、会厌软骨和成对的杓状软骨组成。

①甲状软骨：位于舌骨的下方，构成喉的前壁和侧壁，是喉软骨中最大的一块。

②环状软骨：位于甲状软骨的下方，是喉软骨中唯一完整的软骨环。

③会厌软骨：呈树叶状，位于甲状软骨的后方。吞咽时，喉上升，会厌封闭喉口，阻止异物进入喉腔。

④杓状软骨：左、右各一，位于环状软骨后部的上方。

(2)喉腔　喉的内腔称喉腔。它向上经喉口与喉咽相通，向下至环状软骨的下缘与气管腔相续。

结构　喉腔侧壁有两对黏膜皱襞，上方的一对称为前庭襞，呈淡红色，下方的一对称为声襞，呈苍白色。两侧前庭襞之间的窄隙称为前庭裂，两侧声襞之间的窄隙称为声门裂。声门裂是喉腔最狭窄的部位。声韧带连同声带肌及覆盖于表面的黏膜一起称为声带（即声襞）。

分部　借前庭襞和声襞将喉腔分为前庭襞上方的喉前庭、声襞下方的声门下腔，以及前庭襞和声襞之间的喉中间腔。

2. 认识气管的位置和构造特点	气管的位置、构造、分部

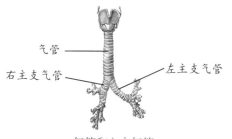

气管和主支气管

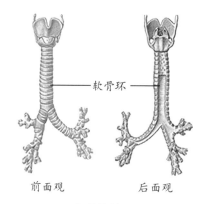

前面观　　　　后面观

气管软骨环

(1)位置　气管位于喉与气管杈之间，起于环状软骨下缘，向下至胸骨角平面，分为左、右主支气管，其分叉处称气管杈。

(2)构造　气管由气管软骨、平滑肌和结缔组织构成。气管软骨由14~17个缺口向后、呈"C"形的透明软骨环构成。气管切开术常在第3~5气管软骨环处施行。

(3)分部　以胸骨的颈静脉切迹为界，气管全长分为颈部和胸部两部分。

3. 认识甲状腺的解剖结构	甲状腺的位置、形态、生理功能

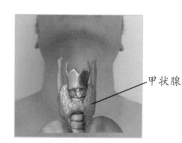

甲状腺的位置

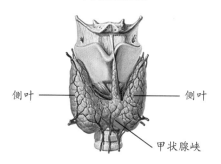

甲状腺（前面观）

(1)位置　甲状腺位于颈前部，喉的下方和气管上部的两侧。甲状腺借结缔组织附于喉软骨上，吞咽时，甲状腺可随喉上下移动。

(2)形态　甲状腺呈"H"形，由左、右两个侧叶及中间的峡部组成。

①侧叶：位于喉下部与气管上部的两侧。

②峡部：位于第2~4气管软骨环的前方。

(3)生理功能　甲状腺是人体最大的内分泌腺，它的主要功能是合成甲状腺激素，作用于人体相应器官而发挥生理效应(详见本任务中的相关知识)。

4.认识颈部的血管	颈部的动脉、静脉

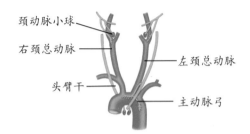

颈动脉小球
右颈总动脉
头臂干
左颈总动脉
主动脉弓

颈部动脉

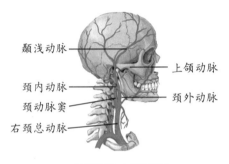

颞浅动脉
上颌动脉
颈内动脉
颈外动脉
颈动脉窦
右颈总动脉

颈部动脉（侧面观）

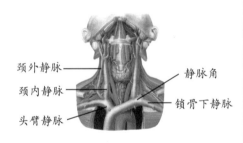

颈外静脉
颈内静脉
头臂静脉
静脉角
锁骨下静脉

颈部静脉（正面观）

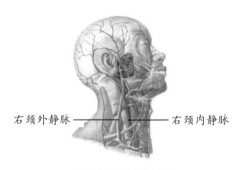

右颈外静脉
右颈内静脉

颈部静脉（侧面观）

(1)动脉　颈部的主要动脉干是左、右颈总动脉。右颈总动脉起自头臂干，左颈总动脉起自主动脉弓。沿气管及喉的外侧上行，至甲状软骨的上缘分为颈外动脉和颈内动脉。颈总动脉上段位置表浅，在活体上可摸到其搏动。

①颈外动脉：初居颈内动脉前内侧，后经其前方转至外侧，上行穿腮腺至下颌颈处分为颞浅动脉和上颌动脉两个终支。

②颈内动脉：经颅底的颈动脉管入颅腔，分支分布于脑和视器。

(2)静脉　颈部每侧各有两条静脉干，主要为颈内静脉和颈外静脉。颈内静脉与同侧的锁骨下静脉汇合而成头臂静脉，汇合处的夹角称静脉角，有淋巴导管注入。

①颈内静脉：为颈部最大的静脉干，在颈静脉孔处与颅内的乙状窦相续，在颈动脉鞘内下行至胸锁关节的后方与锁骨下静脉汇合成头臂静脉。

②颈外静脉：是颈部最大的浅静脉，在胸锁乳突肌表面下行，穿深筋膜注入锁骨下静脉。

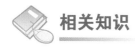 **相关知识**

一、甲状腺激素的合成与甲状腺肿

合成甲状腺激素的主要原料是甲状腺球蛋白和碘。其中碘主要来源于食物，人每日从食物中摄入的无机碘为 $100 \sim 200\ \mu g$，正常人每日最低需要量仅为 $50 \sim 70\ \mu g$。当碘缺乏时，可使甲状腺激素合成减少，反馈作用引起甲状腺细胞增生，形成甲状腺肿。因此，在缺碘地区，为预防此病的发生，必须食用加碘盐。

二、甲状腺激素的生理功能与异常情况

生理功能			异常的影响
1.促进新陈代谢	物质代谢	糖：促进糖的吸收，增强糖原分解，抑制糖原合成，升高血糖；同时也加强外周组织对糖的利用，降低血糖。	甲亢时：血糖明显升高，可出现糖尿。
		脂肪：促进脂肪酸氧化分解，对胆固醇分解比合成多。	甲亢时：胆固醇低于正常。甲减时：胆固醇高于正常。
		蛋白质：促进合成，尤其是肝和骨骼肌，正氮平衡。	甲亢时：加速分解，骨骼肌蛋白质分解过多，消瘦无力。甲减时：合成减少，组织间黏蛋白增多，黏液性水肿。
	能量代谢	促进细胞的生物氧化，增加组织的氧耗量和产热量，提高基础代谢率。	甲亢时：基础代谢率上升，喜凉怕热，多汗。甲减时：基础代谢率下降，喜热怕凉。
2.促进生长发育		机体正常生长需要，可促进脑和骨的生长发育，在出生后4个月最明显。	婴幼儿缺乏，可引起呆小症。
3.对神经系统		可提高神经系统的兴奋性。	甲亢时：兴奋性增高。甲减时：兴奋性降低。
4.对心血管系统		以兴奋为主。	甲亢时：甲亢性心脏病。
5.对消化系统和生殖系统		促进胃肠蠕动，增加食欲。影响男、女性生殖功能。	甲亢时：食欲旺盛。女性月经紊乱，男性阳痿。
注：甲状腺功能亢进简称甲亢；甲状腺功能减退简称甲减			

三、感受器

在颈总动脉分叉处有颈动脉窦和颈动脉小球两个重要结构。

1. 颈动脉窦　是颈总动脉末端和颈内静脉起始处的膨大部分。窦壁外膜中有丰富的游离神经末梢称压力感受器。当血压增高时，窦壁扩张，刺激压力感受器，可反射性地引起心跳减慢、末梢血管扩张，血压下降。

2. 颈动脉小球　是扁椭圆形小体，借结缔组织连于颈动脉权的后方，为化学感受器，可感受血液中二氧化碳分压、氧分压和氢离子浓度变化。当血中氧分压降低或二氧化碳分压增高时，反射性地促使呼吸加深加快。

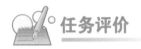 任务评价

单项选择题

1. 呼吸道唯一完整的软骨环是　　　　　　　　　　　　　　　　　　　（　　）

A. 甲状软骨　　　　B. 环状软骨　　　C. 会厌软骨　　　D. 杓状软骨

2. 成对的喉软骨是　　　　　　　　　　　　　　　　　　　　　　　　（　　）

A. 甲状软骨　　　　B. 环状软骨　　　C. 会厌软骨　　　D. 杓状软骨

3. 喉腔中最狭窄的部位在　　　　　　　　　　　　　　　　　　　　　（　　）

A. 喉中间腔　　　　B. 前庭裂　　　　C. 声门裂　　　　D. 喉口

4. 喉腔中与发声有关的结构是　　　　　　　　　　　　　　　　　　　（　　）

A. 前庭裂　　　　　B. 前庭襞　　　　C. 声门裂　　　　D. 声襞

5. 不属于上呼吸道的是　　　　　　　　　　　　　　　　　　　　　　（　　）

A. 鼻　　　　　　　B. 咽　　　　　　C. 喉　　　　　　D. 气管

6. 临床上气管切开术常选择在　　　　　　　　　　　　　　　　　　　（　　）

A. 第2～3气管软骨处　　　　　　　B. 第4～5气管软骨处

C. 第5～6气管软骨处　　　　　　　D. 第6～7气管软骨处

7. 能随吞咽上下移动的是　　　　　　　　　　　　　　　　　　　　　（　　）

A. 甲状腺　　　　　B. 腮腺　　　　　C. 唾液腺　　　　D. 胸腺

8. 呆小症是由于幼儿期缺乏　　　　　　　　　　　　　　　　　　　　（　　）

A. 生长素　　　　　B. 胰岛素　　　　C. 甲状腺素　　　D. 糖皮质激素

9. 颈部最大的浅静脉是　　　　　　　　　　　　　　　　　　　　　　（　　）

A. 颈外静脉　　　　B. 颈内静脉　　　C. 锁骨下静脉　　D. 头臂静脉

任务三 评估头颈部

任务目标

1. **能力目标** 了解头颅的评估方法；熟悉眼、口等器官的评估方法；了解颈部的姿势与运动评估方法；熟悉甲状腺、气管的评估方法；掌握颈部血管的评估方法与内容。
2. **知识目标** 熟悉瞳孔、甲状腺评估内容及常见异常改变；掌握颈静脉怒张的临床意义。

任务分解

一、评估前准备

评估前准备	具体内容
	(1)护士准备 注重仪表、指甲剪短、洗手。 (2)用物准备 笔、记录本、听诊器、手电筒、压舌板、棉签、皮尺。 (3)环境准备 安静、光线充足、屏风遮挡。 (4)核对解释 核对床号、姓名；解释目的、获得许可和配合。 (5)动作轻柔准确，态度友善，充分尊重、理解评估对象。 (6)检查者应立于患者右侧，多坐位；充分暴露颈部。

二、评估头颅

评估内容与方法	常见异常改变及临床意义
判断 头颅外形、大小、运动是否正常。	常见头颅畸形：

评估内容与方法	常见异常改变及临床意义
大小　用头围衡量，指自眉弓上方最突出处经枕骨粗隆绕头一周的长度。 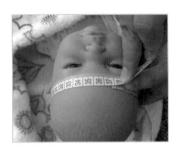 正常　新生儿平均34 cm，成人平均54～58 cm	(1)方颅　前额左右突出，头顶平坦呈方形。见于小儿佝偻病、先天性梅毒。 (2)巨颅　脑积水患者，额、顶、颞、枕部突出膨大呈半球形，颈部静脉充盈，颜面很小。由于颅内压增高，压迫眼球，致双目下视，巩膜外露，称为落日现象或落日貌。

三、评估眼

评估内容与方法	常见异常改变及临床意义
判断 (1)眼睑　有无水肿、眼睑下垂、闭合障碍等。 (2)结膜　有无充血、苍白、出血、滤泡或瘢痕、水肿等。 (3)巩膜　有无黄染。正常巩膜呈瓷白色。 (4)角膜　注意透明度，有无云翳、白斑、溃疡、软化、新生血管等。 (5)眼球　外形与运动是否正常。 (6)瞳孔　大小及对光反射。正常瞳孔直径3～4 mm，双侧瞳孔等大等圆，对光反射存在。 方法 (1)翻眼睑方法　嘱被评估者下视，评估者用示指和拇指捏起上睑中部边缘，向前下方牵拉，示指轻轻下压与拇指配合将眼睑边缘向上翻开。	(1)上睑下垂　双侧上睑下垂常见于重症肌无力；单侧上睑下垂多为动眼神经麻痹。 (2)结膜充血　见于结膜炎。 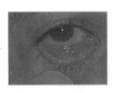 (3)睑结膜苍白　常见于贫血。 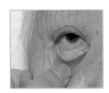 (4)球结膜下出血　常见于高血压动脉硬化。 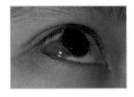

评估内容与方法	常见异常改变及临床意义

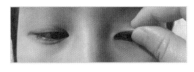

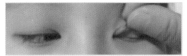

（2）评估眼球运动方法　用手指于患者眼前30～40 cm处，嘱其固定头位，眼球随目标方向移动，一般按左→左上→左下、右→右上→右下6个方向顺序进行。

（3）瞳孔对光反射评估方法　嘱患者注视正前方，用手电光照射一侧瞳孔，被照侧瞳孔立即收缩，移开光照后很快复原，称为直接对光反射。用手隔开两眼，光照一侧瞳孔，另侧瞳孔也同时收缩，称为间接对光反射。

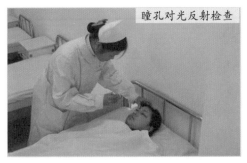

瞳孔对光反射检查

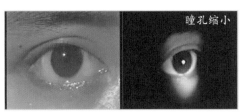

瞳孔缩小

（4）调节与集合反射评估方法　将示指竖立从1 m外迅速移向被评估者眼球约20 cm处，瞳孔逐渐缩小称为调节反射。再次将目标由1 m外缓慢移向眼球，双侧眼球向内集合，称为集合反射。

（5）眼球突出　双侧眼球突出常见于甲状腺功能亢进（如下图）；单侧眼球突出常见于局部炎症、眶内占位性病变。

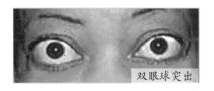

双眼球突出

（6）巩膜黄染　是黄疸最先出现的部位。

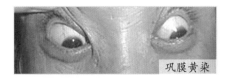

巩膜黄染

（7）瞳孔及其对光反射变化

瞳孔缩小　见于有机磷中毒、毒蕈碱中毒，或吗啡、氯丙嗪药物反应等。

瞳孔扩大　见于阿托品药物反应、视神经萎缩等。

双侧瞳孔大小不等　常提示颅内病变，如脑外伤、脑肿瘤、脑疝等。

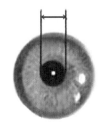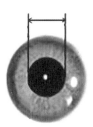

两侧瞳孔不等大

双侧对光反射迟钝　见于浅昏迷。

双侧对光反射完全消失　见于深昏迷。

双侧瞳孔散大、对光反射消失　为濒死状态表现。

四、评估口腔

评估内容与方法	常见异常改变及临床意义
1.口唇 判断　颜色，有无疱疹、口角糜烂和歪斜。 正常　健康人口唇红润有光泽，无疱疹、口角糜烂和歪斜等情况。	(1)口唇苍白　见于贫血、主动脉关闭不全等。 (2)口唇发绀　见于心、肺功能不全等。 (3)口唇疱疹　见于大叶性肺炎等。 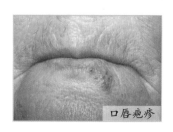 口唇疱疹 (4)口角歪斜　见于面神经麻痹。 (5)口角糜烂　见于维生素B$_2$缺乏。 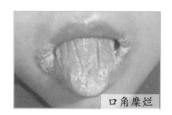 口角糜烂
2.口腔黏膜 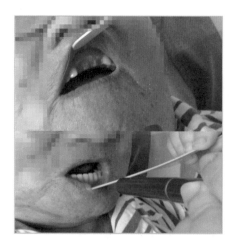 判断　有无黏膜出血、溃疡、白斑。 正常　健康人口腔黏膜光洁呈粉红色。	(1)口腔溃疡　经常性的口腔溃疡与消化系统疾病或功能紊乱、内分泌变化、精神因素、遗传因素等有关。 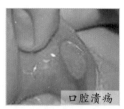 口腔溃疡 (2)麻疹黏膜斑（Koplik斑）　见于麻疹，是麻疹的早期特征性体征。 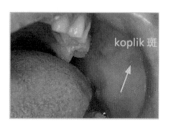

评估内容与方法	常见异常改变及临床意义
3. 咽及扁桃体 方法 被评估者取坐位，头略后仰，张大口发"啊"音，评估者将压舌板在舌的前2/3与后1/3交界处迅速下压，在照明的配合下观察。 判断 黏膜有无红肿，扁桃体有无肿大、分泌物。 正常 健康人咽部黏膜光洁呈粉红色，扁桃体无肿大。	扁桃体肿大 见于急性扁桃体炎。 分度 Ⅰ度：不超过咽腭弓。 Ⅱ度：超出咽腭弓未达到咽后壁中线。 Ⅲ度：达咽后壁中线。 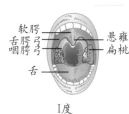 软腭　　　悬雍垂 舌腭弓 咽腭弓　　扁桃体 舌 　Ⅰ度　　　　Ⅱ度　　　　Ⅲ度 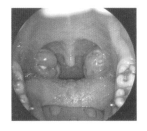 扁桃体肿大（Ⅱ度）

五、评估颈部

评估内容与方法	常见异常改变及临床意义
1. 颈部外形与运动 被评估者取坐位或仰卧位，充分暴露颈部。 判断 外形与运动是否正常。 正常 颈部两侧对称、柔软、活动自如。	颈部运动受限伴疼痛 见于软组织炎症、颈部扭伤及颈椎疾患。 颈项强直 见于脑膜炎、蛛网膜下腔出血等。
2. 颈部血管 (1)颈部动脉 判断 有无异常搏动。 正常 安静状态时不易看到颈动脉搏动，只在剧烈运动后可见。	颈动脉搏动增强 即在安静状态下即可看到明显的颈动脉搏动，严重者伴有点头运动。提示脉压增大，常见于主动脉瓣关闭不全、甲状腺功能亢进和严重贫血等。

评估内容与方法	常见异常改变及临床意义
(2)颈部静脉 **判断** 有无颈静脉怒张。 **正常** 正常立位或坐位时不显露颈外静脉，平卧时稍见充盈，但仅限于锁骨上缘至下颌角距离的下2/3内。 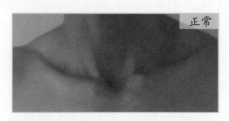 正常 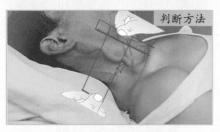 判断方法	颈静脉怒张 若取30°～45°的半卧位，静脉充盈超过正常；或坐位、立位时颈静脉充盈明显，称颈静脉怒张，提示静脉压增高。见于右心衰竭、心包积液、缩窄性心包炎、上腔静脉阻塞综合征等。 肝颈静脉反流征 压迫患者右上腹部肿大的肝脏，可见颈静脉更加充盈，称为肝静脉反流征阳性。是区别右心衰竭等引起的肝淤血性肿大与肝炎等其他原因引起肝肿大的重要方法。 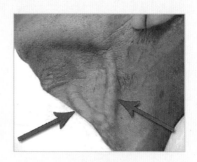 颈静脉怒张
3. 甲状腺 **方法** 先视诊再触诊，必要时结合听诊。 甲状腺触诊可采用从后面触诊和从前面触诊两种方法，常用从后面触诊的方法：触诊时评估者立于被评估者后方，两手拇指置于颈后，其余四指置于甲状软骨下气管两侧，用示指、中指和无名指进行浅部滑行触诊，并嘱其做吞咽动作。如为肿大的甲状腺可随吞咽动作上下移动，临床上常以此与颈部其他肿块相区别。 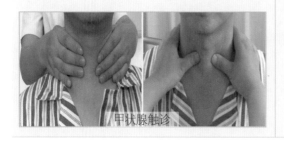 甲状腺触诊	甲状腺肿大及临床意义： (1)程度 Ⅰ度：不能看出肿大但能触及者。 Ⅱ度：能触及又看到肿大，但在胸锁乳突肌以内者。 Ⅲ度：超过胸锁乳突肌外缘者。 (2)临床意义 弥漫性肿大 见于单纯性甲状腺肿、甲状腺功能亢进等；甲状腺功能亢进时可在肿大的甲状腺上闻及连续的"嗡嗡"样血管杂音，此为甲状腺功能亢进的特征性表现。

评估内容与方法	常见异常改变及临床意义
判断 ①甲状腺是否肿大；②肿大的特点，如程度、质地、表面是否光滑，有无结节，有无震颤及压痛，听诊有无血管杂音等。 正常 甲状腺位于甲状软骨下方，柔软、光滑不易触及。	结节性肿大 见于甲状腺腺瘤、甲状腺癌等。
4.气管 方法 检查时评估者以示指及无名指分别置于两胸锁关节上，中指在胸骨上窝触及气管并置于气管正中处，观察中指与示指和无名指之间的距离。 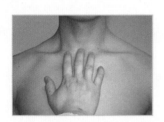 气管评估方法 判断 气管是否居中。 正常 气管居中。	气管移位 (1)移向健侧 见于一侧胸腔积液、积气、纵隔肿瘤、单侧甲状腺肿大等。 (2)移向患侧 见于肺不张、肺纤维化、胸膜增厚粘连等。

五、整理记录

整理记录	具体内容
整理	帮被评估者整理衣服及床单位，拉开床帘；交代相关事项；洗手。
记录	三、头颈部评估 头部外形与运动：□正常 □异常（描述：_____） 眼：眼睑 □正常 □异常（描述：_____） 　　结膜 □正常 □异常（描述：_____） 　　巩膜 □正常 □黄染 　　角膜 □正常 □异常（描述：_____） 　　眼球外形与运动 □正常 □异常（描述：_____） 　　瞳孔大小与形状 □正常 □异常（描述：_____） 　　瞳孔对光反射 □正常 □异常（描述：_____）

整理记录	具体内容
记录	颈部外形与运动：□正常 □异常（描述：＿＿＿＿＿＿＿＿） 颈部血管：颈动脉搏动增强 □无 □有（描述：＿＿＿＿＿＿＿＿） 　　　　　颈静脉怒张 □无 □有（描述：＿＿＿＿＿＿＿＿） 甲状腺：□正常 □肿大（描述：＿＿＿＿＿＿＿＿＿） 气管：□居中 □移位（描述：＿＿＿＿＿＿＿＿＿）

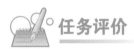 **任务评价**

学生分组进行头颈部的评估，并予以评价。考核评分标准如下：

序号	评价项目	评估内容	评分标准	分值	实际得分
1	评估前准备	护士自身准备：衣帽整洁、洗手	不妥者每项扣1分	3	
		物品准备：治疗盘、听诊器、皮尺、压舌板、手电筒、记录本、笔等	准确，少一件扣1分	5	
		环境准备：安静、光线适中、屏风遮挡	不妥者每项扣1分	2	
		核对：床号、姓名 解释：自我介绍，交代目的、获取配合	护患沟通良好，少一项扣1分	5	
2	评估头颅	判断头颅大小、头发和头皮，能正确测量头围	不妥者每项扣2分	5	
3	评估眼	观察眼睑、角膜、结膜，翻上眼睑手法正确；观察眼球外形和运动，有无眼球震颤；观察瞳孔大小、形状，对光反射情况	不正确者酌情扣5~10分	15	
4	评估口腔	观察口腔黏膜、咽及扁桃体情况，正确使用压舌板	不正确者酌情扣5~10分	10	
5	评估颈部外形	判断有无外形与运动异常	不正确者酌情扣5分	5	
6	评估颈部血管	判断有无颈静脉怒张，观察颈动脉有无异常搏动	不正确者酌情扣5~10分	15	
7	评估甲状腺	视诊、触诊甲状腺，必要时结合听诊判断有无肿大及特点	不正确者酌情扣5~10分	10	

序号	评价项目	评估内容	评分标准	分值	实际得分
8	评估气管	观察气管是否居中	不正确者酌情扣2~5分	5	
9	整理记录	帮助被评估者整理衣服、床单位	未整理者每项扣2分	5	
		正确书写评估记录	书写记录错误每项扣2分	5	
10	总体评价	尊重、关心患者,护患沟通良好;操作顺序正确,动作轻稳、熟练流畅;结论准确	不当者每项扣2分	5	
11	理论提问			5	
	总分			100	

 项目检测

案例重现

　　患者,女,25岁,3年前无明显诱因出现心慌,怕热、多汗,易饥多食,急躁易怒,乏力,现体重减轻10 kg、双眼球突出。

入院后对此患者病史进一步补充评估,获取以下资料:

　　现病史:患者日常易饥多食,每天睡眠6~7小时,睡眠不深。无烟、酒等嗜好。大学文化,公司职员,性格外向型,患病以来脾气较急躁、易怒。处事能力下降,家庭人际关系紧张。

　　实验室检查:T_3、T_4(甲状腺素)明显升高、TSH(促甲状腺素)降低。

案例讨论

1.该患者护理体检的重点是什么?

_____

_____

_____

2. 如果出现以下体征：

体格检查：T 36.6℃，P 120次/分，R 18次/分，BP 140/90 mmHg。表情稍紧张，情绪较稳定，体形消瘦，全身皮肤略潮湿，两眼球突出，双眼裂增宽。颈软，双侧甲状腺弥漫性肿大，未超过胸锁乳突肌，质软，无压痛，可随吞咽上下活动，触之无震颤，可闻及血管收缩期杂音。闭眼伸舌及双手平举可见细震颤。

(1)患者甲状腺评估结果如何？

_____

_____

_____

(2)请根据以上资料，初步评估该患者疾病诊断及其依据是什么？

_____

_____

_____

3. 该患者目前主要存在哪些护理问题？

_____

_____

_____

项目四

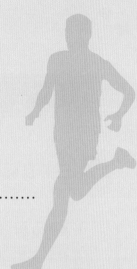

胸廓和肺评估

项目情景聚焦

胸部指颈部以下和腹部以上的区域。胸部评估的内容很多，包括胸廓、胸壁、乳房、肺及胸膜、心脏和血管等，本项目侧重于胸廓、肺的视诊以及肺的听诊。

该护理评估项目临床应用广泛，并能收集到许多有重要价值的病情资料，对胸部疾病尤其是呼吸系统疾病的诊断和护理具有十分重要的意义。

案例呈现

患者，男性，25岁。3天前外出淋雨、受凉后突然出现打喷嚏，约2小时后出现畏寒、发热，测体温39.5℃左右。咳嗽、咳痰，同时伴有右侧胸痛、气促。现上述症状加重前来就诊。

目标描述

运用视诊和听诊等护理评估技术对胸廓和肺进行评估，收集资料，为护理诊断提供依据。

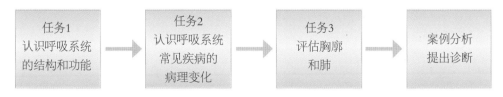

| 任务1 认识呼吸系统的结构和功能 | → | 任务2 认识呼吸系统常见疾病的病理变化 | → | 任务3 评估胸廓和肺 | → | 案例分析 提出诊断 |

任务一　认识呼吸系统的解剖结构和功能

任务目标

1. **能力目标**　能够说出呼吸系统的组成和呼吸的基本过程。
2. **知识目标**　掌握呼吸系统的组成；掌握左、右主支气管的形态特点；熟悉肺的位置、形态和肺的体表投影。掌握胸膜的分部和胸膜腔的概念；熟悉胸膜腔负压的概念及生理意义。掌握肺通气的动力和阻力；熟悉肺通气功能的常用指标；了解气体交换的原理及影响肺换气的因素。

任务分解

一、认识呼吸系统的结构

1.认识呼吸系统的概况	呼吸系统的组成
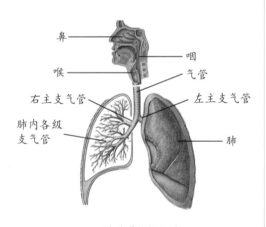 呼吸系统的组成	呼吸系统由呼吸道和肺组成。 呼吸道包括鼻、咽、喉、气管和左右主支气管。 　上呼吸道：鼻、咽、喉（见项目三）。 　下呼吸道：气管、左右主支气管及其在肺内的分支。 　肺位于胸腔内，左、右各一，膈以上，纵隔两侧。

2.认识气管、主支气管	解剖位置、形态、结构
	(1)气管　气管位于食管前方，气管的上端连于环状软骨下缘，向下深入胸腔，至胸骨角平面分为左、右主支气管。由16～20个

2.认识气管、主支气管	解剖位置、形态、结构
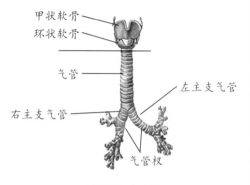 气管和主支气管	"C"形的透明软骨构成，临床工作中一般在第3～4或4～5之间行气管切开术。 　(2)主支气管 　①左主支气管：细而长，走行方向近似水平位。 　②右主支气管：粗而短，走行方向近似垂直，故气管异物易坠入右主支气管。

气管和主支气管图中标注：甲状软骨、环状软骨、气管、右主支气管、左主支气管、气管杈

3.认识肺	解剖位置、形态、结构
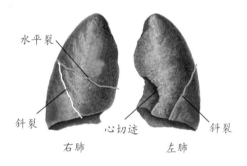 肺（前面观） 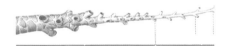 肺的导气部 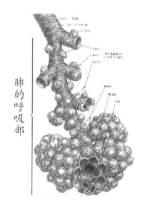 肺的呼吸部	(1)位置　肺左、右各一，位于胸腔内，膈以上，纵隔两侧。 　(2)形态　包括"一尖、一底、两面、三缘"。肺尖高出锁骨内侧1／3部上方2～3 cm。 　肺门　肺的内侧面中部呈椭圆形凹陷，称肺门，是主支气管、肺动脉、肺静脉、支气管血管、淋巴管和神经进出肺的部位。 　左肺　狭长，被斜裂分为上、下两叶，前缘下方有心切迹。 　右肺　宽短，被斜裂和水平裂分为上、中、下三叶。 　(3)组织结构　可分为导气部和呼吸部。 　导气部　包括肺叶支气管、肺段支气管、小支气管、细支气管、终末细支气管。 　呼吸部　包括呼吸性细支气管、肺泡管、肺泡囊和肺泡。肺泡是进行气体交换的场所，是肺的主要结构。 　(4)肺的血管　肺有两套血管，一套是功能性血管，包括肺动脉和肺静脉，与肺的气体交换有关；一套是营养性血管，包括支气管动脉和支气管静脉。

肺（前面观）图中标注：水平裂、斜裂、心切迹、斜裂、右肺、左肺

4.认识胸膜和胸膜腔	解剖位置、形态、结构
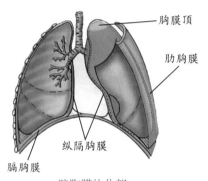 壁胸膜的分部 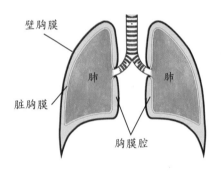 胸膜腔 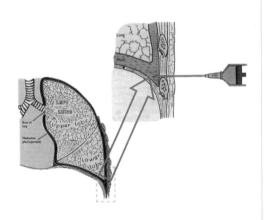 肋膈隐窝	(1)胸膜　属浆膜，分为脏胸膜和壁胸膜。 脏胸膜　包裹在肺的表面。 壁胸膜　衬贴在胸壁的内面、膈的上面和纵隔两侧面，可分为肋胸膜、膈胸膜、纵隔胸膜和胸膜顶四个部分。 (2)胸膜腔　脏胸膜和壁胸膜在肺根处相互移行，围成一个潜在性的密闭腔隙称胸膜腔。 特点　左、右各一，互不相通，是一个封闭的腔隙。腔内为负压，有少量浆液（起润滑作用）。 (3)肋膈隐窝　又称肋膈窦，是肋胸膜和膈胸膜的转折处形成的半环形深隙，即使在深吸气时，肺也不能够伸入其内。是胸膜腔的最低部位，胸膜腔积液时首先积聚于此。 (4)胸膜腔内负压　又称胸内负压。 胸内负压＝大气压－肺回缩力 特点　①胸内负压，由肺回缩力引起，故吸气时肺扩张，肺回缩力加大，胸内压也变大；呼气时肺缩小，肺回缩力减小，胸内压也变小；②相对于大气压而言，始终低于大气压；③胸膜腔内压的方向与肺回缩力的方向相反。 生理意义　①维持肺的扩张状态；②促进静脉血和淋巴的回流。

二、认识呼吸系统的功能

1.认识呼吸	呼吸的基本过程
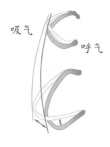呼吸的基本过程	定义：是机体与外界环境间的气体交换过程。可分为以下几个过程： (1)外呼吸　指外界环境与血液在肺部的气体交换，包括肺通气和肺换气。 (2)气体在血液中的运输　O_2和CO_2的运输形式有物理溶解和化学结合。 (3)内呼吸　指血液通过组织液与细胞之间的气体交换，又称组织换气。

2.认识肺通气	肺通气的动力和阻力
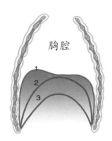 呼吸时肋骨位置的变化 呼吸时膈肌位置的变化 1.平静呼气　2.平静吸气　3.深吸气 呼吸时肋骨和膈肌位置的变化示意图	定义：是指肺与外界环境之间的气体交换过程。 原理：肺通气的动力>肺通气的阻力。 (1)肺通气的动力　肺内压与大气压之差是直接动力；呼吸肌的舒缩引起的呼吸运动是原动力。 呼吸肌：是指参与呼吸运动的肌，按功能分为以下三种。 ①吸气肌：包括膈和肋间外肌。 ②呼气肌：包括肋间内肌和腹肌。 ③辅助呼吸肌：包括胸大肌、胸小肌、胸锁乳突肌等，多辅助吸气。 (2)肺通气的阻力　包括弹性阻力和非弹性阻力，以弹性阻力为主。弹性阻力包括肺的弹性阻力和胸廓的弹性阻力，以肺的弹性阻力为主，肺的弹性阻力以肺泡表面张力为主。

| 3.认识气体交换 | 气体交换的影响因素 |

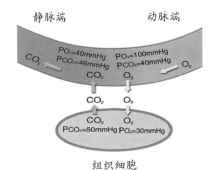

肺换气示意图

组织换气示意图

$$\text{肺换气的速度} \propto \frac{\text{气体的溶解度} \times \text{分压差} \times \text{呼吸膜的面积}}{\sqrt{\text{分子量}} \times \text{呼吸膜的厚度}}$$

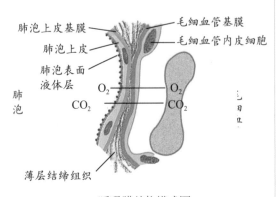

呼吸膜结构模式图

气体交换包括肺换气和组织换气。肺换气是指肺泡与肺毛细血管之间进行的气体交换。组织换气是指血液与组织细胞之间进行的气体交换。

动力：是气体分压差，气体总是由分压高处向分压低处扩散。PO_2最高是在肺泡气；PCO_2最高是在组织。

影响肺换气的因素如左图，主要与呼吸膜以及通气/血流比值有关。

(1)呼吸膜的面积和厚度

呼吸膜，又称血-气屏障，由肺泡表面液体层、肺泡上皮、肺泡上皮基膜、薄层结缔组织、毛细血管基膜、毛细血管内皮细胞组成；是肺泡内气体与血液内气体进行交换所通过的结构。

①呼吸膜的厚度增加：见于肺炎、肺水肿和肺纤维化，肺换气效率降低。

②呼吸膜的面积减小：见于肺不张、肺气肿，肺换气效率降低。

(2)通气/血流比值（Va/Q）

定义：指每分钟肺泡通气量与每分钟肺血流量的比值。

正常值：$4.2\ \text{L}/5.0\ \text{L}=0.84$。

①Va/Q增大：相当于肺泡无效腔增大，形成死腔样通气。

②Va/Q降低：发生了功能性动-静脉短路，形成静脉血掺杂。

通气/血流比值无论是增大还是降低，都降低了肺换气效率，导致机体缺氧和二氧化碳潴留，主要表现为缺氧。

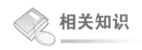 **相关知识**

一、肺泡表面活性物质

来源：Ⅱ型肺泡上皮细胞。

功能：可降低肺泡表面张力。

生理意义：①维持肺泡容积的稳定，防止肺不张或肺萎陷；②避免肺毛细血管中液体渗入肺泡，防止肺水肿的发生；③减小肺的弹性阻力，使肺容易扩张，保证肺通气的顺利进行。

二、肺通气功能的评价

1.肺容积和肺容量

(1)肺容积　包括以下几个指标。

①潮气量：每次呼吸时，吸入或呼出的气量，正常值为400～600 ml，平均为500 ml。

②补吸气量：平静吸气末，再用力吸气所能增加的吸入气体量。正常成人为1.5～2.0 L。

③补呼气量：平静呼气末，再用力呼气所能增加的呼出气体量。正常成人为0.9～1.2 L。

④残气量：又称余气量。最大呼气末，仍残留于肺内不能呼出的气体量。

(2)肺容量

①深吸气量：平静呼气末做最大吸气时所能够吸入的气量。为潮气量与补吸气量之和，是衡量最大通气潜力的一个重要指标。

②功能残气量：平静呼气末残留于肺内的气体量，为补呼气量和残气量之和。生理意义在于缓冲呼吸过程中肺泡气氧和二氧化碳分压的变化幅度。正常值为2500 ml。

③肺活量：尽力吸气后做最大呼气，所能够呼出的气体量。为潮气量、补吸气量以及补呼气量之和。正常值男性为3500 ml，女性为2500 ml。反映了肺一次通气的最大能力，通常用于健康体检。但由于无时间的限制，在临床应用中价值不大。

时间肺活量：又称用力呼气量，是指一次最大吸气后再尽力尽快呼气，在一段时间内所能呼出的气体量占肺活量的百分数，常用第1秒末的用力呼气量，是评价肺通气功能的较好指标。

④肺总量：是指肺所能容纳的最大气体量。为肺容积四项指标之和，正常值男性为5000 ml，女性为3500 ml。

2.肺通气量和肺泡通气量

(1)肺通气量　指每分钟进或出肺的气体量。肺通气量＝潮气量×呼吸频率。

(2)肺泡通气量　是指每分钟吸入肺泡的新鲜空气量，即到达呼吸部并能与血液进行气体交换的有效通气量。肺泡通气量＝（潮气量－无效腔）×呼吸频率＝肺通气量－无效腔×呼吸频率。因此深而慢的呼吸比浅而快的呼吸有效。

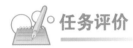

任务评价

一、单项选择题

1. 不属于上呼吸道的是 　　　　　　　　　　　　　　（　　）

A. 气管 　　　　　B. 咽 　　　　　C. 喉 　　　　　D. 鼻

2. 气管切开术常选在 　　　　　　　　　　　　　　　（　　）

A. 第1～2或第3～4气管软骨处 　　　B. 第3～4或第4～5气管软骨处

C. 第4～5或第5～6气管软骨处 　　　D. 气管权处

3. 不属于左肺形态特点的是 　　　　　　　　　　　　（　　）

A. 水平裂 　　　　B. 斜裂 　　　　C. 心切迹 　　　D. 肺门

4. 与右主支气管相比，左主支气管 　　　　　　　　　（　　）

A. 粗而长 　　　　B. 细而长 　　　　C. 粗而短 　　　D. 细而短

5. 有关肺的描述正确的是 　　　　　　　　　　　　　（　　）

A. 位于胸膜腔内 　　　　　　　　　B. 肺尖位于胸廓内

C. 膈面有肺门 　　　　　　　　　　D. 右肺较宽短，左肺较狭长

6. 与纵隔的概念有关的是 　　　　　　　　　　　　　（　　）

A. 纵隔胸膜 　　　B. 胸膜顶 　　　　C. 肋胸膜 　　　D. 膈胸膜

7. 肺通气的原动力是 　　　　　　　　　　　　　　　（　　）

A. 肺本身的舒缩活动 　　　　　　　B. 肺内压与大气压之差

C. 胸内压的变化 　　　　　　　　　D. 呼吸肌的舒缩

8. 胸膜腔内压等于 　　　　　　　　　　　　　　　　（　　）

A. 大气压－非弹性阻力 　　　　　　B. 大气压－弹性阻力

C. 大气压－肺回缩力 　　　　　　　D. 大气压－肺泡表面张力

9. 肺通气的阻力主要是 　　　　　　　　　　　　　　（　　）

A. 气道阻力 　　　　　　　　　　　B. 胸廓的弹性阻力

C. 肺的弹性回缩力 　　　　　　　　D. 肺泡表面张力

10. 肺换气效率最佳的是 　　　　　　　　　　　　　（　　）

A. Va/Q=0.64 　　　B. Va/Q=0.74 　　C. Va/Q=0.84 　　D. Va/Q=0.94

二、看图说话（说出下图中数字所指结构或过程名称）

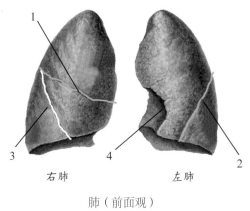

右肺　　　　　左肺

肺（前面观）

图1

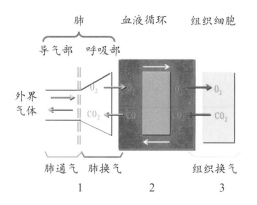

图2

任务二　认识呼吸系统常见疾病的病理变化

任务目标

1. 能力目标　能够说出肺炎和慢性阻塞性肺疾病的病理变化。
2. 知识目标　了解肺炎的病因及分类；掌握大叶性肺炎的病理变化；熟悉大叶性肺炎的病理与临床联系。了解慢性阻塞性肺疾病的概念。了解慢性支气管炎的病因和发病机制；熟悉慢性支气管炎的病理变化与并发症。

任务分解

一、认识大叶性肺炎

肺炎是发生于肺组织的急性渗出性炎，按病因可分为细菌性肺炎、病毒性肺炎和支原体肺炎；按病变部位可分为大叶性肺炎、小叶性肺炎、间质性肺炎。下面主要介绍大叶性肺炎。

1.认识大叶性肺炎	大叶性肺炎的概述
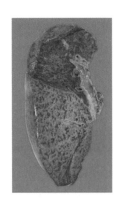 大叶性肺炎 （灰色肝变期）	大叶性肺炎主要是由肺炎球菌引起的，是指病变累及一个肺段乃至整个肺大叶的急性纤维素性炎。 　　临床上起病急骤、寒战、高热，咳嗽、咳铁锈色痰和呼吸困难，多见于青壮年，常发生在冬春季。
2.认识大叶性肺炎的病理变化	大叶性肺炎的病理变化
	(1)病变部位好发于两肺下叶，以左肺多见。

2.认识大叶性肺炎的病理变化	大叶性肺炎的病理变化

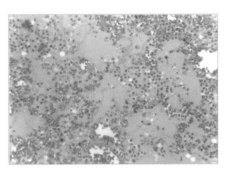

大叶性肺炎充血水肿期

肺泡壁毛细血管扩张充血，肺泡腔见

大量浆液

(2)病变特征　病变以肺的微循环障碍，毛细血管通透性增高，大量浆液纤维蛋白渗出为特征。

(3)病理分期

①充血水肿期：见于发病的第1～2天，肉眼可见病变肺叶肿大，重量增加，镜下可见肺泡腔内有浆液渗出，患者有寒战、高热。

②红色肝样变期：见于发病的第3～4天，肉眼可见病变肺叶肿大，暗红色，质实如肝，镜下可见肺泡腔内有大量的红细胞和一定量的纤维素、中性粒细胞等，患者有咳嗽、咳铁锈色痰等。

③灰色肝样变期：见于发病的第5～6天，肉眼可见病变肺叶肿大，灰白色，质实如肝，镜下可见肺泡腔内有大量的中性粒细胞，纤维素交织成网，患者咳脓痰。

④溶解消散期：发病后一周，肺组织恢复正常结构和功能，患者的临床症状逐渐消失。

3.认识大叶性肺炎的结局	急性肺炎的结局

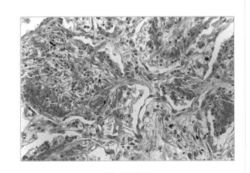

肺肉质变

大叶性肺炎经过治疗大多痊愈，少数出现并发症。如：①肺肉质变；②肺脓肿、脓胸或肺气肿；③胸膜肥厚、粘连；④感染严重的时候可能出现败血症或脓毒血症；⑤感染性休克。

二、认识慢性阻塞性肺疾病

慢性阻塞性肺疾病（COPD）是一组慢性气道阻塞性疾病的统称，其共同特点为肺实质和小气道受损，导致慢性气道阻塞、呼吸阻力增加和肺功能不全。主要包括慢性支气管炎、支气管扩张和肺气肿等。

1.认识慢性支气管炎	慢性支气管炎

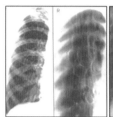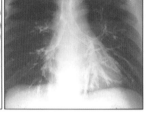

慢性支气管炎

慢性支气管炎是由理化因素和感染因素引起的气管、支气管黏膜及周围组织的慢性非特异性炎症。

(1)病变特点　呼吸道黏膜下腺体增生肥大、黏液化及支气管壁充血水肿、淋巴细胞、浆细胞浸润。

(2)临床表现　咳嗽、咳痰（白色泡沫样痰），可伴有喘息。

(3)并发症　肺气肿、慢性肺源性心脏病、支气管扩张。

2.认识支气管扩张	支气管扩张

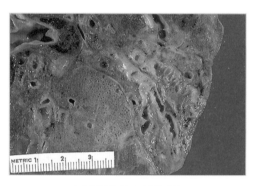

支气管扩张（肉眼观）

支气管扩张是以肺内小支气管管腔永久性扩张伴管壁纤维性增厚为特征的一种慢性化脓性疾病；反复感染破坏了支气管壁的支撑组织、弹力纤维和平滑肌。

(1)病变特征　以左肺下叶背侧多见，多发生于肺段以下的小支气管。病变支气管可呈圆柱状或囊状扩张，也可呈节段性扩张；扩张的管腔内有黄绿色脓性渗出物。

(2)临床症状　有慢性咳嗽、咳大量脓痰或反复咯血。

3.认识肺气肿	肺气肿

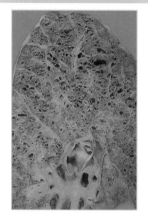

肺气肿（肉眼观）

肺气肿是指由于气道阻塞和阻塞性通气障碍引起的末梢肺组织过度充气膨胀，并伴有肺泡间隔破坏、肺组织弹性减弱、容量增大的一种病理状态。是支气管和肺部疾病最常见的并发症。

(1)病理变化　气肿的肺显著膨大，色灰白，边缘钝圆，肺组织柔软而弹性差，触之捻发音增强。肺泡扩张，间隔变窄，肺泡孔扩大，肺毛细血管床明显减少。

3.认识肺气肿	肺气肿
	(2)临床表现　主要症状是气短，随着病情加重，气短逐渐明显，甚至出现呼吸困难，常感胸闷。 (3)结局和并发症　可引起肺源性心脏病甚至出现右心衰竭、呼吸衰竭及肺性脑病等。

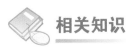 **相关知识**

　　严重急性呼吸综合征（severe acute respiratory syndrome，SARS）是一种由新型冠状病毒引起的，以肺和免疫系统直接损害为主的急性传染病。病原体是一种冠状病毒亚型变种，主要通过近距离空气飞沫和密切接触传播，潜伏期为1～12天，主要侵害肺和肝。与普通型肺炎相比，本病发病急，传染性极强，人群普遍易感，以青壮年为主，呼吸道症状重，较早出现呼吸衰竭和纤维化，病死率较高。

　　1.病理变化　患者肺部出现斑块状或双肺完全性肝实变，肺部有肺水肿和透明膜形成，肺泡腔内充满大量剥脱坏死和增生的肺泡上皮细胞等，间质水肿并有较多的炎细胞浸润，小血管内出现血栓或出血，晚期可出现肺纤维化。

　　2.临床表现　起病急，传播快，以发热为首发症状，体温在38℃以上，头疼、乏力，全身酸痛，无痰性干咳，严重者出现呼吸窘迫。外周血白细胞计数一般不升高或降低，T淋巴细胞可减少，用抗生素治疗无效。X射线检查，肺部常有不同程度的片状、斑块状浸润性阴影。

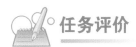 **任务评价**

单项选择题

　　1.引起大叶性肺炎最常见的病原体是　　　　　　　　　　　　　　　　（　　）

　　A.肺炎链球菌　　　　　　　　　B.肺炎杆菌

　　C.金黄色葡萄球菌　　　　　　　D.A组乙型溶血性链球菌

　　2.大叶性肺炎的好发部位　　　　　　　　　　　　　　　　　　　　（　　）

　　A.右肺上叶　　　　　　　　　　B.左肺下叶

　　C.右肺中叶　　　　　　　　　　D.左肺上叶

3. 大叶性肺炎红色肝样变期肺泡中的主要渗出物是 （ ）

  A. 纤维素和红细胞   B. 纤维素和中性粒细胞

  C. 浆液和红细胞   D. 浆液和中性粒细胞

4. 大叶性肺炎患者的痰，特点是 （ ）

  A. 脓痰   B. 铁锈色痰

  C. 白色泡沫样痰   D. 痰中有血丝

5. 下列哪一项不是大叶性肺炎的并发症 （ ）

  A. 肺肉质变   B. 肺脓肿和脓胸

  C. 慢性阻塞性肺疾病   D. 感染性休克

6. 下列哪一项不是引起慢性支气管炎的常见原因 （ ）

  A. 过敏因素   B. 肺外伤

  C. 吸烟   D. 细菌、病毒感染

7. 下列哪一项不是慢性支气管炎的病变特点 （ ）

  A. 支气管壁充血、水肿   B. 支气管黏液腺增生、肥大，分泌亢进

  C. 支气管所属肺泡大量渗出物   D. 支气管黏膜上皮纤毛倒伏

8. 慢性支气管炎患者咳痰的病变基础是 （ ）

  A. 支气管壁充血、水肿   B. 支气管黏液腺增生、肥大，分泌亢进

  C. 支气管黏膜上皮纤毛倒伏   D. 支气管平滑肌萎缩、变性

9. 支气管扩张的最主要原因是 （ ）

  A. 支气管壁破坏   B. 支气管化脓性感染

  C. 支气管痉挛   D. 肺不张

10. 镜下观察：肺泡扩张，间隔变窄，肺泡孔扩大，肺泡间隔断裂，扩张的肺泡融合形成较大的囊腔，这是 （ ）

  A. 肺不张   B. 肺气肿

  C. 肺脓肿   D. 肺实变

任务三 评估胸廓和肺

任务目标

1. **能力目标** 认识胸部常见体表标志；了解胸廓与胸壁评估方法；掌握肺和胸膜视诊和听诊方法；了解肺和胸膜的触诊与叩诊方法。
2. **知识目标** 掌握胸廓和肺评估的主要内容及常见体征；熟悉呼吸困难症状评估要点及相关护理诊断；了解呼吸系统常见疾病的主要体征。

任务分解

一、认识胸部常见体表标志

常用的胸部体表标志和线	具体说明
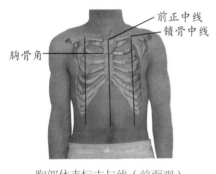　胸部体表标志与线（前面观） 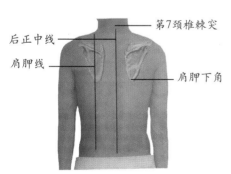　胸部体表标志与线（背面观）	胸部体表标志和线可用于标记正常胸廓内脏器的位置与轮廓，以及异常体征的部位与范围。常用的有： 　(1)胸骨角　又称Louis角，为胸骨柄与胸骨体的连接处向前突起而成。分别与左右第2肋软骨相连，为临床计数肋骨和肋间隙的主要标志。 　(2)肋间隙　是两个肋骨之间的空隙，可用于描述病变的水平位置。 　(3)乳头　正常儿童及成年男子乳头约位于锁骨中线第4肋间隙，可用于肋骨计数。 　(4)前正中线　即胸骨中线，为通过胸骨正中的垂直线。 　(5)锁骨中线　为通过锁骨的肩峰端与胸骨端两者中点的垂直线。 　(6)腋前线　为通过腋窝前襞的垂直线。 　(7)腋后线　为通过腋窝后襞的垂直线。

前正中线
锁骨中线
胸骨角

第7颈椎棘突
后正中线
肩胛线
肩胛下角

常用的胸部体表标志和线	具体说明
	(8)腋中线　为自腋窝顶端于腋前线和腋后线之间的垂直线。 (9)肩胛线　为双臂下垂时通过肩胛下角的垂直线。 (10)后正中线　为通过椎骨棘突或沿脊柱正中下行的垂直线。 (11)第7颈椎棘突又称为隆椎，是临床工作为辨认椎骨序数的标志。

二、评估前准备

评估前准备	具体内容
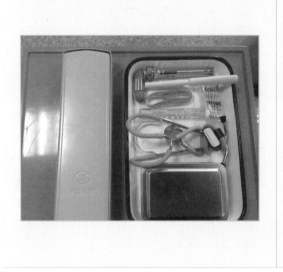	(1)护士准备　注重仪表、指甲剪短、洗手。 (2)用物准备　笔、记录本、听诊器、皮尺。 (3)环境准备　安静、光线充足、屏风遮挡。 (4)核对解释　核对床号、姓名；解释目的、获得许可和配合。 (5)动作轻柔准确，态度友善，充分尊重、理解评估对象。 (6)检查者应立于患者右侧，患者多坐位，充分暴露胸部。

三、评估胸廓与胸壁

评估内容与方法	常见异常改变及临床意义
1.胸廓 　　判断　外形是否正常，包括①两侧对称性；②前后径与左右径的比例。 　　正常　胸廓两侧大致对称，呈椭圆形。成人前后径:左右径≈1:1.5	常见胸廓外形改变： 　　(1)桶状胸　胸廓呈桶状，前后径增大与左右径相等。多见于肺气肿患者，也可见于老年人和矮胖体型。

评估内容与方法	常见异常改变及临床意义
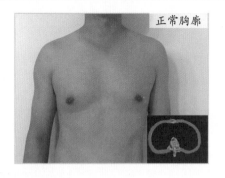 2.胸壁 判断 有无①皮肤改变（如皮疹、水肿等）；②胸壁静脉曲张。	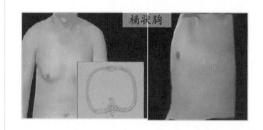 (2)扁平胸 胸廓扁平，前后径小于左右径的一半。见于肺结核等慢性消耗性疾病患者，也可见于瘦长体型者。 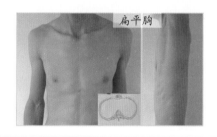

四、评估呼吸

评估内容与方法	常见异常改变及临床意义
判断 ①呼吸运动的类型（胸式或腹式呼吸）；②呼吸的频率、深度、节律。 正常 (1)类型 女性以胸式呼吸为主，男性及婴幼儿以腹式呼吸为主。 (2)频率和深度 静息状态下，成人呼吸频率为16~20次／分，呼吸与脉搏之比为1∶4；新生儿呼吸频率为44次／分，随着年龄增长而逐渐减慢。 (3)节律 静息状态下，正常成人呼吸均匀、节律整齐。	常见呼吸改变： (1)胸式呼吸减弱 可见于肺炎、重症肺结核、胸膜炎、肋间神经炎、肋骨骨折等胸部疾病。 (2)腹式呼吸减弱 可见于腹膜炎、大量腹水、腹腔内巨大肿瘤及妊娠晚期。 (3)呼吸过速 呼吸频率超过20次/分。见于发热、疼痛、贫血、甲状腺功能亢进、心力衰竭等。 (4)呼吸过缓 呼吸频率低于12次/分。见于镇静剂或麻醉剂过量或颅内压增高等。 (5)呼吸浅快 见于大量腹水、肥胖及肺部疾病，如肺炎、胸膜炎、胸腔积液和气胸。 (6)呼吸深快 见于剧烈运动、情绪激动、过度紧张。

评估内容与方法	常见异常改变及临床意义
	(7)Kussmaul呼吸　严重代谢性酸中毒时呼吸深长，见于糖尿病酮症酸中毒和尿毒症酸中毒。 (8)潮式呼吸（陈－施呼吸）　呼吸由浅慢逐渐变为深快，然后再由深快变为浅慢，随之出现一段呼吸暂停后，又开始上述周期性变化。 (9)间停呼吸（毕－奥呼吸）　规律呼吸几次后，突然停止一段时间，又开始呼吸，即周而复始的间停呼吸。 以上两种呼吸节律改变是由于呼吸中枢抑制所致。

五、触诊语音震颤

评估内容与方法	常见异常改变及临床意义
方法　评估者将双手掌面轻放于两侧胸壁对称的部位；嘱被评估者用同等强度重复发"一"长音；自上而下、由内到外、由前胸到后背检查。 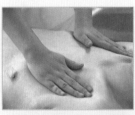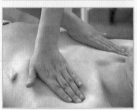 语音震颤评估 判断　两侧相应部位语音震颤（简称语颤）的异同。 正常　一般两侧基本对称。前胸上部较前胸下部强；右胸上部较左胸上部强。	语颤的强弱主要取决于气管、支气管是否通畅及胸壁传导是否良好。 (1)语颤减弱或消失　主要见于阻塞性肺不张、肺气肿、大量胸腔积液、气胸等患者。 (2)语颤增强　主要见于大叶性肺炎等肺组织实变的患者。

六、叩诊肺部

评估内容与方法	常见异常改变及临床意义
方法 常采用间接叩诊法。自上而下、由外而内、左右对比，逐个肋间隙叩诊前胸—侧胸—背部。 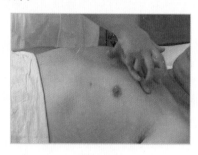 肺部叩诊 判断 肺部叩诊音是否正常。 正常 肺部叩诊音为清音。	正常肺部清音区如果出现其他叩诊音则为胸部异常叩诊音。常见以下几种异常情况： (1)浊音 见于肺炎肺实变、肺不张。 (2)实音 见于大量胸腔积液、肺实变。 (3)过清音 见于肺气肿。 (4)鼓音 见于气胸、肺内大而浅表的空洞。

七、听诊肺部

评估内容与方法	常见异常改变及临床意义
方法 听诊器体紧贴皮肤；嘱患者做深呼吸；自肺尖开始，自上而下、左右对比，逐一肋间隙听诊前胸—侧胸—后背；每部位听诊时间为1～2个呼吸周期。 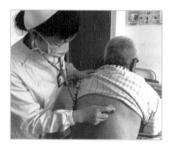 肺部听诊 判断 ①呼吸音正常与否；②有无干、湿啰音及其部位；③有无胸膜摩擦音。 正常 正常呼吸音包括：支气管呼吸音、肺泡呼吸音、支气管肺泡呼吸音等。	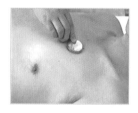 (1)异常肺泡呼吸音 ①肺泡呼吸音减弱或消失 见于阻塞性肺气肿与胸腔积液、气胸等。 ②肺泡呼吸音增强 双侧肺泡呼吸音增强与呼吸运动及通气功能增强，使进入肺泡的空气流量增多或进入肺内的空气流速加快有关。发生的原因有：机体需氧量增加，引起呼吸深长和增快，如运动、发热或代谢亢进等；缺氧兴奋呼吸中枢，导致呼吸运动增强，如贫血等；血液酸度增高，刺激呼吸中枢，使呼吸深长，如代谢性酸中毒等。一侧肺泡呼吸音增强，见于一侧肺胸病变引起肺泡呼吸音减弱，此时健侧肺可发生代偿性肺泡呼吸音增强。

评估内容与方法	常见异常改变及临床意义

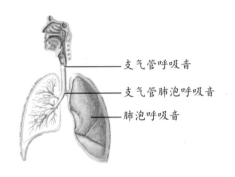

三种呼吸音分布

(1)支气管呼吸音　是吸入的空气在声门、气管或主支气管形成湍流所致。似"ha-ha"声，在喉部、胸骨上窝，背部第6、7颈椎及第1、2胸椎附近均可听到。该呼吸音呼气相较吸气相音响强而调高、时间长。

(2)肺泡呼吸音　是由空气在细支气管及肺泡内进出所致。为一种"fu-fu"声，在大部分肺野处均可听及。吸气时音响较强、音调较高、时间较长。其强弱与性别、年龄、呼吸深浅、肺组织弹性及胸壁的厚薄等有关。

(3)支气管肺泡呼吸音　兼有支气管呼吸音和肺泡呼吸音特点的混合性呼吸音。正常人于胸骨两侧第1、2肋间隙，肩胛间区第3、4胸椎水平以及肺尖前后部可听及。吸气相与呼气相大致相同。

③呼气延长　因呼吸道部分阻塞或肺组织弹性减退所致。常见于支气管炎、支气管哮喘、阻塞性肺气肿等。

(2)异常支气管呼吸音　是指正常肺泡呼吸音的部位听到支气管呼吸音，又称管状呼吸音。主要见于大叶性肺炎肺实变期，也可见于肺内大的空洞、压迫性肺不张等。

(3)啰音　是呼吸音以外的附加音，可分为干啰音和湿啰音。

①干啰音：是一种带乐音性的呼吸附加音，具有音调较高、持续时间较长、呼气时明显、部位和性质易变等特点。根据音调高低可分为哨笛音（哮鸣音）和鼾音。

临床意义：干啰音是由于气道狭窄或部分阻塞所致。局限性干啰音见于支气管内膜结核和肿瘤；双肺满布哮鸣音见于支气管哮喘、慢性支气管炎、心源性哮喘等。

②湿啰音：又称水泡音，断续而短暂，一次常连续多个出现；吸气时明显，部位及性质较固定，可于咳嗽后减轻或消失。

临床意义：湿啰音是由于吸气时气体通过呼吸道或肺泡内的稀薄液体所致。局限性湿啰音提示该处的局部病变，如肺炎、肺结核；两肺底部湿啰音多见于心力衰竭引起的肺淤血和支气管肺炎等；两肺满布湿啰音则多见于急性肺水肿和严重支气管肺炎。

(4)胸膜摩擦音　正常胸膜表面光滑，且胸膜腔内有微量液体存在，呼吸时胸膜脏层和壁层之间相互移动并无音响发生。但胸膜炎症、纤维素渗出而变得粗糙时，随着呼吸则可出现胸膜摩擦音。胸膜摩擦音最常听到的部位是前下侧胸壁，因呼吸时该区域的呼吸动度最大；声音性质粗糙而响亮，似近在耳旁；吸气、呼气时均可听到，屏气则消失（借此可与心包摩擦音相区别）；深呼吸或在听诊器体件上加压时可增强。常见于急性纤维素性胸膜炎、肺梗死、胸膜肿瘤及尿毒症等病人。

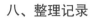

八、整理记录

整理记录	具体内容
整理	帮被评估者整理衣服及床单位，拉开床帘；交代相关事项；洗手。 注意：如有吸氧者，观察氧气流量及固定情况，观察吸氧效果。
记录	四、胸廓及肺评估 胸廓外形：□正常 □桶状胸 □扁平胸 □其他（描述：_____） 呼吸频率：_____次/分 呼吸节律：□规则 □潮式呼吸 □间停呼吸 □其他（描述：_____） 呼吸音：□正常 □异常（描述：_____） 啰音：□无 □干啰音 □湿啰音（部位描述：_____）

 相关知识

【呼吸系统常见症状】

一、呼吸困难

1.定义

是指主观上感觉空气不足，呼吸费力，客观上表现为呼吸用力，重者可出现发绀以及鼻翼扇动、张口抬肩、端坐呼吸等辅助呼吸肌参与呼吸运动的表现；并有呼吸频率、深度及节律的异常。

2.类型及特点

按病因可分为肺源性、心源性、中毒性、血源性、神经精神源性五种类型的呼吸困难。

(1)肺源性呼吸困难：即由呼吸系统疾病（呼吸道、肺、胸膜及胸壁疾病）引起的呼吸困难。有三种类型（表4-1）

表4-1 三种肺源性呼吸困难的常见疾病及特点

类型	机制	常见疾病	临床特点
吸气性	大气道阻塞	喉痉挛、气管异物	吸气困难，吸气时间延长，重者出现三凹征，伴吸气性哮鸣音
呼气性	小气道阻塞 肺泡弹性下降	支气管哮喘、 阻塞性肺气肿	呼气费力，呼气时间延长，常伴呼气性哮鸣音
混合性	换气功能受损	肺炎、胸膜腔病变	吸气与呼气均困难，呼吸浅而快

(2)心源性呼吸困难：主要见于左心功能不全。特点有：①劳动时发生或加重，休息时缓解或减轻；②仰卧位时加重、坐位时减轻；③常于夜间阵发；④严重者出现急性肺

水肿。

(3)其他：①尿毒症、糖尿病酮症酸中毒引起酸中毒大呼吸，特点为规则而稍快的深大呼吸；②重度贫血呼吸困难表现为呼吸加快伴心率增快；③中枢受损（颅脑疾病、药物中毒）者常表现为呼吸缓慢，常伴有节律异常；④癔症者为发作性呼吸困难，呼吸浅而频数多。

3. 护理评估要点

对呼吸困难患者进行评估时应注意：①既往健康史；②呼吸困难发生的速度和持续时间；③呼吸困难的类型、病因和严重程度；④身体反应，评估呼吸困难严重程度及对日常生活自理能力的影响；⑤心理反应。

4. 相关护理诊断

主要有：低效性呼吸形态；活动无耐力；气体交换受损；语言沟通障碍。

二、咳嗽、咳痰

咳嗽是人体的一种保护性反射动作，借此可将呼吸道内的分泌物和异物排出体外。但长期或频繁而剧烈的咳嗽，可加重心脏负担，消耗体力，影响工作和休息。

1. 病因

主要有呼吸系统疾病（炎症、肿瘤等）、心血管疾病（心衰伴肺淤血或肺水肿）、中枢性因素等。

2. 护理评估要点

评估时根据咳嗽咳痰的性质、时间规律、音色、痰的性质和量判断其临床意义，要点有：

(1)咳嗽的一般情况：注意咳嗽发生的急缓、开始时间、心肺病史、有无吸烟史等。其中刺激性气体的吸入、气管异物引起者为突起发作性；慢性支气管炎、支气管扩张引起者特点为长期慢性咳嗽。而左心衰竭者咳嗽以夜间多，坐位或立位时减轻。

(2)咳嗽咳痰的特点：着重观察性质、音色、有无痰及痰的性状和量。如支气管扩张和肺脓肿为大量脓痰且与体位有关；大叶性肺炎典型痰液为铁锈色痰；支气管肺癌等阻塞性咳嗽特点为刺激性干咳，呈金属音；急性肺水肿以大量粉红色泡沫样痰为特征。

(3)伴随症状：伴发热者常见于急性呼吸道感染；伴胸痛者表示病变波及胸膜；肺结核、支气管扩张、支气管肺癌常伴咯血。

(4)身体反应：注意长期或剧烈咳嗽对日常生活、休息、睡眠和体力的影响，有无并发症（气胸等）。

(5)心理—社会反应：长期咳嗽易产生烦躁和焦虑的心理。

3. 相关护理诊断

主要有：清理呼吸道无效；睡眠形态紊乱，睡眠剥夺；活动无耐力；潜在并发症（自发性气胸）。

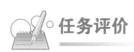 **任务评价**

学生分组进行一般状态的评估，并予以评价。考核评分标准如下：

序号	评价项目	评估内容	评分标准	分值	实际得分
1	评估前准备	护士自身准备：衣帽整洁、洗手	不妥者每项扣2分	3	
		物品准备：治疗盘、听诊器、软尺、手表、记录本、笔等	准确，少一件扣1分	5	
		环境准备：安静、光线适中、屏风遮挡	不妥者每项扣1分	2	
		核对：床号、姓名 解释：自我介绍，交代目的、获取配合（体位）	护患沟通良好、准确，少一项扣1分	5	
2	指出胸部主要体表标志和线	锁骨、胸骨、胸骨角、第7颈椎棘突；前正中线、锁骨中线、腋前线、肩胛线	少或错一个扣2分	10	
3	观察胸廓与胸壁	判断胸廓外形是否正常，能提到桶状胸、扁平胸等 判断胸壁有无皮疹、水肿、静脉曲张等改变	未评估者每项扣2分评估错误者每处扣2分	10	
4	观察呼吸	说出观察内容（呼吸运动的方式；呼吸频率、深度、节律等）	少一个扣1分	5	
		结果报告、判断	评估错误者每处扣2分	10	
5	肺部听诊	按一定顺序听诊两肺	方法、顺序错误者每处扣2分	5	
		说出肺部听诊内容（呼吸音、呼吸音改变、啰音等）	少一个扣1分	5	
		结果报告、判断	评估错误者每处扣2分	10	
6	整理记录	帮助被评估者整理衣服、床单位	未整理者每项扣2分	5	
		正确书写评估记录	书写记录错误每项扣2分	10	
7	总体评价	尊重、关心患者，护患沟通良好；操作顺序正确，动作轻稳、熟练流畅；结论准确。	不当者每项扣2分	10	
8	理论提问			5	
	总分			100	

项目总结

常见呼吸系统疾病的主要体征如下。

1. 大叶性肺炎　多见于青年男性。主要体征有：

(1) 视诊：急性面容，呼吸急促，可伴口唇疱疹。

(2) 触诊：患侧胸廓扩张度减弱，语音震颤增强。

(3) 叩诊：患侧呈浊音或实音。

(4) 听诊：患侧可闻及异常支气管呼吸音和湿啰音。

2. 慢性支气管炎及阻塞性肺气肿　多见于中老年人，起病隐匿，进展缓慢。

主要表现为长期慢性咳嗽、咳痰，早期可无明显体征，急性发作时可有散在干、湿性啰音。晚期可并发慢性阻塞性肺气肿而出现气促，可出现以下体征：

(1) 视诊：桶状胸，肋间隙增宽，呼吸运动减弱。

(2) 触诊：双侧胸廓扩张度减弱，语音震颤减弱。

(3) 叩诊：呈过清音，肺下界下降，肺下界移动范围变小。

(4) 听诊：两肺肺泡呼吸音减弱，呼气延长，可闻及散在的干啰音，继发感染时可闻及散在的湿啰音。

3. 气胸　胸膜腔内有气体积存。积气量多时可出现以下体征：

(1) 视诊：患侧胸廓饱满，呼吸运动减弱或消失。

(2) 触诊：患侧胸廓扩张度减弱，语音震颤减弱或消失，气管移向健侧。

(3) 叩诊：患侧呈鼓音。

(4) 听诊：患侧呼吸音减弱或消失。

4. 胸腔积液　胸膜腔内有较多液体积聚。中等量以上积液可出现以下体征：

(1) 视诊：患侧胸廓饱满，呼吸运动减弱或消失。

(2) 触诊：患侧胸廓扩张度减弱，语音震颤减弱或消失，气管移向健侧。

(3) 叩诊：积液区呈实音。

(4) 听诊：积液区呼吸音减弱或消失。

项目检测

案例重现

患者，男性，25岁。3天前外出淋雨、受凉后突然出现打喷嚏，约2小时后出现畏寒、发热，测体温39.5℃左右。咳嗽、咳痰，同时伴有右侧胸痛、气促。现上述症状加重前来就诊。

入院后对此患者病史进一步补充评估，获取以下资料：

> 病史补充：患者发病早期咳嗽无痰，后痰量增加，呈铁锈色；胸痛为针刺样，且于咳嗽和深呼吸时加剧。既往身体健康，无手术和外伤史，无药物过敏史。
>
> 辅助检查：血白细胞15×10^9/L，中性粒细胞0.9。X射线检查示右下肺大片密度增高阴影，边缘不清，两肺纹理增粗。

案例讨论

1. 该患者护理体检的重点是什么？

_____

_____

_____

2. 如果出现以下体征：

> 体格检查：T 39.5℃，P 115次/分，R 35次/分，Bp 90/60mmHg。急性病容，面色潮红，鼻翼扇动，口唇单纯疱疹。右胸下部语颤增强，叩诊呈浊音，听诊有少许湿啰音。心脏检查无异常发现。腹平软，无压痛，肝脾未及。神经系统检查无异常。

请根据以上资料，初步评估该患者的疾病诊断及其依据。

_____

_____

_____

3. 该患者目前主要存在哪些护理问题？

_____

_____

_____

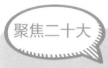

聚焦二十大

二十大报告指出：

人民健康是民族昌盛和国家强盛的重要标志。

项目五
心脏和血管评估

项目情景聚焦

　　心脏和血管评估是心血管疾病病情观察的重要方法，许多患者在详细询问病史的基础上，通过认真的心脏和血管评估，特别是心脏听诊，能及早作出初步判断，从而给予患者及时的治疗和护理。

案例呈现

　　患者，男，47岁，体检发现心脏杂音20年。3年前在劳累后突发晕厥，持续约1分钟，自行醒来，感胸闷、胸部轻度隐痛，休息后上述症状完全缓解。近1个月来，发作频繁达十余次，经休息后可缓解。为进一步治疗来院就诊。

目标描述

　　运用视诊和听诊等护理评估技术对心脏和血管进行评估，收集资料，为护理诊断提供依据。

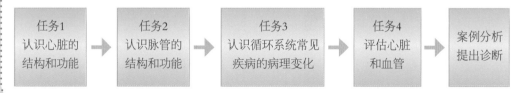

任务1 认识心脏的结构和功能 → 任务2 认识脉管的结构和功能 → 任务3 认识循环系统常见疾病的病理变化 → 任务4 评估心脏和血管 → 案例分析提出诊断

任务一　认识心脏的解剖结构和功能

任务目标

1. **能力目标**　能够说出心腔的结构和泵血的基本过程。
2. **知识目标**　掌握循环系统的组成和大、小循环的途径。掌握心脏的位置、形态和心腔的结构；熟悉心壁的结构、心的传导系统、冠状动脉和心包。掌握心脏的泵血功能；了解心脏的生物电现象；了解心肌的生理特性。

任务分解

一、认识心脏的结构

1. 认识脉管系统	脉管系统的组成、功能
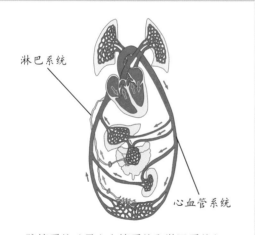　　淋巴系统　　　　　　　　　　心血管系统 脉管系统（示心血管系统和淋巴系统）	（1）组成　脉管系统包括心血管系统和淋巴系统。 　　心血管系统包括心和血管，内部流动的是血液；淋巴系统包括淋巴管道、淋巴器官和淋巴组织，内部流动的是淋巴液。 　　（2）功能　完成体内的物质运输，使新陈代谢能够不断进行；体内各种内分泌腺分泌的激素，通过血液运输，实现机体的体液调节；机体内环境的相对稳定和血液防御功能的实现，也有赖于血液运输。
2. 认识血液循环	血液循环的途径、特点、功能
	血液循环　是指心脏通过有节律的收缩和舒张，推动血液在心血管系统中周而复始地循环流动，包括体循环和肺循环。

2. 认识血液循环	血液循环的途径、特点、功能
肺循环途径　体循环途径 左心房 ← 左心室 ↑　　　↓ 肺静脉　主动脉及各级分支 ↑　　　↓ 肺静脉的各级属支　全身毛细血管 ←物质交换→ 组织细胞 ↑　　　↓ 肺的毛细血管 ←气体交换→ 肺泡　静脉的各级属支 ↑　　　↓ 肺动脉干及各级分支　上腔静脉　下腔静脉　心的静脉 ↑　　　↓ 右心室 ← 右心房 血液循环途径示意图	(1)体循环　又称大循环。 ①路径：血液由左心室射入主动脉，经主动脉及其各级分支流向毛细血管，在此与周围的组织、细胞进行物质交换，再经各级静脉回流，最后经上、下腔静脉等返回右心房。 ②特点：①流程长；②血液由动脉血变成静脉血。 ③生理功能：主要与组织、细胞进行营养物质的交换。 (2)肺循环　又称小循环。 ①路径：血液由右心室射出，经肺动脉干及其分支到达肺泡毛细血管，进行气体交换，再经肺静脉返回左心房。 ②特点：①流程短；②血液由静脉血变成动脉血。 ③生理功能：主要进行气体交换。

3. 认识心——第一部分	心的解剖位置、形态、结构
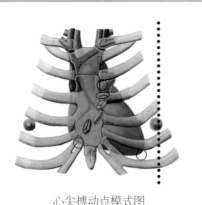 心尖搏动点模式图	(1)位置　心脏位于胸腔的中纵隔内，约2/3在正中线的左侧，1/3在正中线的右侧。

3.认识心——第一部分	心的解剖位置、形态、结构

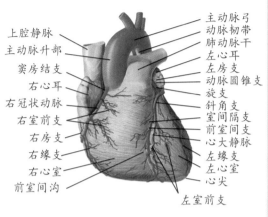

心脏的外形和血管（前面观）

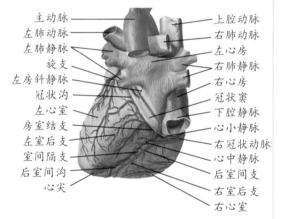

心脏的外形和血管（后面观）

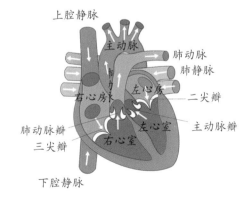

心腔的结构与瓣膜

(2)形态 一尖、一底、两面、三缘、三沟。

①心尖：朝向左前下方，在左侧第5肋间隙与左锁骨中线交点内侧1～2 cm可触摸其搏动，称为心尖搏动点。

②心底：主要由左心房和小部分的右心房构成，与出入心的大血管相连。

③两面：前面，朝向胸骨与肋软骨，又称胸肋面；下面，与膈相邻，又称膈面。

④三缘：左缘，主要由左心室构成；右缘，主要由右心房构成；下缘，由左、右心室构成。

⑤三沟：冠状沟，是心房和心室的表面分界标志；前室间沟和后室间沟，是左、右心室的表面分界标志。

(3)心腔结构 心脏是中空的肌性器官，分为左心和右心，每侧又分为心房和心室。同一侧的心房与心室借房室口相通，但左、右心房之间及左、右心室并不直接相通。

3.认识心——第一部分	心的解剖位置、形态、结构
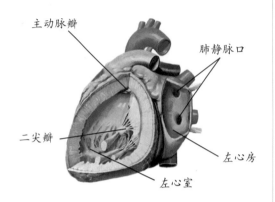 左心房和左心室 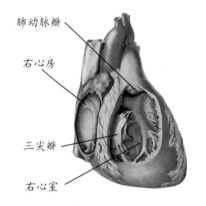 右心房和右心室	①左心房：入口有四个，为左、右肺静脉口；出口为左房室口。 ②左心室：入口是左心房的出口，即左房室口，附有左房室瓣（又称二尖瓣）；出口为主动脉口，附有半月瓣（又称主动脉瓣）。 ③右心房：入口有三个，分别为上腔静脉口、下腔静脉口和冠状窦口；出口为右房室口。 ④右心室：入口是右心房的出口，即右房室口，附有右房室瓣（又称三尖瓣）；出口为肺动脉口，附有半月瓣（即肺动脉瓣）。

4.认识心——第二部分	心壁、传导系统、血管和心包
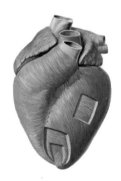 心肌层	(1)心壁　由内向外分为心内膜、心肌层和心外膜三层。其中，心肌层最厚，尤以左心室肌最厚。

4.认识心——第二部分	心壁、传导系统、血管和心包

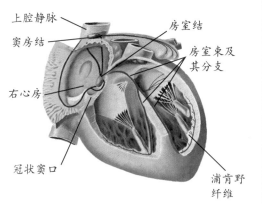

心的传导系统模式图

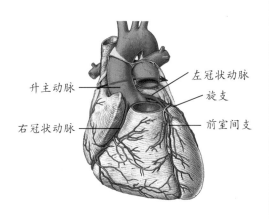

心的血管

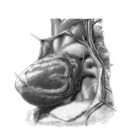
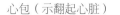
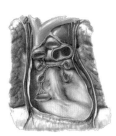

心包（示翻起心脏）　　心包（示切开心脏）

(2)传导系统　由特殊分化的心肌构成。包括窦房结、房室结、房室束及其分支和浦肯野纤维四部分。其中，窦房结是心的正常起搏点。

(3)心的血管　包括心的动脉和心的静脉。

①心的动脉：营养心的动脉是左、右冠状动脉，起自升主动脉根部。

右冠状动脉　在后室间沟发出后室间支。主要分布于右心房、右心室、左心室后壁和室间隔的后下部及窦房结和房室结。

左冠状动脉　分出前室间支、旋支。前室间支主要分布于左心室前壁、右心室前壁的小部分和室间隔前上部；旋支主要分布于左心房、左心室的侧壁和后壁。

②心的静脉：多与动脉伴行，于冠状沟后部汇入冠状窦，经冠状窦口注入右心房。

(4)心包　是包裹心及出入心的大血管根部的膜性囊。分为纤维心包和浆膜心包。纤维心包属于结缔组织，浆膜心包分为脏层和壁层。

心包腔　由浆膜心包的脏层和壁层在大血管根部相互移行形成，腔内含有少量的浆液，起润滑作用。

二、认识心的功能

1.认识心的泵血功能	泵血的基本过程
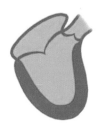 等容收缩期 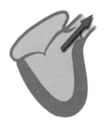 射血期 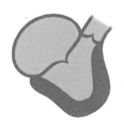 等容舒张期 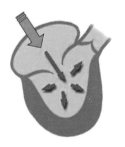 快速充盈期	血液在心腔中是单向流动的，经心房流向心室，再由心室射入动脉。心室的舒缩活动所引起的心室内压力的变化是促进血液流动的动力，而瓣膜的开放与关闭决定着血流的方向。 　　心脏泵血的基本过程可分为： 　　(1)心室收缩期 　　①等容收缩期：当心室肌收缩使室内压升高超过房内压时房室瓣关闭，但低于动脉压，使动脉瓣处于关闭状态，此时心室容积不变，室内压迅速增加，此为等容收缩期。即： 　　心室收缩→室内压↑→房内压<室内压<动脉压→房室瓣关闭，动脉瓣未开→血液仍位于心室内→心室容积不变。 　　②射血期：随着心室肌进一步收缩，室内压继续升高，超过动脉压，动脉瓣开放，为射血期。即： 　　心室继续收缩→室内压↑↑→室内压>动脉压→动脉瓣开放，房室瓣仍关闭→血液从心室射入动脉内。 　　(2)心室舒张期 　　①等容舒张期：随后心室肌舒张，室内压下降，动脉瓣关闭，而室内压仍高于房内压，致房室瓣关闭，进入等容舒张期，此期心室容积几乎不变。即： 　　心室舒张→室内压↓→房内压<室内压<动脉压→房室瓣未开，动脉瓣关闭→血液仍位于心室内→心室容积不变。 　　②充盈期：等容舒张期容积几乎不变而室内压迅速下降，当室内压低于房内压时房室瓣开放，血液从心房进入心室，称为充盈期。即： 　　心室继续舒张→室内压↓↓→房内压>室内压→房室瓣开放，动脉瓣仍关闭→血液从心房流入心室内。

2.认识心的生物电现象	心室肌细胞和自律细胞的生物电

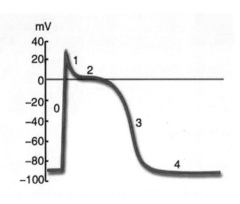

心室肌细胞的生物电

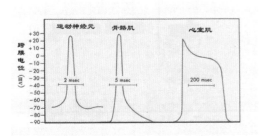

运动神经元、骨骼肌、心室肌动作电位

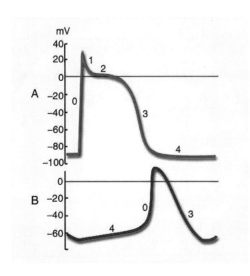

心室肌（A）与窦房结（B）
细胞跨膜电位的比较

(1)心肌细胞的分类

①工作细胞：构成心房和心室壁，具有收缩能力。

②自律细胞：构成心脏的传导系统，具有产生自动节律性兴奋的能力。

(2)心室肌细胞的生物电

①静息电位：-90 mV，主要由K^+外流所致。

②动作电位：可分为5期。

0期去极：膜内电位$-90\sim+30$ mV，具有速度快、幅度大、时间短的特点，由Na^+通道开放、Na^+内流所致。

1期复极：膜内电位$+30\sim0$ mV，也称为快速复极期，由K^+外流引起。

2期平台期：膜内电位在0 mV左右，持续时间$100\sim150$ ms。平台期是心室肌细胞与神经细胞、骨骼肌细胞动作电位的最大区别，是心室肌细胞动作电位的主要特征，也是心室肌细胞动作电位持续时间长的主要原因。形成原理是K^+外流与Ca^{2+}内流所负载的电荷相等。

3期：膜内电位$0\sim-90$ mV，由K^+外流所致。

4期：膜电位稳定在-90 mV，即静息电位。该期通过Na^+泵将内流的Na^+和Ca^{2+}泵出，外流的K^+摄回，恢复膜两侧的离子平衡。

(3)自律细胞的生物电

自律细胞与工作细胞的动作电位不同，无平台期，4期自动去极化是最主要区别，也是形成自动节律性的基础，由Na^+内流引起。

窦房结的4期自动去极化速度最快，自律性最高。

3. 认识心肌细胞的生理特性	心肌细胞的生理特性

心肌细胞的生理特性包括自动节律性、传导性、兴奋性和收缩性。工作细胞无自动节律性，自律细胞无收缩性。

(1)自动节律性　又称自律性，心肌细胞在没有外来刺激的情况下，能自动产生节律性兴奋的能力或特性。

窦房结的自律性最高，是心脏的正常起搏点，由窦房结控制的心律称为窦性心律。

潜在起搏点：窦房结以外的自律组织由于自律性较低，在窦房结的控制下，正常情况下不能表现出来，只起兴奋传导作用，称为潜在起搏点。

异位起搏点：在特殊情况下，潜在起搏点的自律性就可以表现出来，称为异位起搏点。由异位起搏点控制的心律称为异位心律。

(2)兴奋性　心肌细胞的兴奋性有周期性的变化。

①有效不应期：从0期去极化开始到复极化的-60 mV，在此期间无论给予多大的刺激，心肌细胞均不能产生动作电位，称为有效不应期。说明此期心肌细胞的兴奋性已降到0。

②相对不应期：从复极的-60 mV到复极的-80 mV，给予阈上刺激可再次引起动作电位。说明心肌细胞兴奋性在逐渐恢复，但低于正常。

③超常期：从复极的-80 mV到复极的-90 mV，给予阈下刺激即可引起动作电位。说明心肌细胞兴奋性高于正常。

特点：

①有效不应期特别长，从而使心肌不会产生强直收缩。

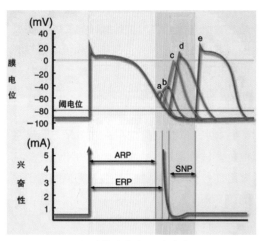

心肌动作电位与兴奋变化

3.认识心肌细胞的生理特性	心肌细胞的生理特性

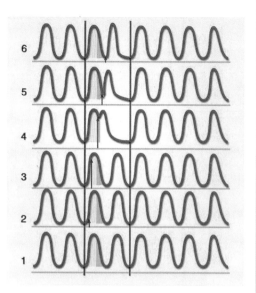

期前收缩与代偿间歇

1～3：刺激落在有效不应期，不引起反应

4～6：刺激落在相对不应期，引起期前收缩和代偿间歇

（箭头示给予外来刺激的时间）

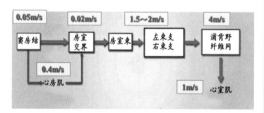

心内兴奋传导途径示意图

②期前收缩：如果在窦房结的有效不应期之后，下一次窦房结的兴奋到达之前，心室接受一个额外刺激，可使心肌产生一次提前的兴奋和收缩，称为期前收缩（又称早搏）。

③代偿间歇：当下一次从窦房结传来的兴奋恰好落在期前收缩的有效不应期内，则不能够引起心室的兴奋和收缩，因此在一次期前收缩之后，往往出现一段较长的舒张期，称为代偿间歇。

(3)传导性　指心肌细胞具有传导兴奋的能力，主要靠传导系统实现。

传导的途径：窦房结→左、右心房肌→房室结→房室束及左右束支→浦肯野纤维→左、右心室肌。

传导的特点：

①传导速度最快的是浦肯野纤维。

生理意义：保证左、右心室几乎同时兴奋、同时收缩。

②房室交界区是正常兴奋由心房传入心室的唯一通道，兴奋传递的速度较慢，需要时间较长，称为房室延搁。

生理意义：使心房收缩在前，心室收缩在后，不至于产生房室重叠收缩的现象，有利于心室的充盈和射血。

3. 认识心肌细胞的生理特性	心肌细胞的生理特性
	(4)收缩性　具备以下特点： ①对细胞外液中Ca^{2+}依赖程度大：因肌浆网不发达所致。 ②不产生强直收缩：因有效不应期长所致。 ③同步收缩：左右心房同步收缩、左右心室同步收缩，但心房和心室不同步。

相关知识

一、影响心肌生理特性的理化因素

1. 温度　一般体温升高1℃，心率增加10次/分。

2. 酸碱度　酸中毒时，心肌收缩力减弱；反之，增强。

3. 无机盐

(1)K^+：降低时，心肌的自律性和收缩性均升高，传导性降低；升高时，心肌的自律性、传导性和收缩性均下降，K^+不可以静脉注射。

(2)Ca^{2+}：降低时，心肌伸缩力减弱；反之，增强。

二、正常心电图各个波段的生理意义

正常心电图各波段如图5-1所示。

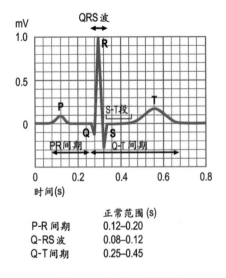

	正常范围 (s)
P-R 间期	0.12—0.20
Q-RS 波	0.08—0.12
Q-T 间期	0.25—0.45

图5-1　正常心电图各波段

1.P波　反映左、右心房去极化过程的电位变化。

2.QRS波群　反映左、右心室去极化过程的电位变化。

3.T波　反映左、右心室复极化过程的电位变化。

4.P－R间期　反映窦房结产生的兴奋经心房、房室结和房室束等到达心室，并引起心室去极化所需要的时间。

5.Q－T间期　反映心室肌从去极化开始到复极化结束所需要的时间。

6.S-T段　代表心室肌全部处于去极化状态，心肌细胞之间无电位差存在。

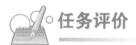 任务评价

一、单项选择题

1.关于体循环的概念，错误的是　　　　　　　　　　　　　　　　　（　　）

A.右心室收缩射血入主动脉　　　　　　　B.在毛细血管与组织细胞间进行物质交换

C.交换后的静脉血最后回到右心房　　　　D.路程长、范围广，又称大循环

2.肺循环不经过　　　　　　　　　　　　　　　　　　　　　　　　（　　）

A.左心房　　　　　　　　　　　　　　　B.右心房

C.右心室　　　　　　　　　　　　　　　D.肺动脉干

3.心脏　　　　　　　　　　　　　　　　　　　　　　　　　　　　（　　）

A.位于胸膜腔内　　　　　　　　　　　　B.约1/3偏于正中线左侧

C.后面有食管及气管　　　　　　　　　　D.在中纵隔内

4.防止右心室的血液向右心房逆流的瓣膜是　　　　　　　　　　　　（　　）

A.三尖瓣　　　　　　　　　　　　　　　B.二尖瓣

C.肺动脉瓣　　　　　　　　　　　　　　D.主动脉瓣

5.心脏的正常起搏点是　　　　　　　　　　　　　　　　　　　　　（　　）

A.窦房结　　　　　　　　　　　　　　　B.冠状窦

C.房室结　　　　　　　　　　　　　　　D.房室束

6.冠状动脉发自　　　　　　　　　　　　　　　　　　　　　　　　（　　）

A.主动脉升部　　　　　　　　　　　　　B.主动脉弓

C.胸主动脉　　　　　　　　　　　　　　D.腹主动脉

7.心动周期中，房内压＜室内压＞动脉压的是　　　　　　　　　　　（　　）

A.等容收缩期　　　　　　　　　　　　　B.射血期

C.等容舒张期　　　　　　　　　　　　　D.充盈期

8. 心舒张期，心室血液的充盈主要靠 （　　）

A. 心房收缩   B. 室内压下降的抽吸作用

C. 呼吸运动   D. 血液重力作用

9. 心室肌细胞不具有下列哪一个生理特性 （　　）

A. 兴奋性   B. 传导性

C. 收缩性   D. 自律性

10. 窦房结作为心脏的正常起搏点，是因为 （　　）

A. 其0期去极化速度最快   B. 无明显的平台期

C. 受交感神经影响最大   D. 其4期自动去极化速度最快

二、看图说话（说出下图中数字所指的结构名称）

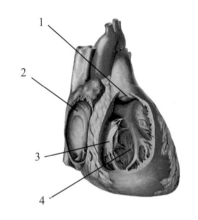

右心房和右心室

任务二 认识脉管的解剖结构和功能

任务目标

1. **能力目标** 能够说出体循环的动脉主干、分支和动脉血压的影响因素。
2. **知识目标** 掌握体循环的动脉主干、分支以及各部的动脉主干和主要分支；掌握临床常用静脉的位置及临床意义；掌握淋巴系统的组成；掌握动脉血压；熟悉静脉血压；熟悉微循环；熟悉组织液生成及淋巴循环。

任务分解

一、认识脉管的结构

1.认识体循环的动脉	体循环的动脉主干及各部位的动脉主干
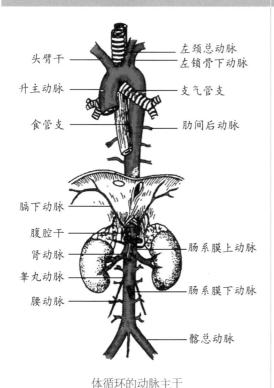 体循环的动脉主干	体循环的动脉主干及其分支 主干：主动脉。 走形：起于左心室，先行向右上，继而成弓形弯向左后方，沿脊柱下降，经膈的主动脉裂孔入腹腔，沿腰椎体前方下行至第4腰椎体下缘分为左、右髂总动脉。 主要分支：升主动脉、主动脉弓和降主动脉三部分。 ①升主动脉：起始处发出左、右冠状动脉。 ②主动脉弓：其凸侧从右向左分出头臂干（发出右锁骨下动脉和右颈总动脉）、左颈总动脉、左锁骨下动脉。 ③降主动脉：在膈的平面分成胸主动脉和腹主动脉。

体循环的动脉主干图中标注：头臂干、升主动脉、食管支、膈下动脉、腹腔干、肾动脉、睾丸动脉、腰动脉、左颈总动脉、左锁骨下动脉、支气管支、肋间后动脉、肠系膜上动脉、肠系膜下动脉、髂总动脉

---

1. 认识体循环的动脉	体循环的动脉主干及各部位的动脉主干

各部位的动脉主干及分支

◆ 头颈部的动脉

主干：有颈总动脉和锁骨下动脉。

(1)颈总动脉　右颈总动脉起自头臂干，左颈总动脉起自主动脉弓。走形：至甲状软骨上缘分为颈内动脉和颈外动脉。

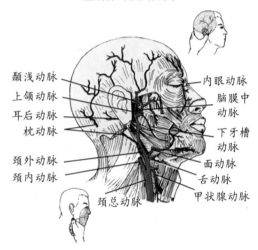

主动脉弓及其分支

A.颈外动脉　分支有甲状腺上动脉、面动脉、上颌动脉和颞浅动脉。

①面动脉：分布于面部、下颌下腺和腭扁桃体。在下颌体与咬肌前缘处位置表浅，可触摸其搏动，压迫止血。

②脑膜中动脉：属于上颌动脉的分支。分布于硬脑膜，经棘孔入颅，行经翼点的深面，翼点骨折时可损伤该血管，造成硬脑膜外血肿。

③颞浅动脉：经耳屏上方走行，位置表浅，可触摸其搏动，压迫止血。

B.颈内动脉　经颅底颈动脉管入颅腔，分布于脑和视器。

(2)锁骨下动脉　右侧锁骨下动脉起自头臂干，左侧锁骨下动脉起自主动脉弓。走形：至第1肋的外缘，移行为腋动脉。

主要分支：椎动脉。经上6个颈椎横突孔及枕骨大孔入颅，分布于脑和脊髓。

颈外动脉及其分支

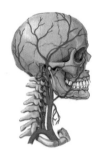

头颈部的动脉——颈总动脉和锁骨下动脉

1.认识体循环的动脉	体循环的动脉主干及各部位的动脉主干

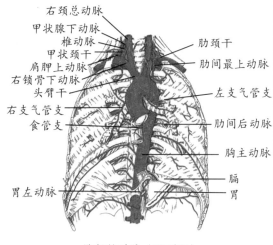

锁骨下动脉
胸肩峰动脉
腋动脉
旋肱后动脉
肱动脉
肱深动脉

颈总动脉
椎动脉
甲状颈干
胸廓内动脉
肩胛下动脉
胸外侧动脉

桡动脉

骨间总动脉
尺动脉

掌深弓
掌浅弓

上肢的动脉

◆ **上肢的动脉**

动脉主干：腋动脉。由锁骨下动脉延续而成，在腋窝内行向外下，至臂部移行为肱动脉。

(1)肱动脉　在肘窝上方肱二头肌腱内侧，可触摸其搏动，是测量血压的听诊部位。

(2)桡动脉　沿前臂的桡侧下行，在腕上部位置表浅，可触摸其搏动，进行脉搏计数，也可进行动脉穿刺。

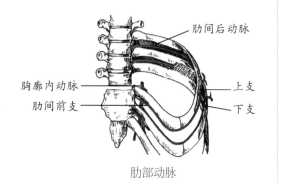

右颈总动脉
甲状腺下动脉
椎动脉
甲状颈干
肩胛上动脉
右锁骨下动脉
头臂干
右支气管支
食管支

肋颈干
肋间最上动脉
左支气管支
肋间后动脉
胸主动脉
膈
胃

胃左动脉

胸部的动脉（正面观）

◆胸部的动脉

动脉主干：胸主动脉。

(1)壁支　主要是肋间后动脉和肋下动脉。

(2)脏支　主要是支气管支和食管支。

肋间后动脉

胸廓内动脉
肋间前支

上支
下支

肋部动脉

1. 认识体循环的动脉	体循环的动脉主干及各部位的动脉主干

腹部动脉
- 壁支　腰动脉：4对
- 脏支
  - 成双
    - 肾动脉
    - 肾上腺中动脉
    - 生殖腺动脉
    - （睾丸动脉；卵巢动脉）
  - 成单
    - 腹腔干
    - 肠系膜上动脉
    - 肠系膜下动脉

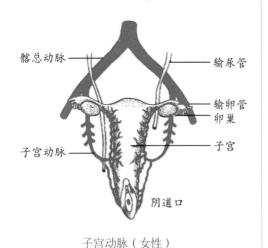

盆腔动脉（男性）

右髂总动脉
髂外动脉
闭孔动脉
膀胱上动脉

髂内动脉
臀上动脉
膀胱下动脉
臀下动脉
阴部内动脉
直肠下动脉

髂总动脉
子宫动脉

输尿管
输卵管
卵巢
子宫
阴道口

子宫动脉（女性）

◆ 腹部的动脉

动脉主干：腹主动脉。

(1)壁支　主要是4对腰动脉。

(2)脏支

①成双：肾上腺中动脉、肾动脉和生殖腺动脉（男性为睾丸动脉，女性为卵巢动脉）。

②成单：腹腔干、肠系膜上动脉、肠系膜下动脉。

◆ 盆部的动脉

动脉主干：髂总动脉。

走行：在第4腰椎体下缘由腹主动脉发出，斜向外下方走行，至骶髂关节前方，分为髂内动脉和髂外动脉。

(1)髂内动脉　脏支，包括膀胱下动脉、直肠下动脉、子宫动脉、阴部内动脉；壁支，包括闭孔动脉、臀上动脉、臀下动脉。

子宫动脉：走行于子宫阔韧带内，在子宫颈外侧2 cm处越过输尿管的前上方。

(2)髂外动脉　经腹股沟韧带中点深面至股前部，移行为股动脉。

1.认识体循环的动脉	体循环的动脉主干及各部位的动脉主干

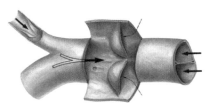

髂外动脉
股动脉
股深动脉
腘动脉
胫后动脉
胫前动脉

股动脉

◆下肢的动脉

动脉主干：股动脉。

(1)股动脉　在股三角内下行，在腹股沟韧带中点稍内侧的下方可触摸其搏动，可进行股动脉穿刺。

(2)腘动脉　至腘窝下缘分为胫前动脉和胫后动脉。

(3)胫后动脉　经内踝的后方进入足底。

(4)胫前动脉　发出足背动脉，可在内踝、外踝连线中点可触摸其搏动。

2.认识体循环的静脉	体循环的静脉概述及各部位的静脉

静脉瓣的功能

体循环的静脉概述

分布特点：数量多、管壁薄、管腔大；吻合丰富；有向心开放的静脉瓣（四肢丰富，大静脉、头面部和肝门静脉缺乏静脉瓣），可阻止血液逆流；分为浅静脉（皮下静脉，常用作静脉穿刺）和深静脉（多与同名动脉伴行）；还有一些特殊结构的静脉，如硬脑膜窦。

大脑镰
横窦
窦汇
直窦
小脑幕

上矢状窦
下矢状窦
颈内动脉
视神经

硬脑膜窦

2.认识体循环的静脉	体循环的静脉概述及各部位的静脉
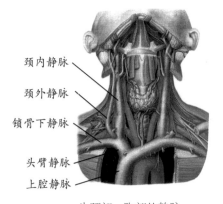 右颈内静脉 右锁骨下静脉 右头臂静脉 奇静脉 肝静脉 下腔静脉 右肾静脉 右腰静脉 右腰升静脉 右髂内静脉 右髂外静脉 左颈内静脉 左头臂静脉 上腔静脉 左肋间后静脉 副半奇静脉 半奇静脉 左腰升静脉 左腰静脉 左髂总静脉 左髂外静脉 上腔静脉与下腔静脉	组成：上腔静脉系、下腔静脉系和心静脉系。
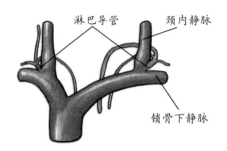 颈内静脉 颈外静脉 锁骨下静脉 头臂静脉 上腔静脉 头颈部、胸部的静脉	上腔静脉系的静脉 (1)上腔静脉系的概况 ①组成：上腔静脉系由上腔静脉及其属支构成。收集头颈部、胸部（心、肺除外）和上肢的静脉血。 ②上腔静脉：是上腔静脉系的主干，由左、右头臂静脉在右侧第1胸肋结合处的后方汇合而成，沿升主动脉的右侧垂直下行，注入右心房。
淋巴导管　颈内静脉 锁骨下静脉 静脉角与淋巴导管	③静脉角：同侧的颈内静脉和锁骨下静脉汇合处的夹角称静脉角，是淋巴导管的淋巴注入静脉的部位。

2.认识体循环的静脉	体循环的静脉概述及各部位的静脉

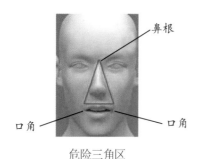

危险三角区

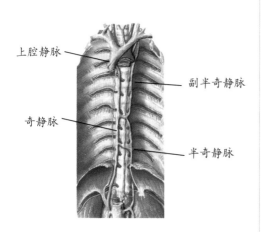

上肢的浅静脉

奇静脉、半奇静脉、副半奇静脉

④危险三角区：面部由鼻根至两侧的口角的三角形区域，称危险三角区。

临床意义：面静脉借内眦静脉、眼静脉与颅内海绵窦相交通，且在口角以上无静脉瓣，因此对于危险三角区的感染或疖肿，不宜挤压，以免引起颅内感染。

(2)上腔静脉系的主要属支

◆ 头颈部的静脉

头颈部的静脉主要有颈内静脉，颈部最大的浅静脉，在下颌角平面起于腮腺下方，注入锁骨下静脉。

◆ 上肢的静脉

上肢的静脉主要是浅静脉，包括头静脉、贵要静脉、肘正中静脉。

◆ 胸部的静脉

胸部的静脉主要有奇静脉、半奇静脉、副半奇静脉、椎静脉丛。

①奇静脉：是上腔静脉的属支，是上腔静脉系和下腔静脉系的重要吻合途径之一。

2. 认识体循环的静脉	体循环的静脉概述及各部位的静脉
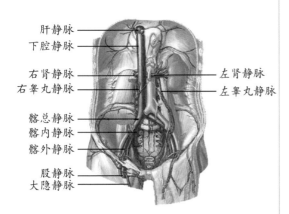椎静脉丛	②椎静脉丛：是沟通上、下腔静脉系和颅内、外静脉的重要通道。
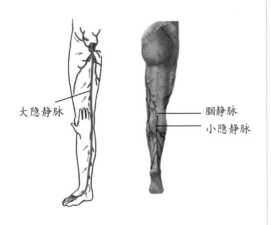下腔静脉	下腔静脉系的静脉 (1)下腔静脉系的概况 ①组成：下腔静脉系由下腔静脉及其属支构成。收集下肢、盆部及腹部的静脉血。 ②下腔静脉：是下腔静脉系的主干，是全身最大的静脉，在第5腰椎平面由左、右髂总静脉汇合而成，沿腹主动脉右侧上行，经肝后缘穿膈的腔静脉孔入胸腔，注入右心房。
大隐静脉和小隐静脉	(2)下腔静脉系的主要属支 ◆ 下肢的静脉 深静脉有腘静脉和股静脉；浅静脉有大隐静脉和小隐静脉。 ①股静脉：伴股动脉走行，位于股三角内，在腹股沟韧带的下方、股动脉的内侧。 ②大隐静脉：是全身最长的浅静脉。起于足背静脉弓的内侧，经内踝前方，沿小腿和大腿内侧上行，在腹股沟韧带稍下方注入股静脉。

2. 认识体循环的静脉	体循环的静脉概述及各部位的静脉

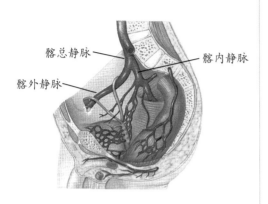

髂总静脉　髂内静脉

髂外静脉

盆部的静脉（男性）

临床意义：大隐静脉在内踝的前方，位置表浅而恒定，常用作注射、输液及静脉切开的部位；同时也容易发生静脉曲张。

③小隐静脉：起于足背静脉弓的外侧，经外踝后方，小腿后面上行至腘窝，注入腘静脉。

◆ 盆部的静脉

盆部的静脉主要有髂内静脉、髂外静脉、髂总静脉。

髂总静脉：由髂内静脉和髂外静脉在骶髂关节的前方汇合而成。

◆ 腹部的静脉

(1)壁支　主要是4对腰静脉。

(2)脏支

①成双的：肾静脉、肾上腺静脉、睾丸静脉。

②成单的：肝静脉等。

壁支和成双的脏支，直接或间接注入下腔静脉；成单的脏支（除肝静脉），先汇合形成肝门静脉入肝，再经肝静脉注入下腔静脉。

腹部的静脉
- 壁支　腰静脉：4对
- 脏支
  - 成双
    - 肾静脉
    - 肾上腺静脉
    - 生殖腺静脉
    - （睾丸静脉；卵巢静脉）
  - 成单
    - 脾静脉
    - 肠系膜上静脉
    - 肠系膜下静脉

3. 认识淋巴系统	淋巴系统的组成和结构

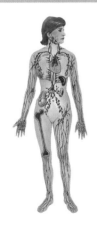

全身的淋巴管和
淋巴结

组成：淋巴系统包括淋巴管道、淋巴器官和淋巴组织三部分。

3.认识淋巴系统	淋巴系统的组成和结构

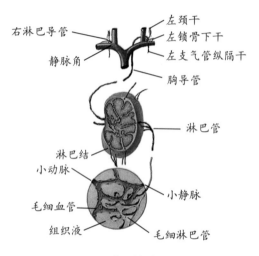

淋巴管道

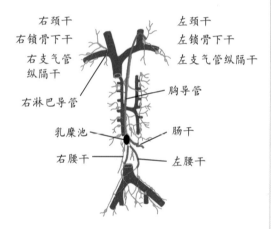

淋巴导管和淋巴干

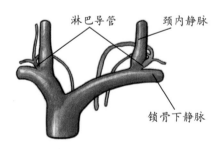

静脉角与淋巴导管

淋巴管道包括毛细淋巴管、淋巴管、淋巴干和淋巴导管四部分。

(1)淋巴导管　包括胸导管和右淋巴导管。

①胸导管：是全身最大的淋巴导管，起于第1腰椎前方的乳糜池，向上穿膈的主动脉裂孔入胸腔，上行到颈根部注入左静脉角。作用是收集人体左上半身与下半身的淋巴（即肠干、左腰干、右腰干、左支气管纵隔干、左颈干、左锁骨下干）。

乳糜池：是胸导管起始部的膨大，位于第1腰椎体前方，由左腰干、右腰干和肠干汇合而成。

②右淋巴导管：注入右静脉角，收集人体右上半身的淋巴。

(2)淋巴干　全身的淋巴管经过淋巴结后汇合而成。

共9条，成双的4条：左、右颈干，左、右锁骨下干，左、右支气管纵隔干和左、右腰干；成单的1条：肠干。

3.认识淋巴系统	淋巴系统的组成和结构

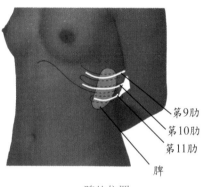

脾的位置

淋巴器官包括淋巴结、脾、胸腺和扁桃体等。

脾是人体最大的淋巴器官，质软而脆，易破裂出血。

脾位于左季肋区，与第9～11肋相对，其长轴与第10肋一致，正常情况下在肋弓下缘触不到脾。

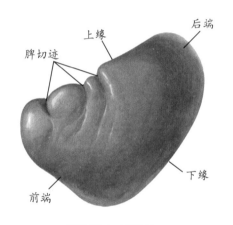

脾的形态（膈面）

在脾的上缘有脾切迹，是临床上触诊脾的重要标志。

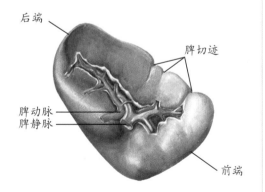

脾的形态（脏面）

脾参与造血、储血、滤血和参与免疫应答等功能。

二、认识脉管的功能

1.认识动脉血压	动脉血压的正常值和影响因素

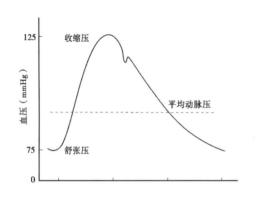

收缩压、舒张压和平均动脉压的关系示意图

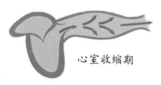
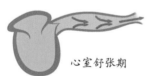

大动脉管壁弹性的作用示意图
（箭头示血液流动方向）

(1)动脉血压的概念

①动脉血压：一般指主动脉压力，主动脉内流动的血液对于单位面积血管壁的侧压力。

②收缩压：在心动周期中，心室收缩的快速射血期，动脉血压达到最高值，称收缩压。

③舒张压：在心动周期中，心室舒张的末期，动脉血压达到最低值，称收缩压。

④脉压＝收缩压－舒张压，一般为30～40 mmHg。

⑤平均动脉压＝舒张压＋1／3脉压＝（2×舒张压＋收缩压）／3

(2)动脉血压的正常值

收缩压（mmHg）	舒张压（mmHg）
90≤收缩压＜120	60≤舒张压＜80

(3)动脉血压的形成

①循环系统有足够的血液充盈是形成动脉血压的前提。

②心脏射血和外周阻力是根本因素。

③大动脉管壁的弹性缓冲了动脉血压的过度变化。

以上三个方面的共同配合形成具有一定高度的动脉血压。

2.认识静脉血压	静脉血压的概念和静脉回心血量的影响因素

(1)静脉血压的概念

①外周静脉压　通常把各器官或肢体静脉的血压称外周静脉压。

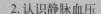

2.认识静脉血压	静脉血压的概念和静脉回心血量的影响因素
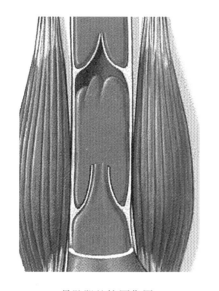 骨骼肌的挤压作用	②中心静脉压：胸腔内的大静脉和右心房内的血压，称中心静脉压（CVP）。 正常值：4~12 cmH$_2$O 生理意义：是监测心室射血能力和静脉回心血量的指标。当心室射血能力增强时，CVP下降；反之，升高。当静脉回心血量增加时，CVP升高；反之，下降。 (2)静脉回心血量的影响因素 静脉回心血量的多少，取决于外周静脉压与中心静脉压之间的压力差。 ①心肌收缩力：心肌收缩力增加，会引起CVP降低，静脉回心血量增加；反之，CVP升高，静脉回心血量减少。 ②重力和体位：处于平卧位，对CVP和静脉回心血量影响不大；当由平卧位变为直立位时，由于重力作用，心水平面以下的静脉扩张，血容量增加，因而静脉回心血量减少，导致心输出量减少和血压下降，引起直立性低血压，脑和视网膜供血一时不足，出现头晕、眼前发黑和昏倒等症状。 ③呼吸运动：吸气时，会引起CVP降低，静脉回心血量增加；反之，CVP升高，静脉回心血量减少。 ④骨骼肌的挤压作用：骨骼肌收缩时，会引起CVP增加，静脉回心血量增加；反之，CVP和静脉回心血量均下降。
3.认识微循环	微循环的组成及血流通路
	微循环是微动脉与微静脉之间的血液循环，是血液循环的基本功能单位。 (1)组成　微循环由微动脉、后微动脉、毛细血管前括约肌、真毛细血管、通血毛细血管、动—静脉吻合支和微静脉七部分组成。

3.认识微循环	微循环的组成及血流通路
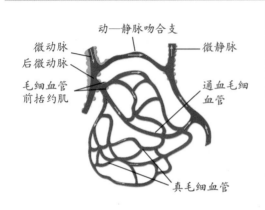 微循环模式图	①三道门：总闸门，微动脉；分闸门，后微动脉和毛细血管前括约肌；后闸门，微静脉。 ②阻力血管：前阻力血管，包括微动脉、后微动脉和毛细血管前括约肌；后阻力血管，包括微静脉。 (2)血流通路及生理意义 　　血流通路包括迂回通路、直捷通路和动静脉短路。迂回通路又称营养通路，是血液和组织液进行物质交换的场所。

4.认识组织液及淋巴液	组织液的生成和淋巴循环
动脉端　　　　　静脉端 +32 — 毛细血管血压 — +12 +10 — 组织液胶体渗透压 — +10 -25 — 血浆胶体渗透压 — -25 -5 — 组织液静水压 — -5 +12 — 有效滤过压 — -8 细胞　　　毛细淋巴管 组织液生成与回流示意图	(1)组织液的生成 　　概述：组织液是位于组织间隙的液体，不能够自由流动；是血液与组织细胞进行物质交换的媒介；成分与血浆基本一致，但蛋白质含量低于血浆的。 　　①结构基础：毛细血管壁的通透性。 　　②动力：有效滤过压。 　　促进组织液生成的力量：毛细血管血压＋组织液胶体渗透压。 　　促进组织液回流的力量：血浆胶体渗透压＋组织液静水压。 　　有效滤过压＝（毛细血管血压＋组织液胶体渗透压）－（血浆胶体渗透压＋组织液静水压）。 　　③特点：在动脉端组织液不断地生成；约90%在静脉端被重吸收入血液，10%进入毛细淋巴管形成淋巴液。

4.认识组织液及淋巴液	组织液的生成和淋巴循环
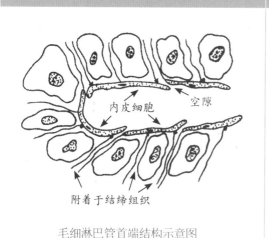 毛细淋巴管首端结构示意图	(2)淋巴循环 　　淋巴液在淋巴系统中的不断流动，称为淋巴循环，它是血液循环的辅助部分。人体每天生成2~4 L淋巴液。 　　生理意义： 　　①回收蛋白质，是淋巴循环的最重要功能，也是蛋白质回流到血液循环的唯一途径。 　　②运输脂肪、脂溶性维生素及其他营养物质。 　　③调节体液平衡。 　　④参与防御和免疫功能。

 相关知识

　　1. 淋巴结微细结构　淋巴结实质分皮质和髓质两部分，二者无截然界线。

　　(1)皮质：位于被膜下方，主要由浅皮质和副皮质区构成。浅皮质，含淋巴小结及小结之间的弥散淋巴组织，主要为B淋巴细胞。副皮质区，位于皮质深层，为较大片的弥散淋巴组织，又称胸腺依赖区，主要由T淋巴细胞构成。

　　(2)髓质：由髓索及其间的髓窦组成。髓索是相互连接的索条状淋巴组织，主要含B淋巴细胞、巨噬细胞和浆细胞等。

　　2. 淋巴结功能　过滤淋巴液、参与免疫应答、造血功能。

　　3. 淋巴结临床意义　胃癌或食道癌多转移至左锁骨上淋巴结；乳腺癌多转移至腋淋巴结。

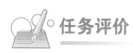 **任务评价**

一、单项选择题

　　1. 不直接发自主动脉弓的是　　　　　　　　　　　　　　　　　　（　　）

　　A.左锁骨下动脉　　B.头臂干　　　C.左颈总动脉　D.右颈总动脉

2. 关于颈动脉窦的说法，正确的是 （ ）

A. 位于颈总动脉分叉处后方的动脉壁上　　B. 为化学感受器

C. 可感受血液中O_2、CO_2浓度的变化　　　D. 能感受血压的变化

3. 不是颈外动脉分支的是 （ ）

A. 眼动脉　　　B. 面动脉　　　C. 上颌动脉　　　D. 颞浅动脉

4. 在耳屏前方可触及搏动的血管是 （ ）

A. 面动脉　　　B. 颞浅动脉　　C. 颈外动脉　　D. 上颌动脉

5. 常用于测量动脉血压的血管是 （ ）

A. 肱动脉　　　B. 尺动脉　　　C. 桡动脉　　　D. 腋动脉

6. 不由腹腔干直接发出的动脉是 （ ）

A. 胃左动脉　　B. 胃右动脉　　C. 肝总动脉　　D. 脾动脉

7. 阑尾动脉起始于 （ ）

A. 右结肠动脉　B. 中结肠动脉　C. 左结肠动脉　D. 回结肠动脉

8. 股动脉的搏动点位于 （ ）

A. 腹股沟韧带中点上方　　　　　　　B. 腹股沟韧带中点下方

C. 腹股沟韧带中点稍内侧的下方　　　D. 腹股沟韧带中点稍外侧的下方

9. 不能够在体表触摸到搏动的是 （ ）

A. 股动脉　　　B. 面动脉　　　C. 髂内动脉　　D. 肱动脉

10. 静脉角位于 （ ）

A. 颈内静脉与颈外静脉汇合处　　　　B. 左、右头臂静脉汇合处

C. 锁骨下静脉与颈内静脉汇合处　　　D. 颈外静脉注入锁骨下静脉处

11. 大隐静脉在脚踝部经过 （ ）

A. 外踝前方　　B. 外踝后方　　C. 内踝前方　　D. 内踝后方

12. 不属于浅静脉的是 （ ）

A. 小隐静脉　　B. 头臂静脉　　C. 颈外静脉　　D. 头静脉

13. 胸导管注入 （ ）

A. 左颈内静脉　B. 左静脉角　　C. 右颈内静脉　D. 右静脉角

14. 脾的长轴平对左侧 （ ）

A. 第9肋　　　B. 第10肋　　　C. 第11肋　　　D. 第12肋

15. 动脉血压形成的前提是 （ ）

A. 心脏射血　　　　　　　　　　　B. 大动脉管壁的弹性

C. 足够血量充盈心血管系统　　　　D. 外周阻力

16. 正常情况下，影响舒张压最主要的因素是 （ ）

A. 心搏出量　　B. 循环血量　　C. 外周阻力　　D. 大动脉弹性

17. 心脏收缩力增强时，静脉回心血量增加的主要原因是 （ ）

A. 心输出量增加 　　　　　　　B. 动脉血压升高

C. 心舒期室内压下降 　　　　　　D. 血流速度加快

18. 下列哪一项压力变化可使组织液生成增加 （ ）

A. 毛细血管血压下降 　　　　　　B. 组织液胶体渗透压下降

C. 组织液静水压增加 　　　　　　D. 血浆胶体渗透压下降

19. 微循环中具有营养功能的通路是 （ ）

A. 迂回通路 　　　B. 直捷通路 　　C. 动静脉短路 　D. 淋巴回路

20. 淋巴循环最重要的生理功能是 （ ）

A. 调节体液平衡 　　　　　　　　B. 运输脂肪和其他营养物质

C. 回收蛋白质 　　　　　　　　　D. 形成血压

二、看图说话（说出下图中数字所指的结构名称）

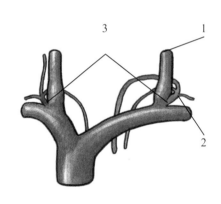

静脉角与淋巴导管

图1

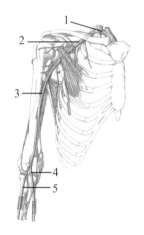

上肢的动脉

图2

任务三　认识循环系统常见疾病的病理变化

 任务目标

1. 能力目标　能够说出动脉粥样硬化和原发性高血压的病理变化。
2. 知识目标　了解动脉粥样硬化的病因，熟悉其病理变化及临床联系。熟悉原发性高血压的病因，掌握其病理变化及临床联系。了解心瓣膜病的病因及常见类型，熟悉其病理变化及临床联系。

任务分解

一、认识动脉粥样硬化

动脉粥样硬化（AS），是一种与脂质代谢障碍有关的全身性疾病。主要累及大、中动脉，病变特征是血中脂质在动脉内膜中沉积，引起内膜纤维性增厚及深部成分的坏死，形成粥样物，并使动脉管壁变硬。其发病与高脂血症有密切关系，尤其是低密度脂蛋白（LDL）的升高、高密度脂蛋白（HDL）的降低是个高危因素。

1.认识动脉粥样硬化的病变特点	动脉粥样硬化的病变特点
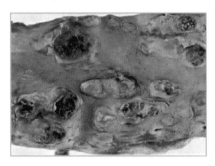 动脉粥样硬化症 在主动脉内膜上见隆起的粥样斑块 并有溃疡形成	动脉粥样硬化包括脂纹与脂斑期、纤维斑块期、粥样斑块期及继发性改变。 (1)脂纹与脂斑期　是早期病变，属于可逆性病变。 肉眼观察：动脉内膜表面出现扁平或略隆起的淡黄色、针头帽大小的斑点，以及与血管长轴平行的花纹。 镜下观察：动脉内膜下，有大量的泡沫细胞和细胞外脂质沉积。 (2)纤维斑块期 肉眼观察：动脉内膜有明显隆起的淡黄色或灰白色的斑块，切面可见黄色脂纹埋于斑块深层。

1. 认识动脉粥样硬化的病变特点	动脉粥样硬化的病变特点

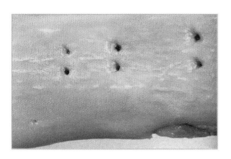

脂纹和脂斑

脂质呈线状分布，沿动脉长轴方向走行

镜下观察：斑块表面为一层由平滑肌细胞和透明变性的致密结缔组织构成的纤维帽；深部有大量的脂质、泡沫细胞、炎细胞及数量不等的平滑肌细胞和巨噬细胞。

(3)粥样斑块期

肉眼观察：黄色斑块向动脉内膜表面隆起，深部可见粥糜样、淡黄色的坏死物。

镜下观察：斑块表面为透明变性的纤维结缔组织，深部为坏死物质及胆固醇结晶，HE染色可见针状空隙和钙化，边缘和底部可见增生的肉芽组织和泡沫细胞等；中膜可因受压而呈不同程度的萎缩。

(4)继发性改变　常有斑块内出血、斑块破裂、血栓形成、钙化和动脉瘤形成。

2. 认识冠心病	冠心病的形成、特点及结局

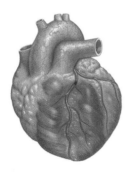

前降支心肌梗死

冠状动脉性心脏病（CHD），简称冠心病，由冠状动脉缺血引起。最常见由冠状动脉粥样硬化引起，通常所说的冠心病就是指冠状动脉粥样硬化性心脏病。

病变部位　以左前降支最多见、最严重，其余依次为右主干、左主干或左旋支。

临床分型　主要有心绞痛和心肌梗死。

(1)心绞痛　冠状动脉供血不足，心肌急剧、暂时缺血缺氧所引起的临床综合征。

临床表现：阵发性心前区压榨性疼痛或紧缩性疼痛感，常向左肩和左臂放射，持续数分钟，休息和舌下含服硝酸甘油即可缓解。

诱因：在劳累、情绪激动、寒冷、饱食时出现。

2.认识冠心病	冠心病的形成、特点及结局

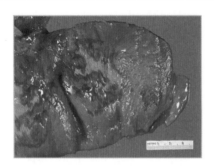

心前壁大片梗死

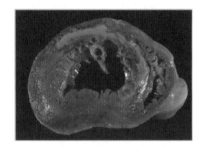

心肌梗死：梗死灶呈灰白色

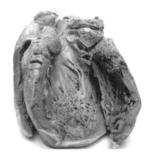

心肌梗死

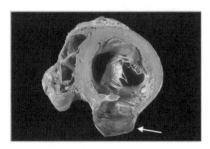

左心室室壁瘤横断

发生机制：缺血缺氧、代谢产物的堆积，刺激了游离神经末梢，经1～5胸交感神经节和相应的脊髓节段传入大脑。

(2)心肌梗死　是由于严重而持久的缺血缺氧引起的局部心肌坏死。

临床表现：持续性心前区疼痛，可达数小时至几天，休息或舌下含服硝酸甘油不能缓解；可伴有发热、白细胞增多，血沉加快；心电图有特征性改变；血清转氨酶（CK、LDH、ALT）升高（6小时后出现）。

发生机制：多数在冠状动脉粥样硬化的基础上发生血栓形成、斑块内出血、持久痉挛，使血管急性闭塞。

病理变化：属于贫血性梗死。绝大部分发生于左心室，尤以左心室前壁、室间隔前2/3及心尖部最常见；其次为左心室后壁、室间隔后1/3及右心室壁大部。

并发症：①心律失常：早期最常见的合并症和死亡原因；②心力衰竭及休克：最常见的死亡原因之一；③心脏破裂：常发生于心肌梗死后的1～2周内；④附壁血栓形成；⑤室壁瘤：多见于急性期后的愈合期，由于陈旧梗死区机化形成瘢痕，心室壁变薄，弹性降低，在室内压的作用下向外膨出形成心室壁瘤。可突然破裂，引起心包填塞猝死。

二、认识原发性高血压

高血压是一种体征，包括原发性高血压和继发性高血压。原发性高血压是我国最常见的心血管疾病，多见于中老年患者。

1.原发性高血压的概述

(1)定义　原发性高血压又称高血压病，是一种原因未明的，以体循环动脉血压长期持续不正常的升高为主要表现的独立性全身性疾病。

(2)高血压判断标准　在安静、清醒条件下，至少3次非同日血压的收缩压≥140 mmHg和（或）舒张压≥90 mmHg。

(3)类型　包括恶性高血压和良性高血压。

2.认识良性高血压	良性高血压的病理分期及其病变特点

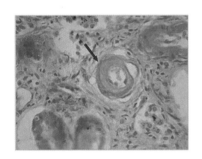

高血压病（细动脉玻璃样变性）

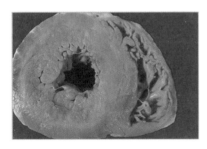

向心性肥大

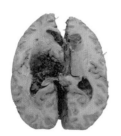

大脑内囊出血

(1)功能紊乱期　全身细、小动脉间歇性痉挛，无明显器质性变化，血压波动较大，舒张压在90~100 mmHg。临床表现可无症状或有头痛、情绪不稳定等表现，经适当休息和治疗血压可恢复正常。

(2)动脉血管病变期　全身细、小动脉硬化，组织、器官开始出现轻微器质性改变。在痉挛的基础上，细动脉壁发生玻璃样变性，使血管壁增厚、变硬，管腔狭窄，甚至闭塞；小动脉内膜胶原纤维及弹性纤维增生，内弹力膜分裂，使管壁增厚，管腔狭窄，血压持续升高。临床表现为血压持续升高，失去波动性，常有眩晕、头痛、疲乏、失眠等症状。

(3)器官病变期

心脏的病变：称为高血压病性心脏病。左心室压力负荷增加，在代偿期内，可出现代偿性肥大，左心室壁增厚，但心腔不扩张，称向心性肥大。如发生了失代偿，可出现离心性肥大。

脑的病变：可出现高血压脑病、脑出血和脑软化的病变。

2.认识良性高血压	良性高血压的病理分期及其病变特点

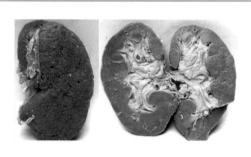

高血压病性肾病（颗粒固缩肾）

肾的病变：表现为原发性颗粒型固缩肾。肉眼观察，肾体积缩小，重量减轻，质地变硬，表面有弥漫分布、均匀细小的颗粒；镜下观察，肾细小动脉广泛硬化，大部分肾单位发生萎缩、纤维化和透明变性，健存肾单位发生代偿性肥大，晚期可引起尿毒症。

视网膜的病变：视网膜中央动脉可发生细动脉硬化，依次出现从下改变。

Ⅰ级：视网膜中央动脉痉挛变细，呈银丝样改变；

Ⅱ级：小动脉中度硬化、狭窄，动静脉交叉处静脉受压；

Ⅲ级：小动脉中度以上狭窄伴局部收缩，视网膜渗出和出血；

Ⅳ级：视神经乳头水肿。

以上三期病变基本上反映了原发性高血压的三期变化，所以临床上眼底镜检查对于判断原发性高血压的严重程度和预后有一定意义。

3.认识恶性高血压

病变特点：

①发病急骤，多见于中青年。

②以肾小动脉纤维素样坏死为突出表现。

③血压显著升高，舒张压持续 ≥ 130 mmHg。

④肾损害突出，表现为持续性蛋白尿、血尿及管型尿，并可伴有肾衰竭。

⑤头痛、视力模糊、眼底出血、渗出和视乳头水肿。

⑥进展迅速，预后不佳。

三、认识心瓣膜病

1. 认识风湿病	风湿病的特点

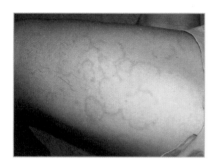

环形红斑

风湿病是一种与咽喉部A组乙型溶血性链球菌感染有关的，累及全身结缔组织的变态反应性疾病。

风湿病主要侵犯结缔组织的胶原纤维，出现纤维素样坏死和形成风湿小体为其病理特征。最常累及心脏、关节，其次为皮肤、皮下组织、脑和血管等，以心脏病变最重，急性期有发热、血沉加快、抗"O"抗体增高。常反复发作，好发于5~15岁，以6~9岁为发病高峰，冬、春季好发。

2. 认识风湿性心脏病	风湿性心脏病的病变特点

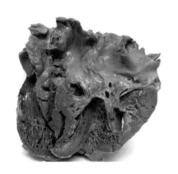

二尖瓣狭窄

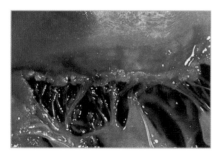

风湿性心内膜炎（二尖瓣赘疣）

风湿性心脏病最常见的病变为风湿性心内膜炎，主要侵犯心瓣膜，以二尖瓣最多见，其次是二尖瓣与主动脉瓣同时受累，主动脉瓣、三尖瓣和肺动脉瓣极少受累。心瓣膜上形成赘生物，引起瓣膜变形。

二尖瓣的瓣口面积正常为4~6 cm²，当存在中度狭窄(面积为2 cm²)时，需要借助于代偿的左心房、左心室舒张期跨瓣压差，才能使血流通过狭窄的瓣膜口流入左心室，保证左心室充盈和向前血流。二尖瓣狭窄严重时，瓣膜口呈鱼口状。在舒张期，左心房血液流入左心室受阻，以致舒张末期仍有血液滞留于左心房，导致左心房扩张，发生代偿性肥大。病变加重，则出现失代偿性的肌源性扩张，后续出现肺动脉高压，导致右心室代偿性肥大，继而失代偿，右心室扩张，最终引起右心衰竭，出现体循环淤血。

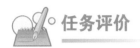

任务评价

单项选择题

1. 动脉粥样硬化最常见于 （ ）
   A. 大动脉　　　　　　　　　　　　B. 小动脉
   C. 微动脉　　　　　　　　　　　　D. 大静脉
   E. 小静脉

2. 下列哪种细胞最早迁入内膜，形成动脉粥样硬化的早期病变 （ ）
   A. 淋巴细胞　　　　　　　　　　　B. 嗜中性粒细胞
   C. 平滑肌细胞　　　　　　　　　　D. 单核细胞
   E. 肥大细胞

3. 下列因素与动脉粥样硬化发病有关的是 （ ）
   A. 脂质　　　　　　　　　　　　　B. 蛋白质
   C. 糖类　　　　　　　　　　　　　D. 水、盐
   E. 维生素

4. 下列对动脉粥样硬化的粥样斑块描述错误的是 （ ）
   A. 有胆固醇结晶　　　　　　　　　B. 内弹力板断裂
   C. 动脉中膜蛋白质凝固变性　　　　D. 有肉芽组织
   E. 有坏死物

5. 各种类型的冠心病共共同发病基础是 （ ）
   A. 心肌肥大　　　　　　　　　　　B. 酸中毒
   C. 心肌缺血　　　　　　　　　　　D. 血栓栓塞
   E. 心动过速

6. 心肌梗死多发生在 （ ）
   A. 左心室前壁　　　　　　　　　　B. 右心室前壁
   C. 左心室后壁　　　　　　　　　　D. 室间隔后1/3
   E. 左心室侧壁

7. 原发性高血压的发病主要与以下哪种饮食有关 （ ）
   A. 高钠饮食　　　　　　　　　　　B. 高钾饮食
   C. 高蛋白饮食　　　　　　　　　　D. 低钠饮食
   E. 低脂饮食

8. 原发性高血压的病变部位主要是 （ ）
   A. 大动脉　　　　　　　　　　　　B. 中动脉
   C. 大静脉　　　　　　　　　　　　D. 细、小静脉　　　　　E. 细、小动脉

9. 关于高血压的叙述，下列哪一项是错误的 （ ）

A. 晚期引起颗粒性固缩肾

B. 恶性高血压可见细动脉纤维蛋白样坏死

C. 脑出血是本病的主要致死原因

D. 常引起右心室肥大

E. 晚期可出现心力衰竭

10. 良性高血压时造成血压升高的主要病变是 （ ）

A. 小动脉内膜钙化

B. 全身细动脉硬化

C. 动脉内膜出血

D. 重要器官肌型动脉中膜及内膜增厚

E. 动脉内膜血栓形成

11. 下列与原发性高血压功能障碍期不符的是 （ ）

A. 为原发性高血压的早期

B. 有全身中、小动脉的间歇性痉挛

C. 舒张压在110~120 mmHg

D. 经休息、治疗后血压可恢复正常水平

E. 患者可有头晕、头痛等症状

12. 高血压性心脏病代偿期的主要特征是 （ ）

A. 左心室向心性肥大

B. 右心室向心性肥大

C. 左心房肥大

D. 右心房肥大

E. 左心室室壁瘤

13. 高血压脑出血最常见的部位是 （ ）

A. 大脑皮层

B. 内囊、基底节

C. 延髓

D. 中脑

E. 小脑

14. 原发性高血压一般不会出现 （ ）

A. 左心室肥大

B. 左心房萎缩

C. 尿毒症

D. 脑出血

E. 脑软化

15. 关于原发性高血压的临床护理，错误的是 （ ）

A. 合理安排作息时间

B. 尽量用冷水洗澡

C. 禁烟、酒

D. 低盐、低脂饮食

E. 适当锻炼

16. 风湿细胞的来源是 （ ）

A. 组织细胞

B. 心肌细胞

C. 淋巴细胞

D. 血管内皮细胞

E. 巨噬细胞

17. 风湿病累及全身的 （   ）

A. 结缔组织   B. 神经组织

C. 平滑肌组织   D. 上皮组织

E. 心肌组织

18. 风湿病以 （   ）

A. 关节病变最为严重   B. 血管病变最为严重

C. 脑的病变最为严重   D. 心脏病变最为严重

E. 皮下病变最为严重

19. 风湿病最具有诊断意义的病变是 （   ）

A. 心外膜纤维蛋白性渗出   B. 风湿小体形成

C. 胶原纤维的纤维蛋白样坏死   D. 瘢痕组织形成

E. 心肌间质的黏液样变性

20. 风湿性心内膜炎主要损害 （   ）

A. 二尖瓣   B. 三尖瓣

C. 肺动脉瓣   D. 主动脉瓣

E. 二尖瓣和三尖瓣同时受损

任务四　评估心脏和血管

 任务目标

> 1. 能力目标　了解心脏的视诊、触诊和叩诊方法和内容；掌握心脏的听诊方法和
>   内容；了解血管评估的方法和内容。
> 2. 知识目标　熟悉心脏听诊的常见异常表现；了解循环系统常见疾病的主要体
>   征。

任务分解

一、评估前准备

评估前准备	具体内容
	(1)护士准备 注重仪表、指甲剪短、洗手。 (2)用物准备 笔、记录本、听诊器、皮尺、手表。 (3)环境准备 安静、光线充足、屏风遮挡。 (4)核对解释 核对床号、姓名；解释操作目的、获得许可和配合。 (5)动作轻柔准确，态度友善，充分尊重、理解评估对象。 (6)检查者应立于患者右侧；患者多取卧位或坐位，充分暴露胸部。

二、视诊心前区外形

评估内容与方法	常见异常改变及临床意义
判断 外形是否正常。 正常 心前区外形与右侧相应部位基本对称。	心前区隆起 可见于先天性心脏病心脏增大者。
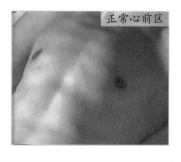	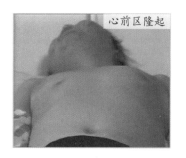

三、视、触诊心尖搏动

评估内容与方法	常见异常改变及临床意义
判断 心尖搏动是否正常，包括位置和强弱。	心尖搏动常见异常有： 向左、下移位 可见于左心室增大。

评估内容与方法	常见异常改变及临床意义
心尖搏动是由心脏收缩时心尖向前冲击胸壁相应部位而形成的。视诊时应沿切线方向观察。 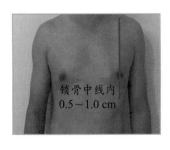 锁骨中线内 0.5～1.0 cm 正常　位于第5肋间，左锁骨中线内侧0.5～1.0 cm处，搏动范围直径为2.0～2.5 cm。可随体位、年龄或体型略有改变。	向左移位　可见于右心室增大、右侧胸腔积液或气胸等。 向上移位　可见于大量腹水、腹腔巨大肿瘤等。 搏动减弱　见于急性心肌梗死、扩张型心肌病、心包积液、肺气肿、左侧大量胸腔积液等。 搏动增强　生理情况下见于剧烈运动、情绪激动等；病理情况下见于发热、贫血、甲状腺功能亢进、左心室肥大等。 抬举性心尖搏动　心尖搏动强而有力，能使触诊的手指抬起片刻的现象，是左心室肥大的特征性体征。

四、触诊心前区震颤

评估内容及方法	常见异常改变及临床意义
判断　①心前区有无震颤；②震颤出现的部位和时期 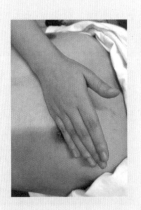 方法　以手掌尺侧（小鱼际）或手指指腹触诊心前区。震颤为一种细小震动感，与在猫喉部摸到的呼吸震颤类似，又称猫喘。 正常　心前区无震颤	震颤的产生机制与心脏杂音相同，具体原因及临床意义分析详见杂音听诊。 临床上凡触及震颤，均可认为心脏有器质性病变，为器质心脏病的特征性体征。 主要见于先天性心血管病或狭窄性瓣膜病变，而瓣膜关闭不全时，则较少有震颤。如心尖部舒张期震颤见于二尖瓣狭窄，胸骨左缘第2肋间附近连续性震颤见于动脉导管未闭等。

五、叩诊心界

评估内容及方法	常见异常改变及临床意义

判断　心界大小是否正常

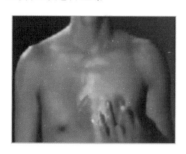

方法　采用间接叩诊法。受检者一般取平卧位，以左手中指作为叩诊板指，板指与肋间平行放置，若受检者取坐位时，板指可与肋间垂直，先左后右、由外向内、由下而上逐个肋间进行叩诊。清音变浊音处为心相对浊音界(即为心界)，标记后分别测量其与前正中线的距离。

正常　正常成人心浊音界

右 (cm)	肋间	左 (cm)
2—3	II	2—3
2—3	III	3.5—4.5
3—4	IV	5—6
	V	7—9

注：左锁骨中线距前正中线8—10 cm

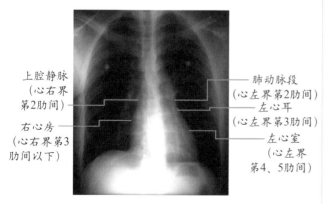

上腔静脉
(心右界第2肋间)

右心房
(心右界第3肋间以下)

肺动脉段
(心左界第2肋间)

左心耳
(心左界第3肋间)

左心室
(心左界第4、5肋间)

心界各部的组成图

心浊音界改变受心脏本身病变和(或)心脏以外因素的影响。

心脏以外因素　如一侧大量胸腔积液或气胸可使心界移向健侧，一侧胸膜粘连、增厚与肺不张则使心界移向病侧；大量腹腔积液或腹腔巨大肿瘤可使膈抬高，心脏横位，以致心浊音界向左增大等。肺气肿时心浊音界变小。

心脏本身病变　包括心房、心室增大和心包积液等，导致心浊音界的改变。

(1)靴形心　左心室增大时，心界向左下扩大，心腰部近似直角，心界呈靴形。常见于主动脉瓣病变或高血压性心脏病，又称为主动脉型心。

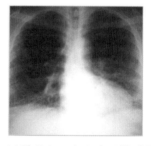

(2)梨形心　左心房及肺动脉扩大时，心腰部饱满或膨出，心界呈梨形。常见于二尖瓣狭窄，故又称二尖瓣型心。

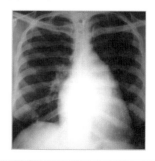

评估内容及方法	常见异常改变及临床意义
	(3)三角烧瓶形　心包积液时，向两侧扩大呈三角烧瓶形，且浊音界随体位改变而改变。浊音界随体位改变而改变的特征可区别其他导致心界向两侧扩大的情况。 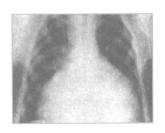

六、听诊心脏各瓣膜听诊区

评估内容与方法	常见异常改变及临床意义
判断　心率，心律，心音，有无杂音和额外心音等。 1. 识别心瓣膜听诊区 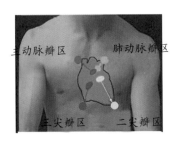 心瓣膜位置与听诊区 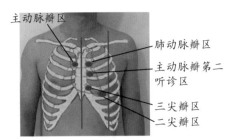	二尖瓣区　位于心尖搏动最强点。 肺动脉瓣区　位于胸骨左缘第2肋间。 主动脉瓣区　位于胸骨右缘第2肋间。 主动脉瓣第二听诊区　位于胸骨左缘第3肋间，又称Erb区。 三尖瓣区　位于胸骨下端左缘。 听诊顺序　二尖瓣区→肺动脉瓣区→主动脉瓣区→主动脉瓣第二听诊区→三尖瓣区。也可从心底部开始依次进行。

评估内容与方法	常见异常改变及临床意义
2.听诊心音 按心音在心动周期中出现的先后，可依次命名为第一心音（S_1）、第二心音（S_2）、第三心音（S_3）、第四心音（S_4）。 通常只听到S_1与S_2；可在部分青少年中闻及S_3；一般听不到S_4，如若听到则属病理性。 第一心音产生机制主要是心室收缩期开始时二尖瓣、三尖瓣关闭的振动所致。 第二心音产生机制主要是心室舒张期开始时主动脉瓣、肺动脉瓣关闭的振动所致。 第一心音与第二心音的区别： ①S_1音调较低，时间较长；S_2音调较高，时间较短；②S_1与S_2的时长较第二心音与下一心动周期的S_1时长短；③S_1在心尖部最清楚，S_2在心底部最清楚；④S_1与心尖搏动同时出现，S_2则出现在心尖搏动之后。	判定出S_1与S_2是心脏听诊的重要基础，由此才能确定心脏的收缩期与舒张期，以便进一步确定额外心音与杂音所处的心动周期时相。 额外心音　是正常心音之外出现的附加音。可与原有的S_1与S_2构成三音律或四音律，多数为病理性。舒张期额外心音常有奔马律、开瓣音（二尖瓣开放拍击音）等。 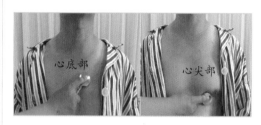 S_1与S_2的最响听诊部位
3.计数心率 心率　指每分钟心搏次数，以心尖部第一心音计数。 正常　成人在安静、清醒的情况下为$60\sim100$次/分。老年人偏慢，儿童较快。	由于多种生理性、病理性或药物性因素可出现心率变化。 心动过速　指成人心率超过100次/分，婴幼儿心率超过150次/分。 心动过缓　指心率低于60次/分。
4.判断心律 心律指心脏跳动的节律。 正常　心律基本规则。 部分青年人可出现随呼吸改变的心律，吸气时心率增快，呼气时心率减慢，称窦性心律不齐，一般无临床意义。	心律失常：听诊所能发现的心律失常，常见的有期前收缩和心房颤动。其听诊特点为： 期前收缩　在规则心跳的基础上，突然提前出现一次心跳，其后有一较长间歇。听诊时需判断每分钟出现的次数。 心房颤动　心律绝对不规则，第一心音强弱不等，脉率少于心率（称脉搏短绌，需两个人同时测定）。
5.判断有无杂音 杂音指除心音和额外心音以外，在心脏收缩或舒张过程中出现的，具有不同频率和强度的异常声音。	杂音的临床意义　杂音是由于各种原因使血流形成湍流或旋涡而冲击心壁、大血管壁等使之振动所产生的。

评估内容与方法	常见异常改变及临床意义

评估内容

(1)最响部位和传导方向 杂音最响部位常与病变部位有关,一般杂音部位即为病变所在部位。根据最响部位和传导方向可判断杂音的来源。如杂音在心尖部最响,提示二尖瓣病变;杂音在主动脉瓣区或肺动脉瓣区最响,则分别提示为主动脉瓣或肺动脉瓣病变。

功能性杂音常不传导或传不远,器质性杂音常传导且较广泛。

(2)出现的时期 不同时期的杂音反映不同的病变。可分为收缩期杂音、舒张期杂音和连续性杂音。一般认为,舒张期杂音和连续性杂音均为器质性杂音,而收缩期杂音可为器质性或功能性,应注意鉴别。

(3)性质 临床上常用柔和、粗糙来形容杂音的音调,用吹风样、隆隆样、机器样、喷射样、叹气样、乐音样和鸟鸣样等形容杂音的音色。根据杂音的性质可推断不同的病变。如心尖区隆隆样杂音是二尖瓣狭窄的特征;心尖区粗糙的全收缩期杂音,常提示二尖瓣器质性关闭不全;而心尖区柔和的吹风样杂音常为功能性的。

(4)强度 收缩期杂音一般采用Levine 6级分级法,分为6个等级。一般功能性杂音多在2/6级以下,而器质性杂音多在3/6级以上。

收缩期杂音分级标准

级别	特点
1/6	很弱,须在安静环境下仔细听诊才能听到
2/6	弱,较易听到
3/6	中等响亮,容易听到
4/6	较响亮,常伴有震颤
5/6	很响亮,但听诊器离开胸壁即听不到
6/6	震耳,即使听诊器稍离开胸壁一定距离也能听到

导致杂音的原因可能是器质性病变,也可能是功能性因素。

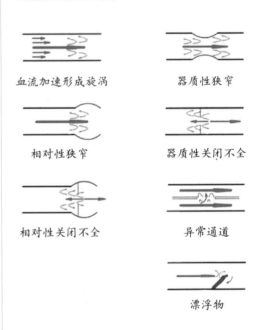

血流加速形成旋涡　　　器质性狭窄

相对性狭窄　　　器质性关闭不全

相对性关闭不全　　　异常通道

漂浮物

杂音的产生机制示意图

常见心血管病变及其杂音特点有:

二尖瓣狭窄 为心尖部舒张期隆隆样杂音,局限,不传导。

二尖瓣关闭不全 为心尖部收缩期吹风样杂音,可向左腋下传导。

主动脉瓣狭窄 为主动脉瓣区收缩期喷射样杂音,可向颈部传导。

主动脉瓣关闭不全 为主动脉瓣第二听诊区舒张期叹气样杂音,可向心尖部传导。

室间隔缺损 为胸骨左缘第3、4肋间收缩期吹风样杂音。

动脉导管未闭 为胸骨左缘第2肋间附近连续性粗糙的机器样杂音。

七、评估周围血管

评估内容与方法	常见异常改变及临床意义
评估 脉搏、血压、血管杂音和周围血管征。其中脉搏和血压评估见生命体征评估。 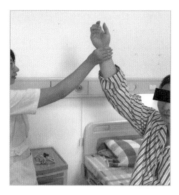 水冲脉评估 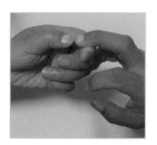 毛细血管搏动征评估	周围血管征 为脉压增大所致的综合体征。其表现包括： (1)水冲脉 脉搏骤起骤落，急促而有力。 (2)毛细血管搏动征 用手指轻压被评估者指甲末端，可见发白的局部边缘随心脏收缩和舒张出现红、白交替的现象。 (3)枪击音 听诊器膜型体件轻放在外周大动脉如股动脉或肱动脉表面，或闻及与心跳一致短促如射击的声音。 (4)Duroziez双重杂音 听诊器体件加压于股动脉上，可闻及收缩期与舒张期的双期性吹风样杂音。 临床意义：周围血管征主要见于主动脉瓣关闭不全、甲状腺功能亢进、严重贫血和动脉导管未闭等。

八、整理记录

整理记录	具体内容
整理	帮被评估者整理衣服及床单位，拉开床帘；交代相关事项；洗手。
记录	五、心脏及血管评估 心前区外形：□正常 □隆起 □饱满 心尖搏动位置：□正常 □异常（描述：＿＿＿＿＿＿＿＿＿） 心率：＿＿＿＿＿＿＿次/分 心律：□规则 □不规则（描述：＿＿＿＿＿＿＿＿＿） 心音：□正常 □异常（描述：＿＿＿＿＿＿＿＿＿） 杂音：□无 □有（描述：＿＿＿＿＿＿＿＿＿） 毛细血管搏动征：□无 □有 枪击音及Duroziez双重杂音：□无 □有

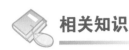 **相关知识**

一、心悸定义

心悸是一种自觉心脏跳动的不适感或心慌感，是心血管疾病常见症状。心悸时心率可快、可慢，心律可规则或不规则。

二、心悸病因与临床表现

1. 心脏搏动增强　心脏收缩力增强引起的心悸，可为生理性或病理性。

生理性者见于：剧烈运动或精神过度紧张；饮酒、喝浓茶或咖啡；服用某些药物，如肾上腺素、麻黄碱、咖啡因、甲状腺片等。心悸持续时间较短，可伴有胸闷等其他不适，一般不影响正常活动。

病理性者见于：①心室肥大，如高血压性心脏病、主动脉瓣关闭不全等引起的左心室肥大；②甲状腺功能亢进；③贫血、发热、低血糖等。心悸持续时间长或反复发作，常伴有胸闷、气急、心前区疼痛、晕厥等表现。

2. 心律失常　各种原因引起心动过速、心动过缓或心律不齐时，均可出现心悸。

3. 心脏神经官能症　心脏本身并无器质性病变。多见于青年女性，心悸发生常与焦虑、精神紧张、情绪激动等精神因素有关。患者除心悸外，常有心率加快、胸闷、心前区刺痛或隐痛、呼吸不畅等症状，可伴有头昏、头痛、失眠、耳鸣、疲乏、注意力不集中、记忆力减退等神经衰弱的表现。

心悸所致不适可影响工作、学习、睡眠和日常生活，但一般无危险性。少数由严重心律失常所致者可发生猝死，此时多有血压降低、大汗、意识障碍，脉搏细速不能触及。

三、心悸护理评估要点

1. 有无相关的疾病史，有无饮刺激性饮料或精神刺激等诱发因素。

2. 心悸发作频率、持续时间与病程、心悸发作时的主观感受。

3. 伴随症状，如有无心前区疼痛、发热、头晕、晕厥、抽搐、呼吸困难等症状。

4. 心悸对患者的影响主要为：①有无焦虑、恐惧；②有无失眠；③有无影响日常生活、工作和人际交往。

5. 诊断、治疗及护理经过包括是否用药或采用电复律治疗等。

四、心悸相关护理诊断

活动无耐力；恐惧；潜在并发症（心力衰竭）。

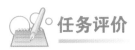 **任务评价**

学生分组进行心脏和血管的评估，并予以评价。考核评分标准如下：

序号	评价项目	评估内容	评分标准	分值	实际得分
1	评估前准备	护士自身准备：衣帽整洁、洗手	不妥者每项扣2分	3	
		物品准备：治疗盘、听诊器、软尺、手表、记录本、笔等	准确，少一件扣1分	5	
		环境准备：安静、光线适中、屏风遮挡	不妥者每项扣1分	2	
		核对：床号、姓名 解释：自我介绍，交代目的、获取配合（体位）	护患沟通良好、准确，少一项扣1分	5	
2	视诊	判断心前区外形和心尖搏动位置是否正常	未评估者每项扣2分；评估方法错误者每处扣2分	5	
3	触诊	判断心尖搏动位置和强弱是否正常，能提到左心室肥大等	未评估者每项扣2分；评估方法错误者每处扣2分	10	
4	听诊	正确暴露胸部，听诊各瓣膜听诊区	说出听诊内容，未评估者每项扣2分；评估方法错误者每处扣2分	10	
		计数心率	准确，错误者扣5分	10	
		分辨期前收缩、房颤、心脏杂音等	未能辨出者每项扣5分	10	
5	评估周围血管征	判断有无水冲脉、毛细血管搏动征、枪击音及Duroziez双重杂音。	说出周围血管征内容，未评估者每项扣2分；评估方法错误者每处扣2分	10	
6	整理记录	帮助被评估者整理衣服、床单位	未整理者每项扣2分	5	
		正确书写评估记录	书写记录错误每项扣2分	10	
7	总体评价	尊重、关心患者，护患沟通良好；操作顺序正确，动作轻稳、熟练流畅；结论准确。	不当者每项扣2分	10	

序号	评价项目	评估内容	评分标准	分值	实际得分
8	理论提问			5	
	总分			100	

 项目总结

循环系统常见疾病的主要体征如下。

1. 二尖瓣狭窄　是风湿性心脏瓣膜病最常见的类型。

(1)视诊：二尖瓣面容，心尖搏动向左移位。

(2)触诊：心尖部常可触及舒张期震颤，以左侧卧位明显。

(3)叩诊：心浊音界于胸骨左缘第3肋间向左扩大（心腰部膨出），呈梨形心。

(4)听诊：心尖部可闻及舒张中晚期隆隆样局限性杂音，可伴开瓣音、S_1亢进、P_2亢进及分裂。

2. 二尖瓣关闭不全　分为急性与慢性两种类型。急性者常由感染或缺血坏死引起腱索断裂或乳头肌坏死。慢性者病因可有风湿性、二尖瓣脱垂、冠心病乳头肌功能失调、老年性二尖瓣退行性变等。

(1)视诊：心尖搏动向左下移位。

(2)触诊：心尖搏动有力，呈抬举性。

(3)叩诊：心浊音界向左下扩大。

(4)听诊：心尖部可闻及响亮粗糙的、3/6级以上全收缩期吹风样杂音，向左腋下和左肩胛下传导。

3. 主动脉瓣关闭不全　可由风湿性或非风湿性病因（先天性或感染性心内膜炎）引起。

(1)视诊：心尖搏动向左下移位；部分重度关闭不全者颈动脉搏动明显，并可有点头运动。

(2)触诊：心尖搏动向左下移位，可呈抬举性；有水冲脉、毛细血管搏动征。

(3)叩诊：心浊音界向左下扩大，呈靴形心。

(4)听诊：主动脉瓣第二听诊区可闻及舒张期叹气样杂音，可向心尖部传导，前倾坐位时明显；可闻及枪击音及Duroziez双重杂音。

4. 主动脉瓣狭窄　主要病因有风湿性、先天性及老年退行性主动脉瓣钙化等。轻度狭窄患者可无症状，中、重度狭窄者，常见呼吸困难、心绞痛和晕厥等三联征。

(1)视诊：心尖搏动增强，向左下移位。

(2)触诊：心尖搏动可呈抬举性；胸骨右缘第2肋间可有收缩期震颤。

(3)叩诊：心浊音界可稍向左下扩大。

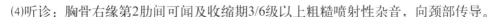

(4)听诊：胸骨右缘第2肋间可闻及收缩期3/6级以上粗糙喷射性杂音，向颈部传导。

5. 心力衰竭　是指在静脉回流无器质性障碍的情况下，由于心舒缩功能障碍引起心排血量减少，以致动脉系统缺血、静脉系统淤血所引起的一种临床综合征。可分为左心衰竭和右心衰竭。

(1)左心衰竭：主要为肺循环淤血的体征。

视诊：有不同程度的呼吸急促、发绀；多取半卧位或端坐位；急性肺水肿时可出现大量粉红色泡沫样痰、呼吸窘迫、大汗淋漓。

触诊：严重者可有交替脉。

叩诊：除原有心脏病体征外，一般无特殊发现。

听诊：心率增快，心尖部及其内侧可闻及舒张期奔马律，P_2亢进；单侧或双侧肺底部可有细湿啰音；急性肺水肿时两肺满布湿啰音和哮鸣音。

(2)右心衰竭：主要为体循环淤血的体征。

视诊：颈静脉怒张，发绀，水肿。

触诊：可触及不同程度的肝肿大、压痛及肝—颈静脉反流征阳性；下肢及腰骶部等下垂部位凹陷性水肿，严重者全身水肿。

叩诊：可有胸水与腹水体征。

听诊：三尖瓣区可闻及右心室扩大至三尖瓣相对关闭不全的收缩期吹风样杂音。

 项目检测

案例重现

　　患者，男，47岁，体检发现心脏杂音20年，3年前在劳累后突发晕厥，持续约1分钟，自行醒来，感胸闷、胸部轻度隐痛，休息后上述症状完全缓解。近1个月来，发作频繁达十余次，经休息后可缓解。为进一步治疗来院就诊。

入院后对此患者病史进一步补充评估，获取以下资料：

　　病史补充：3年前患者在当地医院做的心脏彩超提示主动脉瓣中到重度反流，左心房、左心室增大。给予强心、利尿药治疗。此后劳累后胸闷、晕厥症状反复发作，约每月1次，经休息后可缓解。无双下肢水肿，无头晕、头痛，无呼吸困难、端坐呼吸、发绀及咯血等症状。脉压增大。病程中无发热、关节疼痛、咳嗽、咳痰。患者有吸烟史20年，每天吸烟约20支，小量饮酒。发病以来精神、食欲差，睡眠一般，大、小便正常。

案例讨论

1. 该患者护理体检的重点是什么?

2. 如果出现以下体征:

> 体格检查:T 36.5℃,P 86次/分,R 18次/分,BP 138/57 mmHg。听诊两肺呼吸音清,心前区可触及抬举性搏动,心尖搏动位于左侧第5肋间锁骨中线内侧0.5 cm,主动脉瓣区触及收缩期震颤,叩诊心脏相对浊音界向左下扩大,听诊心率86次/分,律齐,胸骨左缘第3、4肋间可闻及高调叹气样舒张期杂音,股动脉可闻及枪击音,肝、脾肋下未触及。

请根据以上资料,初步评估该患者的疾病诊断及其依据。

3. 该患者目前主要存在哪些护理问题?

项目六

腹部评估

项目情景聚焦

腹部主要由腹壁、腹腔和腹腔内脏器组成。范围上起横膈，下到骨盆，前面和侧面由腹壁组成，后面为脊柱和腰肌。腹腔内有很多重要脏器，主要有消化、泌尿、生殖及血管系统，故腹部评估是全身护理评估的重要组成部分，是诊断疾病十分重要的方法。腹部评估应用视诊、触诊、叩诊、听诊四种方法，尤以触诊最为重要。

案例呈现

患者，男性，20岁。2天前出现上腹部不适，1天前出现上腹疼痛，后腹部疼痛加重不能忍受，同时觉恶心、发热，今日觉乏力，精神恍惚。

生命体征：T 39.7℃，HR 112次/分，R 28次/分，BP 90/65 mmHg。

目标描述

运用视诊、触诊、叩诊和听诊等护理评估技术对腹部进行评估，收集资料，为护理诊断提供依据。

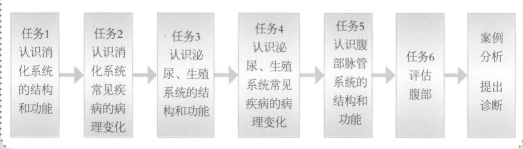

| 任务1 认识消化系统的结构和功能 | → | 任务2 认识消化系统常见疾病的病理变化 | → | 任务3 认识泌尿、生殖系统的结构和功能 | → | 任务4 认识泌尿、生殖系统常见疾病的病理变化 | → | 任务5 认识腹部脉管系统的结构和功能 | → | 任务6 评估腹部 | → | 案例分析 提出诊断 |

任务一 认识消化系统的解剖结构和功能

任务目标

1. 能力目标 能够说出消化系统的组成和消化、吸收的基本过程。
2. 知识目标 掌握腹部的体表标志和分区；熟悉消化系统的组成。掌握胃的功能、形态、分部、位置、毗邻，熟悉胃液的成分及作用；了解胃的运动形式；熟悉胃排空。掌握小肠的分部；熟悉小肠的消化功能；了解小肠的运动形式。掌握大肠的分部；掌握阑尾的体表投影。掌握肝的位置、形态；了解胆汁的分泌；掌握输胆管道的组成、走行；熟悉胆总管与胰管的汇合和开口部位。

任务分解

一、认识消化系统的结构和功能

1.认识腹部的分区和消化系统的组成	腹部的分区和消化系统的组成
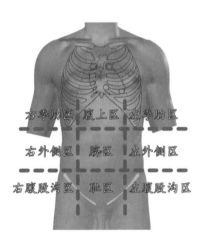 腹部的分区（九分法）	(1)腹部的分区 　九分法：两条平行线，即左右肋弓下缘连线和左右髂结节连线；两条垂直线，即经左右腹股沟韧带中点作出的垂线。将腹部分为左季肋区、左外侧区、左腹股沟区；腹上区、脐区、耻区；右季肋区、右外侧区、右腹股沟区。

1.认识腹部的分区和消化系统的组成	腹部的分区和消化系统的组成

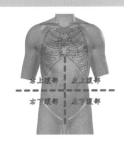

腹部的分区（四分法）

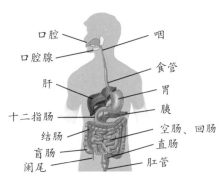

消化管和消化腺

四分法：以脐作出一垂直线和一水平线。将腹部分为左上腹部、左下腹部；右上腹部、右下腹部。

(2)消化系统的组成

消化系统包括消化管和消化腺。

消化管：包括口腔、咽、食管、胃、小肠（十二指肠、空肠和回肠）、大肠（盲肠、阑尾、结肠、直肠和肛管）。临床上把十二指肠及以上称为上消化道，空肠及以下称为下消化道。

消化腺：包括大消化腺（如肝、胰、口腔腺）及小消化腺（如小唾液腺、食管腺、胃腺和肠腺等）。

2.认识胃的解剖结构	胃的形态、分部、位置、毗邻

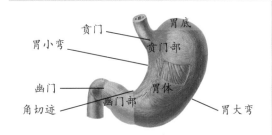

胃的形态与分部

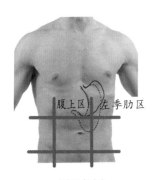

胃的位置

(1)形态　两口、两缘和两壁。

两口：上口（即入口）称贲门，与食管相接；下口（即出口）称幽门，与十二指肠相连。

两缘：上缘称胃小弯，其最底处称角切迹；下缘称胃大弯。

两壁：胃前壁和胃后壁。

(2)分部　胃分为贲门部、胃底、胃体和幽门部四部分。

(3)位置　在中等充盈的状态下，胃大部分位于左季肋区，小部分位于腹上区。

2.认识胃的解剖结构	胃的形态、分部、位置、毗邻

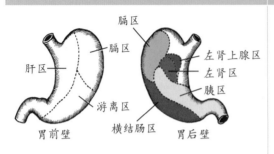

胃的毗邻

(4)毗邻　胃前壁，中部直接与腹前壁相贴，此处是胃的触诊部位；胃后壁，与胰、脾、膈、横结肠、左肾和左肾上腺等相邻。

3.认识胃的消化功能	胃的消化液和运动形式

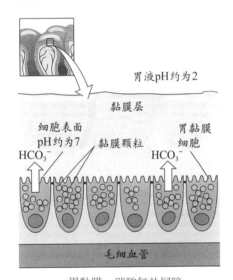

胃黏膜—碳酸氢盐屏障

黏膜层提供物理屏障，而碳酸氢盐下层提供化学屏障以中和靠近黏膜细胞的酸性物质

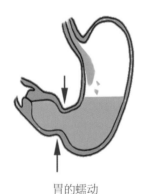

胃的蠕动

(1)胃的消化液　胃液。

理化性质：无色，强酸性（pH $0.9\sim1.5$），每天分泌量为$1.5\sim2.5$ L。

成分	来源	生理功能
盐酸	壁细胞	激活胃蛋白酶原转变为活性的胃蛋白酶，并提供适宜的酸性环境
胃蛋白酶原	主细胞	经盐酸激活后变为胃蛋白酶，可水解蛋白质
黏液	黏液颈细胞	参与形成黏液HCO_3^-屏障，保护胃黏膜免受胃酸的侵蚀
内因子	壁细胞	促进$VitB_{12}$在回肠的吸收

(2)胃的运动形式　有容受性舒张、紧张性收缩、蠕动三种形式。容受性舒张是胃特有的运动形式。当咀嚼和吞咽时，食物刺激咽和食管的感受器，反射性地引起胃底和胃体上部平滑肌的舒张。

(3)胃排空　食糜由胃排入十二指肠的过程称胃排空。三大营养物质排空速度由快到慢依次为糖类、蛋白质、脂肪。混合性食物排空时间为$4\sim6$小时。

4.认识小肠的解剖结构	小肠的分部

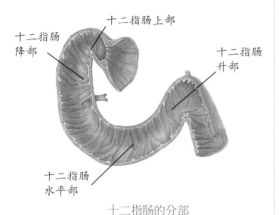

十二指肠的分部

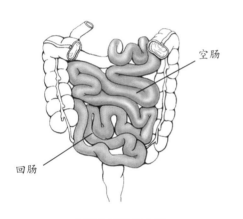

空肠和回肠示意图

(1)小肠的概述　小肠是消化管中最长的一段，长为5~7 m，是消化、吸收的主要器官。分为十二指肠、空肠和回肠三部分。

(2)十二指肠的分部　十二指肠可分为上部、降部、水平部和升部四部分。

十二指肠上部，与幽门连接处的肠腔较大，肠壁薄，黏膜光滑，称十二指肠球，是十二指肠溃疡好发部位。

十二指肠降部，其黏膜形成发达的环状皱襞，其后内侧壁上有十二指肠大乳头，是肝胰壶腹的开口处。

十二指肠水平部，横过下腔静脉和第3腰椎体的前方，至腹主动脉前方、第3腰椎体左前方，移行为升部。

十二指肠升部，最短，自水平部末端起，至第2腰椎体左侧转向下，移行为空肠。

十二指肠与空肠转折处的弯曲，称十二指肠空肠曲，被十二指肠悬韧带固定于腹后壁。十二指肠悬韧带是手术中识别空肠起始的标志。

5.认识小肠的消化功能

(1)小肠的消化液　小肠中的消化液种类最丰富，有胰液、胆汁和小肠液三种。

胰液含有碳酸氢盐、胰淀粉酶、胰脂肪酶、胰蛋白酶和糜蛋白酶，消化酶的种类最丰富，作用最全面，是最重要的、消化能力最强的消化液。

胆汁的成分中不含消化酶，含有胆盐、胆色素、胆固醇、卵磷脂和无机盐等，对脂肪的消化和吸收具有重要意义。

(2)小肠的运动形式　有分节运动、紧张性收缩和蠕动三种形式。分节运动，是小肠特有的运动形式，其生理意义是使食糜与消化液充分混合，有利于化学性消化；增加食糜与黏膜的接触，有利于吸收。

| 6.认识大肠的解剖结构 | 大肠的分部 |

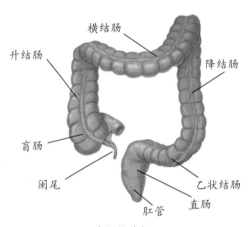

大肠的分部

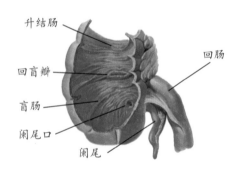

盲肠的形态结构

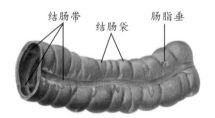

盲肠和结肠的特征性结构

大肠全长约1.5 m，包括盲肠、阑尾、结肠、直肠和肛管五部分。

(1)盲肠和结肠　有三种特征性结构，即结肠袋、结肠带和肠脂垂。结肠带，有3条，由肠壁的纵行肌增厚而成，3条结肠带均汇集于阑尾根部。结肠袋，是由于结肠带短于肠管的长度使肠管皱缩而形成的囊状突起。肠脂垂，由浆膜和脂肪组织形成，分布于结肠带两侧。盲肠，属于腹膜内位器官，位于右髂窝内，长6～8 cm，是大肠的起始段，上续升结肠，下为盲端，左接回肠。由回肠末端开口于盲肠处形成的唇状皱襞，称回盲瓣，其功能是可控制回肠内容物进入盲肠的速度，又可以阻止大肠内容物反流至回肠。

(2)阑尾　是个盲管。阑尾根部的位置较恒定，位于盲肠的3条结肠带汇集处，3条结肠带的汇集处是手术过程中寻找阑尾的重要标志。阑尾根部的体表投影位于脐与右髂前上棘连线的中、外1/3交界处，称麦氏点，急性阑尾炎时此处有压痛，也是手术切口的标志。

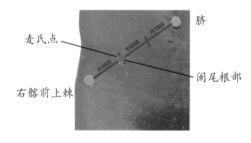

阑尾根部的体表投影

(3)结肠　分为升结肠、横结肠、降结肠和乙状结肠四部分。

6.认识大肠的解剖结构	大肠的分部

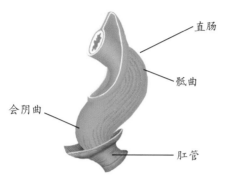

直肠与肛管矢状面

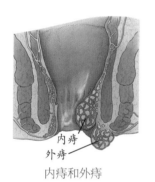

内痔和外痔

(4)直肠　在矢状面有骶曲和会阴曲两个弯曲，插入直肠镜和乙状结肠镜时要注意弯曲，避免损伤肠管。

(5)肛管　肛柱下端和肛瓣共同连接成锯齿状的环形线称齿状线，是皮肤与黏膜的分界线，是临床上划分内痔、外痔的标志线。

7.认识肝的解剖结构与功能	肝的位置、结构与功能

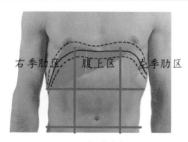

肝的位置

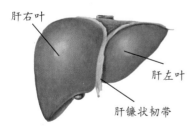

肝（膈面）

肝是人体最大的腺体，也是最大的消化腺。血管丰富，呈红褐色，质软而脆，易破裂出血。

(1)位置　肝大部分位于右季肋区和腹上区，小部分位于左季肋区。

7.认识肝的解剖结构与功能	肝的位置、结构与功能
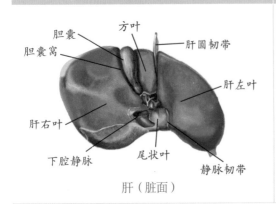 肝（脏面）	(2)结构 膈面：被镰状韧带分为肝左叶和肝右叶。 脏面：H形三条沟，左纵沟、右纵沟和横沟；分4叶，左叶、右叶、方叶和尾状叶。 (3)功能　合成多种血浆蛋白质；合成并分泌胆汁，参与糖、脂肪和蛋白质代谢；解毒功能。

8.认识胆道系统	胆道系统的组成和结构
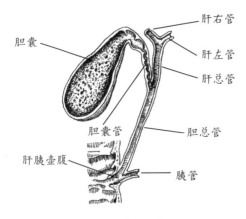 肝外胆道（剖面图）	(1)组成　胆道系统包括肝内胆道和肝外胆道。 肝内胆道：是指在肝门以内的胆道系统，包括胆小管和小叶间胆管等。 肝外胆道：是指行出于肝门之外的胆道系统，包括胆囊和输胆管道（肝左管、肝右管、肝总管和胆总管）。 (2)结构 肝总管：由肝左管和肝右管汇合而成。 胆总管：由肝总管和胆囊管在肝十二指肠韧带内汇合而成，向下与胰管汇合成肝胰壶腹，开口于十二指肠大乳头。

9.认识胰的解剖结构与功能	胰的位置、结构与功能
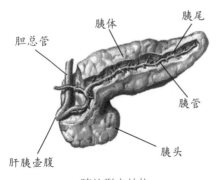 胰的形态结构	(1)位置　胰位于腹上区和左季肋区，平对第1～2腰椎体，紧贴腹后壁。 (2)结构　胰分为胰头、胰体和胰尾三部分。胰头被十二指肠环抱，胰尾与脾门相接，胰管位于胰实质内，自胰尾沿胰长轴右行，与胆总管汇合后，共同开口于十二指肠大乳头。胰的实质由外分泌部和内分泌部组成。外分泌部为复管泡状腺；内分泌部又称胰岛，是由内分泌细胞组成的球形细胞团，分布于腺泡之间。

9. 认识胰的解剖结构与功能

(3)功能 外分泌部，分泌胰液；内分泌部，主要分泌胰岛素。

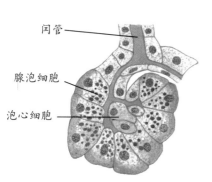

胰的微细结构（示外分泌部）

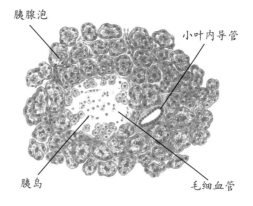

胰的微细结构（示内分泌部）

 相关知识

(1)几种主要营养物质的吸收方式如下：

营养物质	吸收形式	吸收途径
糖	单糖（主要是葡萄糖）	血液
蛋白质	氨基酸	血液
脂肪	分解为甘油、脂肪酸，与胆盐结合	乳糜微粒和长链脂肪酸以胞吐作用进入淋巴（主）
		甘油和短链脂肪酸可直接吸收，进入血液
胆固醇	游离胆固醇	形成乳糜微粒进入淋巴
水		跟随溶质分子的吸收而被动吸收，渗透压梯度是水吸收的主要动力
无机盐	离子状态	血液

(2)空肠和回肠的区别如下：

形态	空肠	回肠
位置	左上腹	右下腹
长度	占全长的2/5	占全长的3/5
管径和管壁	管径较粗，管壁较厚	管径较细，管壁较薄
血管和色泽	血管较多，色泽较红	血管较少，色泽较淡
环状襞和绒毛	高而密	低而疏
淋巴滤泡	有孤立淋巴滤泡	有集合和孤立淋巴滤泡

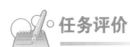 **任务评价**

单项选择题

1. 不属于上消化道器官的是 （ ）

A. 空肠　　　　　B. 口腔　　　　C. 食管　　　　D. 胃

2. 胃可以分为 （ ）

A. 胃底、胃体、贲门部、幽门管　　　　B. 胃底、胃体、贲门部、幽门部

C. 胃底、胃体、贲门部、幽门窦　　　　D. 胃窦、胃体、贲门部、幽门部

3. 与胃前壁相邻的是 （ ）

A. 肝　　　　　B. 胰　　　　C. 脾　　　　D. 横结肠

4. 胃特有的运动形式是 （ ）

A. 紧张性收缩　　B. 蠕动　　　C. 分节运动　　D. 容受性舒张

5. 胆汁的主要生理作用是 （ ）

A. 激活胰脂肪酶　　　　　　　B. 促进淀粉水解

C. 中和胃酸　　　　　　　　　D. 促进脂肪的消化和吸收

6. 不属于小肠运动形式的是 （ ）

A. 紧张性收缩　　B. 集团蠕动　　C. 分节运动　　D. 蠕动冲

7. 麦氏点位于 （ ）

A. 脐与左髂前上棘连线的中、外1/3　　B. 脐与右髂前上棘连线的中、外1/3

C. 脐与右髂前上棘连线的中、内1/3　　D. 脐与左髂前上棘连线的中、内1/3

8.肛管内黏膜和皮肤的分界线是　　　　　　　　　　　　　　（　　）

A.肛柱　　　　　　B.肛瓣　　　　　　C.齿状线　　　　　D.白线

9.肝大部分位于　　　　　　　　　　　　　　　　　　　　　　（　　）

A.腹上区　　　　　B.左季肋区　　　　C.右季肋区　　　　D.右季肋区和腹上区

10.合成胆总管的结构是　　　　　　　　　　　　　　　　　　（　　）

A.肝总管和胰管　　　　　　　　　　　B.肝左管和肝右管

C.肝总管和胆囊管　　　　　　　　　　D.胆囊管和胰管

任务二　认识消化系统常见疾病的病理变化

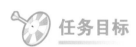 **任务目标**

1.能力目标　能够说出消化性溃疡与肝硬化的病理变化及临床联系。

2.知识目标　熟悉消化性溃疡的病因及发病机制；掌握其病理变化及临床联系。熟悉肝硬化的病因；掌握其病理变化及临床联系。

任务分解

一、认识消化性溃疡

消化性溃疡是以胃或十二指肠黏膜及管壁的慢性破坏性病变为主的一种常见病、多发病。其发病与胃酸、胃蛋白酶的自我消化有关，又称消化性溃疡。多见于成年人，男性多于女性，易反复发作，呈慢性经过。十二指肠溃疡（DU）较胃溃疡（GU）多见。有的患者可同时存在两种溃疡，称复合性溃疡。

1.认识消化性溃疡的病因及发病机制	消化性溃疡的病因及发病机制
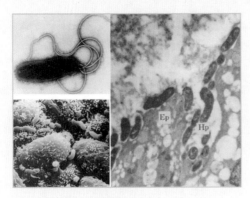 幽门螺杆菌	(1)自相矛盾学说。矛：侵袭因素，胃酸、胃蛋白酶；盾：防御因素，胃黏液－碳酸氢盐屏障、胃黏膜屏障。如侵袭因素增强，防御因素减弱，则可导致消化性溃疡的发生。 (2)幽门螺杆菌（Hp）感染。有资料显示85%～100%的消化性溃疡患者存在幽门螺杆菌感染。

2.认识消化性溃疡的病理变化	消化性溃疡的病理变化
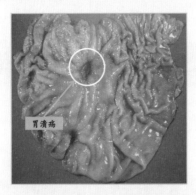 消化性溃疡（肉眼观察） 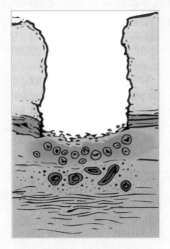 消化性溃疡（镜下观察）	消化性溃疡的病理变化(以胃溃疡为例) (1)肉眼观察 部位：多发生于胃小弯靠近幽门处，尤以胃窦部多见。 个数：多为单个。 形态：呈圆形或椭圆形，直径多在2 cm以内；溃疡边缘整齐，状如刀切；溃疡可深达肌层甚至浆膜层，底部平坦；溃疡周边黏膜皱襞向四周呈放射状；切面呈漏斗状；浆膜面可触及瘢痕组织。 (2)镜下观察 溃疡底部由内向外分为4层：①渗出层：为覆盖于溃疡表面的纤维蛋白和中性粒细胞；②坏死层：为均匀红染无结构的坏死组织；③肉芽组织层：由新生的毛细血管和成纤维细胞及炎细胞构成；④瘢痕层：由大量胶原纤维和少量纤维细胞构成。

3.认识消化性溃疡的临床表现	消化性溃疡的临床表现
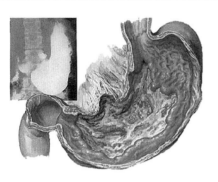 后壁溃疡	(1)周期性上腹部疼痛。胃溃疡患者饭后痛，十二指肠溃疡患者饭前痛。 (2)反酸、呕吐。 (3)嗳气、上腹部饱胀感。 (4)X射线钡餐检查可见龛影。

4.认识消化性溃疡的并发症
(1)出血　是最常见的并发症。 (2)穿孔　约见于5%的患者，多见于十二指肠前壁溃疡，可引起急性腹膜炎。 (3)幽门梗阻　约见于3%的患者。主要是由于瘢痕收缩使幽门狭窄所致，多见于十二指肠溃疡，建议手术。 (4)恶变　约1%以下经久不愈的胃溃疡可发展成胃癌；十二指肠溃疡几乎不发生癌变。

二、认识肝硬化

　　肝硬化是指由于各种原因引起的肝细胞弥漫性变性坏死，继发性纤维组织增生和肝细胞结节状再生，三种改变反复交替进行，从而导致肝小叶结构破坏和血液循环途径改建，最终导致肝脏变形、变硬。肝硬化是一种常见的慢性进行性肝脏疾病，男多于女。本文重点介绍门脉性肝硬化。

1.认识肝硬化的病因及发病机制	肝硬化的病因及发病机制
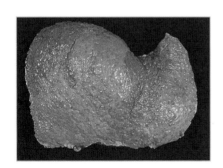 肝硬化	(1)病因　①病毒性肝炎，是我国最主要的原因；②慢性乙醇中毒，是欧美国家的主要原因；③营养缺乏；④毒物中毒。 (2)发病机制　上述各种因素长期反复作用于肝脏，引起肝细胞弥漫性变性、坏死，网状纤维支架破坏并塌陷，再生的肝细胞排列紊乱而呈结节状再生；坏死区塌陷的网状纤维相互融合形成胶原纤维；汇管区成纤维细胞增生并产生胶原纤维，这些胶原纤维形成间隔，在中央静脉和汇管区等处相互连

1.认识肝硬化的病因及发病机制	肝硬化的病因及发病机制
	接，将原肝小叶分割、包绕成大小不等的肝细胞团，形成假小叶。

2.认识肝硬化的病理变化	肝硬化的病理变化

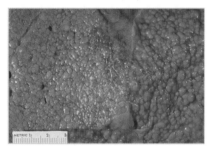

门脉性肝硬化（肉眼观察）

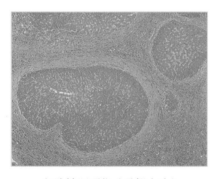

门脉性肝硬化（示假小叶）

(1)肉眼观察

早、中期肝脏体积正常或稍大，质地稍硬，后期肝脏体积缩小，**重量减轻**，质硬，包膜增厚，表面呈小结节状，大小一致，直径最大不超过 1 cm。

切面：结节呈黄褐色（肝细胞脂肪变性）或黄绿色（淤胆），结节间为灰白色（增生的纤维组织）。

(2)镜下观察

①广泛的假小叶形成；②广泛的纤维组织增生；③汇管区可见淋巴细胞、浆细胞浸润，小叶间胆管增生和无管腔的假胆管。

假小叶：肝硬化时，肝小叶的正常结构被破坏，由大量增生的纤维结缔组织将肝小叶分割成大小不等、圆形或椭圆形的肝细胞团，称假小叶。假小叶的中央静脉缺如、偏位，肝细胞索排列紊乱，失去正常肝小叶的形态和功能。

3.认识肝硬化的病理与临床表现	肝硬化的病理与临床表现

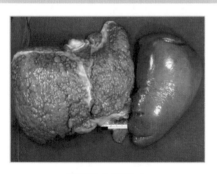

肝硬化与脾肿大

(1)门静脉高压症

①脾肿大：由于脾静脉血回流受阻，长期慢性脾淤血所致。常伴有脾功能亢进，出现三系减少，即红细胞、白细胞、血小板减少。临床表现为贫血、出血倾向及白细胞减少。

3. 认识肝硬化的病理与临床表现	肝硬化的病理与临床表现

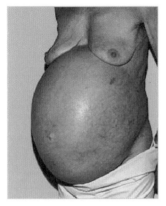

肝硬化致腹水患者

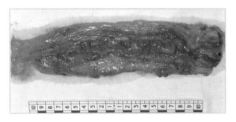

食管静脉丛曲张

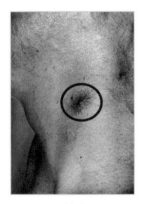

蜘蛛痣

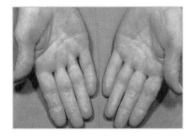

肝掌

②胃肠道淤血：胃肠道静脉血回流受阻而发生淤血、水肿。表现为食欲减退、消化不良。

③腹水：为淡黄色透明的漏出液。主要是由于门静脉高压使门静脉系统的毛细血管流体静压升高，血浆白蛋白合成减少，血浆胶体渗透压降低所致。表现为出现肝腹水。

④侧支循环形成：食管下段静脉丛曲张，引起上消化道出血；直肠静脉丛曲张，引起便血；脐周静脉丛曲张，引起"海蛇头征象"。

(2)肝功能不全

①血浆蛋白变化：血浆蛋白质合成减少，尤其是白蛋白，出现白、球蛋白比值下降甚至倒置。

②对雌激素的灭活减少：血中雌激素水平升高，引起皮肤末端小动脉及其分支扩张，从而出现蜘蛛痣、肝掌，男性出现睾丸萎缩、乳腺发育，女性出现月经紊乱。

③出血倾向：由于凝血因子合成减少，以及脾功能亢进、血小板被破坏所致。

④黄疸：由于胆色素代谢障碍及肝内胆管阻塞所致。

⑤肝性脑病。

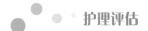

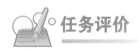 任务评价

单项选择题

1. 胃溃疡的好发部位是 （ ）

A. 胃后壁   B. 胃底

C. 胃大弯近贲门处   D. 胃小弯靠近幽门部

2. 下列关于胃溃疡的描述正确的是 （ ）

A. 边缘糜烂，不成形   B. 有多个溃疡

C. 边缘整齐，深达肌层   D. 不可能达到肌层

3. 复合性溃疡指 （ ）

A. 同时有胃、十二指肠溃疡   B. 胃大、小弯溃疡

C. 胃体、胃窦溃疡   D. 胃溃疡并发幽门梗阻

4. 十二指肠溃疡的好发部位是 （ ）

A. 十二指肠降部   B. 十二指肠水平部

C. 十二指肠升部   D. 十二指肠球部

5. 引起门脉性肝硬化的原因，在我国主要是 （ ）

A. 病毒性肝炎   B. 慢性乙醇中毒

C. 营养缺乏   D. 毒物中毒

6. 门脉性肝硬化时患者死亡的主要原因是 （ ）

A. 营养不良   B. 骨髓造血功能降低

C. 上消化道出血   D. 小胆管增生

7. 门脉性肝硬化的特征性病变是 （ ）

A. 肝细胞变性坏死   B. 假小叶形成

C. 肝内有大量结缔组织增生   D. 脾功能亢进

8. 肝硬化的病理改变中不包含 （ ）

A. 肝细胞变性   B. 假小叶形成

C. 肝淤血、肿大   D. 纤维组织增生

9. 肝硬化晚期最严重的并发症是 （ ）

A. 出血   B. 蜘蛛痣

C. 肝性脑病   D. 黄疸

10. 下列引起肝硬化腹水的因素哪一项是错误的 （ ）

A. 血浆胶体渗透压下降   B. 淋巴回流受阻

C. 醛固酮、抗利尿激素灭活减少   D. 毛细血管流体静压升高

任务三　认识泌尿、生殖系统的解剖结构和功能

任务目标

1. **能力目标**　能够说出肾的剖面结构和泌尿功能，男性尿道的结构特点。
2. **知识目标**　了解泌尿、生殖系统的组成与功能。掌握肾的位置、剖面结构和泌尿功能；掌握输尿管道（输尿管、膀胱、尿道）的形态结构。掌握男性生殖系统的组成；熟悉睾丸的生精功能和内分泌功能；掌握男性尿道。掌握女性生殖系统的组成；熟悉卵巢的生卵功能和内分泌功能；了解月经周期。

任务分解

一、认识泌尿、生殖系统的结构与功能

1. 认识泌尿、生殖系统	泌尿、生殖系统的结构与功能
男性泌尿系统 肾 输尿管 膀胱 尿道 女性泌尿系统 肾 输尿管 膀胱 尿道 泌尿系统	(1)泌尿系统的组成与功能 　　组成：肾、输尿管、膀胱、尿道。 　　功能：肾是产生尿液的器官，输尿管输送尿液，膀胱储存尿液，尿道排出尿液。肾处于核心和主要地位。 　　(2)生殖系统的组成与功能 　　组成：生殖系统包括男性生殖系统和女性生殖系统，器官分为内生殖器和外生殖器。 　　功能：生殖腺能产生生殖细胞和分泌性激素。

2.认识肾的解剖结构与功能	肾的位置、剖面结构和泌尿功能

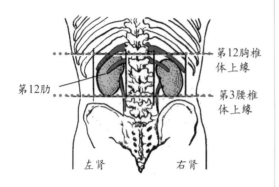

第12胸椎体上缘

第12肋

第3腰椎体上缘

左肾　　　右肾

肾的体表投影（后面观）

(1)位置

肾位于腹后壁，脊柱两侧。左肾上端平第12胸椎体上缘，下端平第3腰椎体上缘，第12肋斜过左肾后面的中部；右肾比左肾低半个椎体（左肾高，右肾低），第12肋斜过右肾后面的上部。一般女性低于男性，儿童低于成人，新生儿肾的位置相对最低。

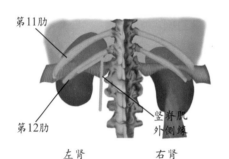

第11肋

第12肋

竖脊肌外侧缘

左肾　　　右肾

肾区（脊肋角）示意图

肾的内侧缘中部凹陷，称肾门，是肾动脉、肾静脉、肾盂、神经和淋巴管等出入肾的部位。肾门在背部的体表投影位于竖脊肌与第12肋的夹角处，称肾区，某些肾病患者，叩击该处可引起疼痛。

(2)剖面结构

肾实质，分为肾皮质和肾髓质。肾皮质，位于肾的外周部，富含血管，呈暗红色；肾髓质，位于肾的深部，血管少，颜色淡。

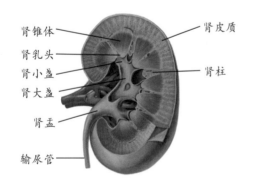

肾锥体

肾乳头

肾小盏

肾大盏

肾盂

输尿管

肾皮质

肾柱

肾的剖面结构

肾髓质由15～20个肾锥体构成，伸入肾锥体之间的肾皮质称肾柱。2～3个肾锥体尖端合并成肾乳头，突入肾小盏，2～3个肾小盏合成一个肾大盏，2～3个肾大盏形成肾盂。

2.认识肾的解剖结构与功能	肾的位置、剖面结构和泌尿功能

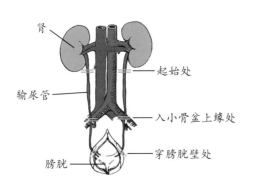

尿生成的基本过程示意图

(3)泌尿功能

尿生成的过程包括三个相互联系的环节：①肾小球的滤过——生成原尿；②肾小管和集合管的重吸收——小管液中几乎全部的葡萄糖、氨基酸和大部分的水、电解质及部分尿素、尿酸等均在近端小管处完成；③肾小管和集合管的分泌——形成终尿分泌的物质有H^+、NH_3、K^+。

3.认识输尿管道的结构	输尿管道的结构

输尿管的三处狭窄

(1)输尿管

输尿管是肌性管道，长为20～30 cm。起于肾盂末端，开口于膀胱底。

输尿管全程有三处狭窄：①输尿管起始处；②输尿管入小骨盆上缘处；③输尿管穿膀胱壁处。临床意义：肾结石容易嵌顿在这三个狭窄处，引起肾绞痛。

(2)膀胱

成人的膀胱位于盆腔的前部，耻骨联合的后方。膀胱空虚时，膀胱尖一般不超过耻骨联合上缘；充盈时，膀胱尖上升至耻骨联合以上。可分为膀胱尖、膀胱体、膀胱底和膀胱颈四部分。

膀胱（男性，左侧面观）

在膀胱底的内面，由左、右输尿管口和尿道内口围成的三角形区域称膀胱三角，此区黏膜光滑无皱襞，是结核、炎症和肿瘤的好发部位。

3.认识输尿管道的结构	输尿管道的结构

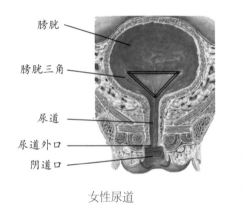

膀胱
膀胱三角
尿道
尿道外口
阴道口

女性尿道

(3)尿道

女性尿道长3~5 cm，位于阴道前方，开口于阴道前庭。特点是：宽、短、直，容易引起逆行性泌尿系统感染。

4.认识男性生殖系统的组成	男性生殖系统的组成

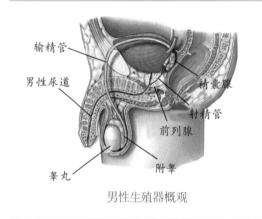

输精管
男性尿道
精囊腺
射精管
前列腺
睾丸
附睾

男性生殖器概观

	生殖腺 （性腺）	睾丸
内生殖器	输送管道	附睾、输精管、射精管、尿道
	附属腺	精囊腺、前列腺、尿道球腺
外生殖器		阴囊、阴茎

5.认识睾丸的功能	睾丸的生精功能和内分泌功能

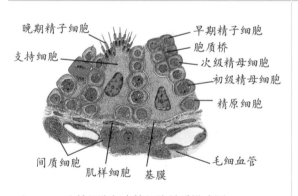

晚期精子细胞
支持细胞
早期精子细胞
胞质桥
次级精母细胞
初级精母细胞
精原细胞
间质细胞
肌样细胞
基膜
毛细血管

生精细胞与支持细胞关系模式图

睾丸位于阴囊内，左右各一。睾丸内部分成许多睾丸小叶，内含精曲小管和睾丸间质。

(1)生精功能

睾丸精曲小管的生精上皮细胞是产生精子的部位。精子经历精原细胞→初级精母细胞→次级精母细胞→精子细胞→精子。精子分头部和尾部，头的前2/3有顶体覆盖，顶体是特殊的溶酶体，在

5.认识睾丸的功能	睾丸的生精功能和内分泌功能

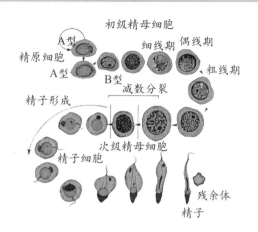

精子的发生过程模式图

受精过程中发挥重要作用。

(2)内分泌功能

睾丸的间质细胞能分泌雄激素，生理功能如下：①维持生精作用；②刺激生殖器官的发育，促进男性副性征的出现并维持其正常状态；③维持正常的性欲；④促进蛋白质合成，特别是肌肉和生殖器官的蛋白质合成，同时还促进骨骼生长、钙磷沉积和红细胞生成。

6.认识男性尿道	男性尿道的功能、分部、结构

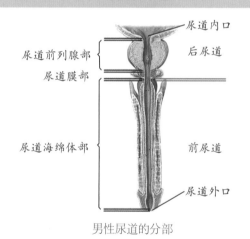

男性尿道的分部

功能：兼有排尿和排精功能。

长度：16~22 cm。

分部：前列腺部、膜部和海绵体部。前列腺部和膜部称后尿道，海绵体部是前尿道。

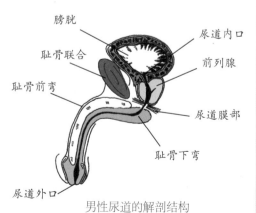

男性尿道的解剖结构

两个弯曲：耻骨下弯，位于耻骨联合下方，凹向上，恒定不变；耻骨前弯，位于耻骨联合前下方，凹向下，提起阴茎此弯曲可消失。

三个狭窄：尿道内口、膜部、尿道外口。尿道外口最狭窄。尿道结石易滞留在狭窄处。

167

6.认识男性尿道	男性尿道的功能、分部、结构

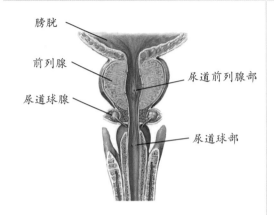

男性尿道的分部

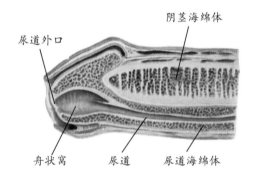

阴茎（矢状面观）

三处扩大：前列腺部、尿道球部和舟状窝。

行导尿术的操作要点：①将阴茎向上提起，使耻骨前弯消失；②当导尿管自尿道外口插入约20 cm，见有尿液流出时（说明已经进入膀胱），再继续插入2 cm即可。

7.认识女性生殖系统	女性生殖系统的组成

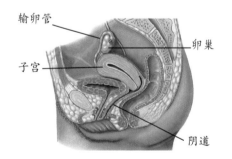

女性生殖系统概观

内生殖器	生殖腺（性腺）	卵巢
	输送管道	输卵管、子宫、阴道
	附属腺	前庭大腺
外生殖器		女阴

8.认识卵巢的功能	卵巢的生卵功能和内分泌功能

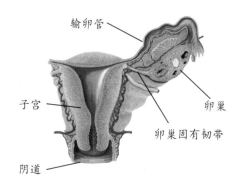

女性内生殖器（冠状切面）

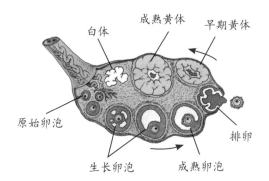

卵巢的微细结构

卵巢左右各一，位于子宫两侧，骨盆腔侧壁，髂总动脉分叉处的卵巢窝内，被子宫阔韧带后层所包绕。

(1)生卵功能

卵泡的发育经历原始卵泡→生长卵泡→成熟卵泡。成熟卵泡在排卵前36～48小时，初级卵母细胞完成第一次成熟分裂，形成次级卵母细胞和第一极体，次级卵母细胞迅速进入第二次成熟分裂，停滞在分裂中期。在下一次月经周期的前14天左右，成熟卵泡破裂，次级卵母细胞连同放射冠、透明带一起随卵泡液排入腹膜腔，称排卵。排卵后，卵泡壁塌陷，卵泡细胞增生分化，形成一个临时性的内分泌细胞团，称为黄体，能合成、分泌孕激素和雌激素。如果排出的卵细胞受精，则黄体可维持4～6个月，称妊娠黄体；如果排出的卵细胞未受精，则黄体可维持12～14天，称月经黄体，最终退化被结缔组织代替，称白体。

(2)内分泌功能

卵巢可分泌雌激素和孕激素。

①雌激素，代表物，雌二醇。可促进女性生殖器官的生长发育、副性征出现；刺激成骨细胞的活动，加速骨的生长；降低血浆胆固醇；促进水、钠潴留。

②孕激素，代表物，黄体酮。在雌激素作用的基础上发挥其生理功能。使子宫内膜进入分泌期，有利于受精卵着床；促进乳腺腺泡的发育，为泌乳做准备；作用于下丘脑的体温调节中枢，使基础体温在排卵后升高$0.5℃$左右。

9.认识月经周期	月经周期的概念与分期

月经周期：自青春期到绝经期，在卵巢分泌的雌激素和孕激素的周期性作用下，子

9.认识月经周期	月经周期的概念与分期

宫内膜呈现出周期性变化，每28天左右发生一次子宫内膜的脱落与出血及修复和增生，称为月经周期。

根据子宫内膜的变化，可将月经周期分为月经期、增生期和分泌期三个阶段。

根据卵巢的变化，可将月经周期分为卵泡期、排卵期、黄体期三个阶段。

月经周期形成的原理及卵巢和子宫内膜的变化

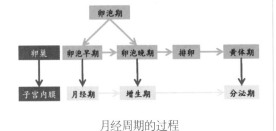

月经周期的过程

相关知识

月经周期的发生机制：月经周期的发生是通过下丘脑—腺垂体—卵巢轴实现的（图6-1），在此过程中激素水平产生如下表现。

(1)在排卵前一天，出现黄体生成素（LH）峰值，是由雌激素高峰诱导所致。

(2)LH峰是引发排卵的关键因素。

(3)雌激素在月经周期过程中有两个峰值：一是在排卵前一天；二是在排卵后7~8天。

(4)孕激素在月经周期过程中有一个峰值：在排卵后5～10天。

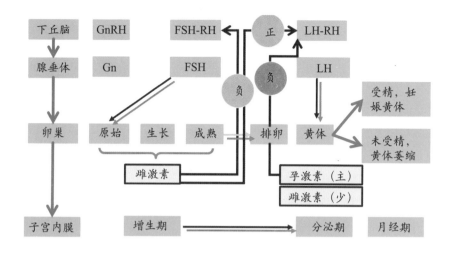

图6-1 月经周期形成的机制

注：GnRH：促性腺激素释放激素；FSH-RH：促卵泡刺激素释放激素；LH-RH：促黄体生成素释放激素；Gn：促性腺激素；FSH：卵泡刺激素；LH：黄体生成素

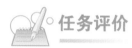 **任务评价**

单项选择题

1.肾的内侧缘中部凹陷，称为 （　　）

A.肾门   B.肾盂   C.肾窦   D.肾小盏

2.关于肾的位置，正确的是 （　　）

A.位于脊柱两旁，腹膜前方   B.右肾较左肾位置略高

C.左肾上端平第11胸椎下缘   D.左肾下端平第3腰椎体上缘

3.成人的肾门约平对 （　　）

A.第12胸椎体   B.第1腰椎体

C.第2腰椎体   D.第3腰椎体

4.肾皮质伸入肾髓质的结构称为 （　　）

A.肾锥体   B.肾柱   C.肾大盏   D.肾盂

5.下列哪一项不属于肾的功能 （　　）

A.排泄代谢产物   B.调节酸碱平衡

C.与水、盐平衡有关   D.分泌血管紧张素

6.原尿中葡萄糖被重吸收的部位在 （　　）

A.近端小管   B.髓袢   C.远曲小管   D.集合管

7. 下列有关输尿管的描述，正确的是 （　　）

A. 起始于肾盂　　　　　　　　B. 有两处狭窄

C. 开口于膀胱体　　　　　　　D. 属于腹膜间位器官

8. 膀胱分为四部分，位于最下方的是 （　　）

A. 膀胱尖　　　　B. 膀胱底　　　　C. 膀胱体　　　　D. 膀胱颈

9. 膀胱三角位于 （　　）

A. 膀胱底内面　　B. 膀胱尖　　　　C. 膀胱体内面　　D. 膀胱颈

10. 女性尿道紧贴 （　　）

A. 阴道前壁　　　B. 阴道后壁　　　C. 直肠前壁　　　D. 直肠后壁

11. 既产生生殖细胞又能分泌性激素的是 （　　）

A. 睾丸　　　　　B. 附睾　　　　　C. 前列腺　　　　D. 精囊腺

12. 睾丸中能分泌雄激素的细胞是 （　　）

A. 间质细胞　　　B. 精子细胞　　　C. 支持细胞　　　D. 精原细胞

13. 雄激素的生理功能不包括 （　　）

A. 维持男性副性征　　　　　　B. 维持正常性欲

C. 促进肌肉的蛋白质合成　　　D. 促进白细胞的合成

14. 属于输精管道的是 （　　）

A. 睾丸　　　　　B. 附睾　　　　　C. 精囊腺　　　　D. 前列腺

15. 前尿道是指 （　　）

A. 前列腺部　　　B. 膜部　　　　　C. 海绵体部　　　D. 前列腺部和膜部

16. 男性尿道最狭窄的部位在 （　　）

A. 尿道内口　　　B. 尿道外口　　　C. 前列腺部　　　D. 尿道膜部

17. 关于卵巢的描述，错误的是 （　　）

A. 位于盆腔侧壁　　　　　　　B. 包被于子宫阔韧带内

C. 其导管与输卵管相通　　　　D. 能分泌女性激素

18. 引起卵巢排卵的原因主要是血液中呈现 （　　）

A. 催乳素高峰　　　　　　　　B. 卵泡刺激素高峰

C. 黄体生成素高峰　　　　　　D. 雌激素高峰

19. 关于雌激素作用的叙述，错误的是 （　　）

A. 输卵管活动增强　　　　　　B. 子宫内膜增生，腺体分泌

C. 刺激乳腺导管延长　　　　　D. 增加蛋白质合成

20. 引起子宫内膜脱落出血，月经来潮的原因是 （　　）

A. 血中雌激素浓度高　　　　　B. 血中孕激素浓度高

C. 血中雌、孕激素浓度都高　　D. 血中雌、孕激素浓度都低

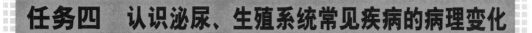

任务四　认识泌尿、生殖系统常见疾病的病理变化

任务目标

1. **能力目标**　能够说出肾小球肾炎的病理变化。
2. **知识目标**　了解肾小球肾炎的病因及分类；掌握肾小球肾炎的病理变化；熟悉肾小球肾炎的病理与临床联系。

任务分解

一、认识肾小球肾炎

　　肾小球肾炎是以肾小球损害为主的变态反应性疾病，简称肾炎。分为原发性和继发性肾小球肾炎。根据发病急缓和表现分为急性、急进性、慢性、肾病综合征和隐匿性肾小球肾炎；根据病变特点分为急性弥漫性增生性肾小球肾炎、快速进行性（新月体）肾小球肾炎、膜性肾小球肾炎、轻微病变性肾小球肾炎、IgA肾炎和弥漫性硬化性肾小球肾炎。本书重点介绍急性肾小球肾炎（简称急性肾炎）。

1. 认识急性肾炎

　　急性肾炎最常见。病理特点是以毛细血管内皮细胞和系膜细胞增生为主，又称毛细血管内增生性肾小球肾炎。多见于儿童，与A组乙型溶血性链球菌感染有关，常发生在咽部或皮肤链球菌感染后1～4周，又称感染后肾炎，临床以急性肾炎综合征表现为主。

2. 认识急性肾炎的病理变化	急性肾炎的病理变化
	（1）肉眼观察　两侧肾对称性肿大，包膜紧张，表面光滑，色红，称"大红肾"，有时可见散在出血点，似蚤咬状，又称"蚤咬肾"

2.认识急性肾炎的病理变化	急性肾炎的病理变化
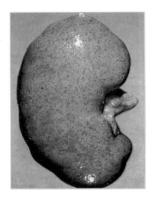 大红肾或蚤咬肾	(2)镜下观察　病变为弥漫性，双肾同时受累。①肾小球的变化：体积增大，毛细血管内皮细胞和系膜细胞增生，导致毛细血管管腔狭窄，引起血管球缺血，严重时毛细血管壁发生节段性纤维素样坏死；②肾小管的变化：上皮细胞变性，管腔内可出现蛋白、红细胞、白细胞和脱落的上皮细胞形成的各种管型；③间质的变化：充血、水肿，少量的炎症细胞浸润。

3.认识急性肾炎的病理与临床表现

(1)尿的变化　①量变：少尿甚至无尿，由于肾小球毛细血管内皮细胞和系膜细胞增生，致毛细血管狭窄、闭塞，肾小球滤过率降低所致；②质变：可引起蛋白尿、管型尿和血尿，血尿最常见。

(2)水肿　由于肾小球滤过率降低，肾小管重吸收功能基本正常，引起水、钠潴留，以及变态反应引起毛细血管通透性增高所致。肾性水肿，先出现在组织疏松部位如眼睑，严重时遍及全身。

(3)高血压　由于钠、水潴留引起血容量增加所致，又称肾性高血压。

急性肾炎综合征：通常将起病急、血尿、轻度到中度蛋白尿和水肿、高血压等称为急性肾炎综合征。

4.认识急性肾炎的结局

预后大多良好，特别是儿童多在数周至数月内恢复，少数会恶化。

二、认识肾功能衰竭

肾功能衰竭是指各种原因引起肾泌尿功能障碍，代谢产物和毒物不能排出体外，以致水、电解质和酸碱平衡紊乱，并伴有肾内分泌功能障碍的病理过程。包括急性肾衰竭和慢性肾衰竭。

1.急性肾衰竭（ARF）是指各种原因引起肾泌尿功能急剧下降，肾小球滤过率急剧减少，肾小管上皮细胞坏死，以致机体内环境严重紊乱的病理过程。病因有肾前性、肾性和肾后性。肾前性因素，常见于大出血、创伤、烧伤、重度脱水等；肾性因素，常见于肾持续缺血、急性肾小球肾炎、急性肾盂肾炎等；肾后性因素，常见于尿路结石、前列腺肥大等。根据临床表现可分为少尿型急性肾衰竭和非少尿型急性肾衰竭。

2. 慢性肾衰竭是指任何疾病导致肾单位进行性破坏，残存的肾单位不能充分排出代谢废物和维持内环境稳定，使体内逐渐出现代谢废物的潴留和水、电解质与酸碱平衡的紊乱以及肾内分泌功能障碍。

3. 尿毒症是急性、慢性肾功能不全发展到最严重的阶段。代谢终末产物和内源性毒性物质在体内潴留，水、电解质和酸碱平衡发生紊乱以及某些内分泌功能失调，从而引起一系列自体中毒症状，称尿毒症。

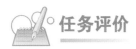 **任务评价**

单项选择题

1. 肾小球肾炎的发病机制是 （ ）
A. 抗原—抗体免疫复合物的形成　　　　B. 病原微生物直接感染
C. 激素分泌紊乱引起　　　　D. 肾间质炎症累及肾小球

2. 急性弥漫性增生性肾小球肾炎的主要病变是 （ ）
A. 毛细血管的纤维素样坏死　　　　B. 毛细血管内皮细胞和系膜细胞增生
C. 毛细血管血栓形成　　　　D. 毛细血管基底膜增生

3. 下列哪一项不是急性弥漫性增生性肾小球肾炎的尿液改变 （ ）
A. 血尿　　　　B. 少尿或无尿
C. 蛋白尿　　　　D. 脓尿

4. 急性弥漫性增生性肾小球肾炎水肿发生的主要原因是 （ ）
A. 淋巴回流受阻　　　　B. 低蛋白血症
C. 水、钠潴留　　　　D. 毛细血管血压升高

5. 下列哪一项不是急性弥漫性增生性肾小球肾炎的病理变化 （ ）
A. 肾小管内出现管型　　　　B. 毛细血管内皮细胞和系膜细胞增生
C. 肾小球基底膜增生　　　　D. 肾间质充血、水肿

6. 急性弥漫性增生性肾小球肾炎血压升高的主要原因是 （ ）
A. 肾动脉痉挛收缩　　　　B. 儿茶酚胺分泌增加
C. 血流重新分配　　　　D. 肾小球滤过率下降，钠、水潴留

7. 急性弥漫性增生性肾小球肾炎的临床表现有 （ ）

A. 蛋白尿、血尿　　　　　　　　　　　B. 脓尿、菌尿

C. 低比重尿　　　　　　　　　　　　　D. 血红蛋白尿

8. 急性弥漫性增生性肾小球肾炎增生的细胞有 （ ）

A. 肾小球毛细血管内皮细胞　　　　　　B. 淋巴细胞

C. 中性粒细胞　　　　　　　　　　　　D. 以上都是

9. 下列哪一项不符合急性弥漫性增生性肾小球肾炎的临床表现 （ ）

A. 夜尿、多尿　　　　　　　　　　　　B. 水肿

C. 高血压　　　　　　　　　　　　　　D. 血尿、蛋白尿、管型尿

10. 患者，女性，30岁，突发畏寒、发热，体温39℃，伴腰痛、尿频、尿痛，有双肋脊角压痛与叩痛。尿蛋白+，白细胞+++，白细胞管型1～3/HP，血肌酐89μmol/L。清洁中段尿培养有大肠埃希菌，菌落计数>105/ml，白细胞15.6×10^9/L，中性粒细胞85%。最可能诊断为 （ ）

A. 急性膀胱炎　　　　　　　　　　　　B. 急性肾盂肾炎

C. 慢性肾盂肾炎　　　　　　　　　　　D. 慢性肾盂肾炎急性发作

任务五 认识腹部脉管系统的解剖结构和功能

 任务目标

1. 能力目标 能够说出肝门静脉的组成、特点、功能、属支和吻合支。
2. 知识目标 掌握肝门静脉走行、特点、功能、属支,以及上下腔静脉的吻合支、临床意义;熟悉腹主动脉的主要分支和下腔静脉的位置与走行。掌握脾的形态、位置;了解脾的功能。

 任务分解

1.认识腹部的动脉	腹主动脉

腹主动脉是腹部的动脉主干。

(1)壁支 主要是4对腰动脉。

(2)脏支

①成对:肾上腺中动脉、肾动脉和生殖腺的动脉(男性为睾丸动脉,女性为卵巢动脉)。

②不成对:腹腔干、肠系膜上动脉、肠系膜下动脉。

A.腹腔干发出的分支有:胃左动脉、脾动脉、肝总动脉(肝固有动脉、胃十二指肠动脉)。肝固有动脉在起始处发出胃右动脉,至肝门处发出胆囊动脉。

B.肠系膜上动脉:发出空肠动脉、回肠动脉、回结肠动脉、右结肠动脉和中结肠动脉。

阑尾动脉:来自于回结肠动脉,分布于阑尾。

肝固有动脉
肝总动脉
胃右动脉
胃网膜右动脉
胃左动脉
腹腔干
脾动脉
胃网膜左动脉

腹腔干(正面)

胃网膜右动脉
肝总动脉
胃十二指肠动脉
胰十二指肠动脉
胃网膜左动脉
胃左动脉
胃短动脉
腹腔干
脾动脉

腹腔干(反面)

1.认识腹部的动脉	腹主动脉
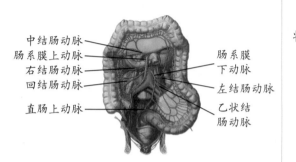中结肠动脉 肠系膜上动脉 右结肠动脉 回结肠动脉 直肠上动脉 肠系膜下动脉 左结肠动脉 乙状结肠动脉 肠系膜上、下动脉	C.肠系膜下动脉：发出左结肠动脉、乙状结肠动脉和直肠上动脉。

2.认识腹部的静脉	腹部的静脉血管
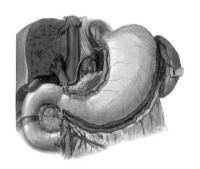 肝门静脉及其属支——1 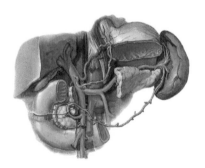 肝门静脉及其属支——2	(1)腹部的静脉　包括壁支，4对腰静脉；脏支，成对的有肾上腺静脉、肾静脉、睾丸静脉；不成对的有肝静脉等。成对的壁支和脏支，注入下腔静脉；不成对的脏支（除肝静脉）先汇合形成肝门静脉入肝，再经肝静脉注入下腔静脉。 (2)肝门静脉 ①走行：为一粗短的静脉干，由肠系膜上静脉和脾静脉在胰头和胰体交界处的后方汇合而成，在肝十二指肠韧带内上行，经肝门入肝。 ②特点：无静脉瓣，起始与终止均为毛细血管。 ③功能：收集除肝以外腹腔不成对器官的静脉血；将消化管吸收的物质运输至肝，在肝内进行代谢，是肝的功能性血管。 ④属支：肠系膜上静脉、肠系膜下静脉、胃左静脉、胃右静脉、脾静脉、胆囊静脉和附脐静脉。

2.认识腹部的静脉	腹部的静脉血管
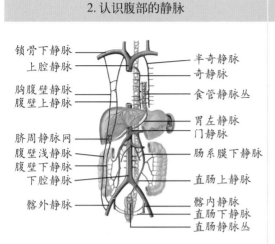肝门静脉系（示属支和吻合支） 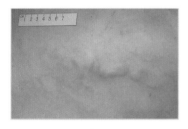"海蛇头"征象	⑤与上、下腔静脉系的吻合支：食管静脉丛、直肠静脉丛和脐周静脉网。 ⑥临床意义：当肝硬化导致门静脉高压时，肝门静脉血液回流受阻，大量血液经细小的静脉属支借吻合支反流回上、下腔静脉，可引起吻合支淤血扩张。如食管静脉丛曲张可引起食管下段－胃底静脉丛曲张破裂大出血；直肠静脉丛曲张可出现便血；脐周静脉网曲张可出现"海蛇头"征象。

3.认识腹部的淋巴器官——脾	脾的位置和功能
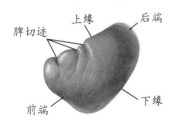脾的形态（膈面） 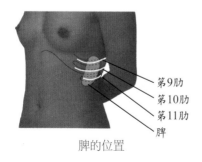脾的位置	脾是人体最大的淋巴器官，质软而脆，易破裂出血。 (1)位置　脾位于左季肋区，与第9～11肋相对，其长轴与第10肋一致，正常情况下在肋弓下缘触不到脾。脾切迹，是临床上触诊脾的重要标志。 (2)功能　造血、储血、滤血和参与免疫应答。

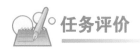 **任务评价**

单项选择题

1. 不属于腹腔干直接分支的是 （　　）

A. 脾动脉 　　　　　　　　　　　　　B. 胃左动脉

C. 肝总动脉 　　　　　　　　　　　　D. 肠系膜上动脉

2. 胃左动脉发自 （　　）

A. 腹主动脉 　　　　　　　　　　　　B. 肠系膜上动脉

C. 肠系膜下动脉 　　　　　　　　　　D. 腹腔干

3. 阑尾动脉起始于 （　　）

A. 右结肠动脉 　　　　　　　　　　　B. 中结肠动脉

C. 左结肠动脉 　　　　　　　　　　　D. 回结肠动脉

4. 下列有关肝门静脉的叙述，错误的是 （　　）

A. 在胰头和胰体交界处的后方 　　　　B. 由肠系膜上静脉及脾静脉汇合而成

C. 收集腹腔内不成对器官的静脉血 　　D. 向上进入肝十二指肠韧带内

5. 门静脉收集的范围中，不包括 （　　）

A. 肝的静脉血 　　　　　　　　　　　B. 胃的静脉血

C. 胰的静脉血 　　　　　　　　　　　D. 脾的静脉血

6. 静脉血不汇入肝门静脉的器官是 （　　）

A. 肝 　　　　　　　　　　　　　　　B. 胆囊

C. 脾 　　　　　　　　　　　　　　　D. 胃肠

7. 属于肝门静脉属支的有 （　　）

A. 肝静脉 　　　　　　　　　　　　　B. 肾静脉

C. 肠系膜下静脉 　　　　　　　　　　D. 卵巢静脉

8. 不参与构成门—腔静脉吻合的是 （　　）

A. 食管静脉丛 　　　　　　　　　　　B. 直肠静脉丛

C. 子宫静脉丛 　　　　　　　　　　　D. 脐周静脉网

9. 脾的长轴平对左侧 （　　）

A. 第9肋 　　　　　　　　　　　　　B. 第10肋

C. 第11肋 　　　　　　　　　　　　　D. 第12肋

10. 临床触诊脾的标志是 （　　）

A. 脾门 　　　　　　　　　　　　　　B. 脾下缘

C. 脾膈面 　　　　　　　　　　　　　D. 脾切迹

任务六　评估腹部

 任务目标

1. 能力目标　熟悉腹部视诊、叩诊和听诊的方法和内容；掌握腹部触诊的方法和内容。
2. 知识目标　熟悉腹部评估的常见异常表现及临床意义；熟悉消化系统常见疾病的主要体征。

 任务分解

一、评估前准备

评估前准备	具体内容
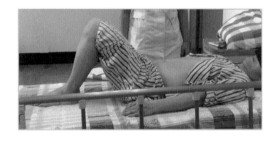	(1)护士准备　注重仪表，指甲剪短洗手。 (2)用物准备　笔、记录本、听诊器、手表。 (3)环境准备　安静、光线充足、屏风遮挡。 (4)核对解释　核对床号、姓名；自我介绍、交代目的、获得许可和配合。 (5)评估前嘱患者排空膀胱。 (6)体位　取低枕仰卧位，两手自然置于身体两侧。 (7)患者充分暴露全腹。 (8)检查者应立于患者右侧，动作轻柔准确，态度友善，充分尊重、理解评估对象。

二、视诊腹部

评估内容与方法	常见异常改变及临床意义
1. 观察腹部外形 (1)判断腹部外形，注意是否对称、有无隆起或凹陷等。 正常 腹部外形可呈以下三种类型。 ①腹部平坦：仰卧时，前腹壁大致处于肋缘至耻骨联合同一平面或稍低凹，见于正常成年人。 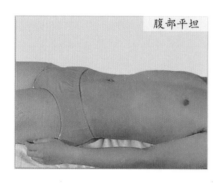腹部平坦 ②腹部低平：前腹壁稍低于肋缘至耻骨联合水平面，见于消瘦者或老年人。 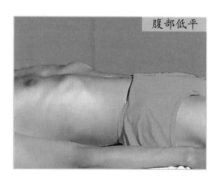腹部低平 ③腹部饱满：前腹壁稍高于肋缘至耻骨联合水平面，见于肥胖者或小儿。 (2)若腹部有包块或腹腔有积液时，应测量腹围。	(1)腹部膨隆 仰卧时前腹壁明显高于肋缘至耻骨联合水平面，可分为全腹膨隆和局部膨隆。 ①全腹膨隆：常见于腹腔大量积液蛙腹、胃肠胀气、巨大腹部肿块、妊娠晚期、过度肥胖等。 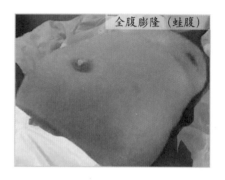全腹膨隆（蛙腹） 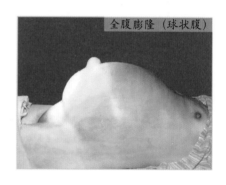全腹膨隆（球状腹） ②局部膨隆：常因脏器肿大、肿瘤、炎性包块、胃或肠胀气、腹壁肿物或疝等导致相应部位出现膨隆。 (2)腹部凹陷 指仰卧时，前腹壁明显低于肋缘至耻骨联合的水平面。 ①全腹凹陷：常见于显著消瘦、严重脱水等患者。严重者呈现舟状腹。

评估内容与方法	常见异常改变及临床意义
让患者排尿后平卧，用软尺经脐绕腹一周所得周长即为腹围。定期测量比较，可以观察腹腔内容物（如腹水）的变化。 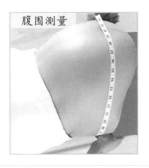	②局部凹陷：多为手术后腹壁瘢痕收缩所致。
2. 观察腹式呼吸 　　观察腹壁随呼吸而上下起伏，即腹式呼吸的频率及深度。 　　正常　男性和儿童以腹式呼吸为主；成年女性以胸式呼吸为主。	(1)腹式呼吸减弱或消失　见于腹膜炎症、腹腔大量积液等。 (2)腹式呼吸增强　少见。
3. 观察有无腹壁静脉曲张 　　(1)观察腹壁皮肤是否有静脉可见。 　　正常　腹壁一般见不到静脉；只有肤色白皙和较瘦者可隐约见到腹壁静脉。 　　(2)判断腹壁静脉曲张的血流方向。 　　评估者选择一段无分支的曲张静脉，将示指和中指并拢压迫其上，并向两端推挤血液使局部静脉空虚，然后交替抬起一指，观察手指起端静脉是否充盈及充盈速度，若血液迅速充盈，则血流方向为从放松端流向紧压端。 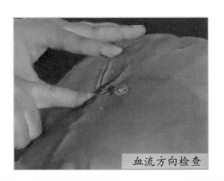 血流方向检查	腹壁静脉曲张　视诊可见腹壁静脉充盈、显著扩张或迂曲。 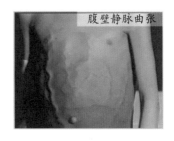 腹壁静脉曲张 　　根据曲张静脉血流方向可判断静脉曲张的原因，主要有： 　　①门静脉梗阻时，血流方向在脐上自下而上，脐下自上而下，并以脐为中心向四周放射，呈水母头状。常见于肝硬化门静脉高压。 　　②上腔静脉阻塞时，曲张的静脉分布在腹壁两侧。血流方向在脐上、脐下均自上而下。

评估内容与方法	常见异常改变及临床意义
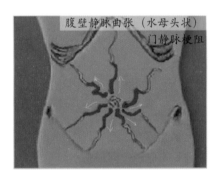	③下腔静脉阻塞时，曲张的静脉分布在腹壁两侧。血流方向在脐上、脐下均自下而上。 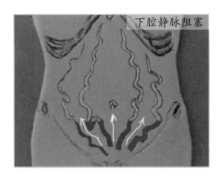

4.观察有无胃肠型与蠕动波
  观察 在腹壁上能否看到胃肠的轮廓。
  正常 除极度消瘦及腹壁菲薄的老年人外，一般看不到胃肠的轮廓和蠕动波形。
 	
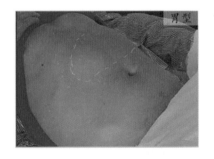
	胃肠型及蠕动波 当胃、肠梗阻时，可在腹壁见到胃或肠的轮廓，并伴有蠕动波，称为胃肠型及蠕动波。
	
	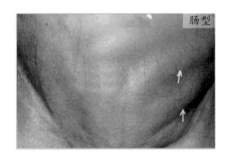

三、听诊腹部

评估内容与方法	常见异常改变及临床意义

1.听诊肠鸣音
  肠鸣音是肠蠕动时，肠管内气体和液体随之流动所产生的一种断断续续的嘟噜声（或气过水声）。
  方法 通常可用脐周作为听诊点，持续听诊。
	(1)肠鸣音活跃 肠蠕动增强时，肠鸣音可达每分钟10次以上，常见于急性肠炎、服泻药后或胃肠道大出血等。
	(2)肠鸣音亢进 肠蠕动增强，次数多且音调高亢、响亮，甚至呈叮当声或金属声。是机械性肠梗阻的特征性体征。

评估内容与方法	常见异常改变及临床意义
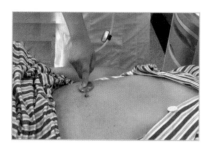 判断　每分钟肠鸣音次数和声响。 正常　每分钟肠鸣音4~5次。	(3)肠鸣音减弱或消失　指持续3~5分钟以上才听到一次或未听到肠鸣音。常见于急性腹膜炎或麻痹性肠梗阻。
2.听诊振水音 　　振水音是指胃内气体与液体相撞击而发出的"咣啷、咣啷"声。 　　方法　患者仰卧，听诊器体件置于上腹部，同时用稍弯曲的四指并拢，连续迅速地冲击其上腹部。 　　正常　进食较多量的液体后即可闻及振水音，但空腹或进食后6~8小时以上则不应闻及。	空腹或进食后6~8小时以上仍可闻及振水音，则表示胃排空不良，有较多的液体潴留，常见于幽门梗阻、胃扩张等。 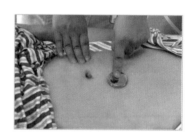

四、叩诊腹部

评估内容与方法	常见异常改变及临床意义
叩诊全腹 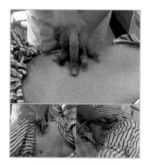 移动性浊音叩诊 　　判断　腹部叩诊音及分布是否正常。 　　正常　除肝、脾区，两侧腹部近腰肌处为浊音或实音外，其余部位均为鼓音。	移动性浊音　当腹腔内含有一定量液体（游离腹水超过1000 ml）时，可出现因体位不同而浊音区变动的现象，称为移动性浊音。 　　叩诊时，自腹中部脐平面开始向患者左侧叩诊，发现浊音时，左手中指固定不动，嘱患者右侧卧，再叩，如呈鼓音，表明浊音移动。同法向右侧叩诊，叩得浊音后嘱患者左侧卧，核实浊音是否移动。

五、触诊腹部

评估内容与方法	常见异常改变及临床意义
1.浅触诊全腹 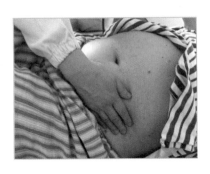 **方法** 以全手掌放于腹壁上，使患者适应片刻，并感受腹肌紧张度。然后以轻柔动作按顺序触诊全腹。一般自左下腹开始逆时针方向，并按先健康部位后病变区域的原则进行检查。注意边触诊边观察患者的反应与表情。 **判断** 腹壁紧张度、表浅的压痛、肿块等。 **正常** 腹壁有一定张力，但触之柔软，较易压陷，称腹壁柔软。	(1)全腹壁紧张度增加 腹腔内容物增加、腹腔内大量腹水时腹部张力可增加；腹内有炎症时，腹肌可因反射性痉挛而使腹壁变硬，有抵抗感，称腹肌紧张。 　　板状腹：急性胃肠穿孔引起急性弥漫性腹膜炎时，全腹肌肉明显紧张，触之硬如木板，称"板状腹"。 　　揉面感：结核性腹膜炎时，由于炎症发展缓慢，对腹壁刺激缓和，且有腹膜增厚，触诊腹壁似揉面团的感觉，称揉面感或柔韧感。 (2)局部腹壁紧张度增加 常见于脏器炎症波及腹膜而引起。如右下腹肌紧张常见于急性阑尾炎；右上腹肌紧张常见于急性胆囊炎。
2.深触诊全腹 **方法** 与呼吸配合，深压腹部，使腹壁压陷至少2 cm，了解腹腔内脏器情况，检查有无压痛、反跳痛和腹内肿块等。 (1)压痛、反跳痛 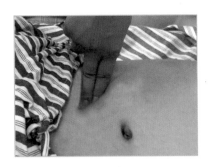 **正常** 腹部触诊时不引起疼痛。	(1)压痛 腹腔内的病变，如脏器的炎症、淤血、肿瘤、破裂、扭转以及腹膜的刺激（炎症、出血）等均可引起压痛。压痛最明显的部位往往就是病变所在部位。 　　临床常见压痛点有： 　　①阑尾压痛点：位于脐与右髂前上棘连线中、外1/3交界处。 　　②胆囊压痛点：位于右侧腹直肌外缘与肋缘交界处。 (2)反跳痛 腹部触诊有压痛后，触诊的手指在原处继续加压稍停片刻，然后突然将手指迅速抬起，此时患者腹痛如明显加重，称为反跳痛。反跳痛是壁层腹膜已有炎症累及的征象，为早期诊断腹膜炎最有价值的体征。 　　腹膜刺激征 腹膜炎患者常有腹肌紧张、压痛和反跳痛，合称为腹膜刺激征。

评估内容与方法	常见异常改变及临床意义

(2)触诊肝脏

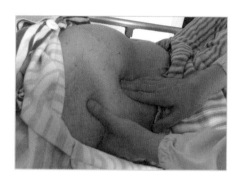

方法　训练患者做加深的腹式呼吸2~3次，再以单手法或双手法分别在右锁骨中线上和前正中线上触诊肝。

判断　是否触及肝；如触及判断大小、质地、表面及边缘、有无压痛及搏动等情况。

正常　一般触不到。腹壁松弛的患者，当深吸气时在右肋缘下可触及肝下缘，但在1 cm以内；在剑突下可触及肝下缘，多在3 cm以内；质地柔软，表面光滑，边缘规则，无压痛，无搏动。

(3)触诊胆囊

方法　可用单手滑行触诊法进行胆囊触诊。

判断　能否触及胆囊；有无触痛。

正常　不能触及，无胆囊触痛。

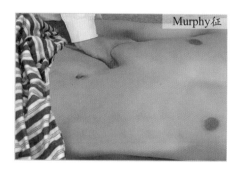

Murphy征

(3)肝触诊异常表现：

①大小异常：如果肝下缘超过正常标准，可为肝下移或肝肿大。肝下移常见于右侧胸腔大量积液、肺气肿等所致；肝炎、肝淤血、脂肪肝、肝脓肿、肝肿瘤等可引起肝肿大。

②质地异常：肝质地一般分为三个等级。质软如触口唇，质韧如触鼻尖，质硬如触前额。急性肝炎、脂肪肝、肝淤血等质韧；肝硬化、肝癌等质硬。

③表面及边缘异常：急性肝炎、脂肪肝、肝瘀血时表面光滑，边缘圆钝；肝硬化时表面不光滑，可触及小结节，边缘锐利；肝癌时表面高低不平，边缘不整，厚薄不一。

④压痛：如肝包膜有炎症反应或因肝肿大使包膜紧张，则有压痛。常见于急性肝炎、肝淤血、肝脓肿。

(4)胆囊触痛征（Murphy征）　以左手掌平放于患者右胸下部，以拇指指腹勾压于胆囊点处，然后嘱患者缓慢深吸气。如在吸气过程中因疼痛而突然停止吸气，称Murphy征阳性。可见于急性胆囊炎。

评估内容与方法	常见异常改变及临床意义
(4)触诊脾脏 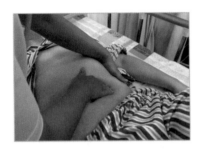 　　方法　脾触诊有单手触诊法和双手触诊法，常用的是双手触诊法。患者取仰卧位或右侧卧位。 　　判断　脾肋下是否触及，并测量大小。 　　正常　不能触及。 (5)触诊膀胱 　　方法　单手滑行触诊法。先嘱患者取仰卧屈膝位，然后评估者自脐向耻骨联合方向触摸。 　　正常　正常膀胱空虚时位于盆腔内，故不能触及。	(5)脾肿大程度 　　①轻度肿大：深吸气时，脾下缘在左侧肋下不超过2 cm。 　　②中度肿大：深吸气时，脾下缘在肋缘下2 cm至脐水平线。 　　③重度肿大：深吸气时，脾下缘超过脐水平线或超过前正中线。 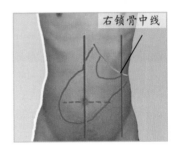 脾肿大测量 (6)膀胱胀大　如膀胱因积尿而充盈，则可触及表面光滑的圆形囊状物，位置较固定。按压时患者感到憋尿、有尿意，排尿或导尿后可缩小或消失。常见于尿潴留、前列腺肥大等。

五、整理记录

整理记录	具体内容
整理	帮被评估者整理衣服及床单位，拉开床帘；交代相关事项；洗手。
记录	六、腹部评估 外形：□正常　□凹陷　□膨隆（腹围＿＿＿＿＿＿cm） 胃肠型：□无　□有（描述：＿＿＿＿＿＿＿＿＿＿） 腹肌紧张：□无　□有（描述：＿＿＿＿＿＿＿＿＿） 压痛：□无　□有（描述：＿＿＿＿＿＿＿＿＿＿＿） 反跳痛：□无　□有（描述：＿＿＿＿＿＿＿＿＿＿） 肝大：□无　□有（描述：＿＿＿＿＿＿＿＿＿＿＿） 移动性浊音：□阴性　□阳性 肠鸣音：＿＿＿＿＿次/分（描述：＿＿＿＿＿＿＿＿）

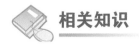

相关知识

消化系统常见症状如下。

一、腹痛

1. 分类　可分为急性腹痛和慢性腹痛。

2. 常见病因及腹痛特点　胆绞痛常因脂肪餐而诱发；急性胰腺炎腹痛常因酗酒或饱餐而诱发；急性胃肠穿孔多为突发剧烈的刀割样疼痛；空腔脏器痉挛常为较剧烈的阵发性绞痛；胆道蛔虫症呈阵发性钻顶样痛；急性弥漫性腹膜炎为持续性广泛剧烈腹痛。尿路结石腹痛向会阴部放射，常伴血尿；腹腔外脏器病变（肺与胸膜炎症、急性心肌梗死）所致，常在上腹腹痛，但腹部体征不明显；急性铅中毒引起腹部绞痛，常伴恶心、呕吐、血压升高，数日后有贫血；消化性溃疡典型腹痛呈慢性、周期性和节律性疼痛。

3. 护理评估要点　主要有：①注意患者年龄、文化、社会背景等因素；②疼痛的部位；③疼痛的性质与程度；④疼痛的发生与病情演变；⑤诱发加重、或缓解因素；⑥疼痛的身心反应。

4. 相关护理诊断　疼痛、焦虑、恐惧、潜在并发症（休克）等。

二、呕血与便血

呕血与便血都是消化道出血的常见症状。屈氏韧带以上的消化器官（包括食管、胃、十二指肠、肝、胆、胰）出血，称为上消化道出血。在回肠下端、结肠、直肠及肛门的出血，称为下消化道出血。血液在胃内积聚经口呕出称为呕血，通过肛门排出称为便血。

呕血的颜色与出血的量、出血的速度及在胃内停留的时间有关。出血量大，停留时间短，呕出的血液呈鲜红色；出血量小，停留时间长，呕血呈咖啡样。

便血的颜色取决于消化道出血部位的高低、出血量及血液在肠管内停留的时间。上消化道出血常呈柏油样黑便；直肠、肛门出血常呈鲜血便。

1. 病因

呕血的主要病因：食管疾病（如炎症、肿瘤、异物及损伤等）、胃及十二指肠疾病（如消化性溃疡）、肝胆胰疾病（如肝硬化）、全身出血性疾病（如血液病、急性传染病及肝脏疾病）。

便血的主要病因：各种原因引起的上消化道出血、小肠疾病、结肠疾病、直肠肛门疾病及全身性疾病等。

2. 护理评估要点

(1)判断是否是消化道出血：呕血要注意与鼻、口咽部出血及咯血相区别。

表 6-1 咯血与呕血的区别

区别要点	咯血	呕血
病史	肺结核、肺癌等心肺疾病	消化性溃疡、肝硬化等疾病
前驱症状	喉部痒感、胸闷、咳嗽等	恶心、呕吐、上腹不适
出血方式	咯血	呕出
血色	鲜红	褐黑、暗红、量大时可呈鲜红
血内混有物	泡沫痰	食物残渣、胃液
酸碱反应	碱性	酸性
黑便	无（如咽下时可有）	常有黑便
出血后痰的性状	痰中常带血	无痰

(2)判断出血量：可据下列指标估计：①大便潜血阳性，出血量每日5 ml以上；②柏油样便，出血量＞60 ml；③出现呕血，胃内积血在250 ml以上；④出现全身症状，出血速度快且＞400 ml；⑤短时间内出血量＞800 ml或达全身血量的20%，收缩压可降至90 mmHg以下；⑥若患者由平卧改为半卧位即感头晕，脉搏增加20次/分，收缩压下降超过10 mmHg，也提示出血量大。

(3)判断出血部位：一般上消化道出血常有呕血和黑便，下消化道出血常仅有便血。

(4)判断出血是否停止的依据：①呕血和（或）黑便的次数与量是否减少或停止；②临床表现是否好转或消失；③实验室检查指标（红细胞、血红蛋白、血小板）是否稳定或逐渐恢复（但在早期血红蛋白和红细胞计数不能真实反映出血量）。

(5)病因与诱因。

(6)监测生命体征。

(7)心理反应。

3. 相关护理诊断　组织灌注量改变；恐惧；活动无耐力；知识缺乏；潜在并发症（休克、肾衰竭）。

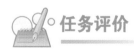 任务评价

学生分组进行腹部评估，并予以评价。考核评分标准如下：

序号	评价项目	评估内容	评分标准	分值	实际得分
1	评估前准备	护士自身准备：衣帽整洁、洗手	不妥者每项扣2分	3	

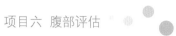

续表

序号	评价项目	评估内容	评分标准	分值	实际得分
1	评估前准备	物品准备：治疗盘、听诊器、软尺、手表、记录本、笔等	准确，少一件扣1分	5	
		环境准备：安静、光线适中、屏风遮挡	不妥者每项扣1分	2	
		核对：床号、姓名 解释：自我介绍，交代目的、获取配合（体位、嘱被评估者排空膀胱）	护患沟通良好、准确，少一项扣1分	5	
2	视诊	观察腹部外形，判断呼吸运动，注意有无静脉曲张、胃肠型及蠕动波	说出视诊内容，未评估者每项扣2分；评估方法错误者每处扣2分	10	
3	听诊	肠鸣音、振水音、血管杂音等	说出听诊内容，未评估者每项扣2分；评估方法错误者每处扣2分	10	
4	叩诊	有无移动性浊音	未评估者每项扣2分；评估方法错误者每处扣2分	10	
5	触诊	有无腹肌紧张、压痛、反跳痛	说出触诊内容，未评估者每项扣2分；评估方法错误者每处扣2分	10	
		触诊肝、脾、胆囊		10	
		触诊膀胱		5	
6	整理记录	帮助被评估者整理衣服、床单位	未整理者每项扣2分	5	
		正确书写评估记录	书写记录错误每项扣2分	10	
7	总体评价	尊重、关心患者，护患沟通良好；操作顺序正确，动作轻稳、熟练流畅；结论准确	不当者每项扣2分	10	
8	理论提问				
	总分			100	

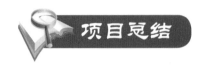

项目总结

消化系统常见疾病的主要体征如下。

一、消化性溃疡

消化性溃疡是指发生在胃、十二指肠的慢性溃疡，其形成与胃酸和胃蛋白酶的消化作用有关。慢性、周期性、节律性上腹痛为其主要症状。常见体征有：

1. 视诊　一般无变化。如有出血致贫血，可见皮肤及黏膜苍白；如有幽门梗阻则可见胃型及蠕动波。

2. 触诊　缓解期一般无明显体征。发作期常有上腹部固定而局限性压痛点，部位与溃疡的位置基本一致，胃溃疡在上腹部正中或稍偏左处，十二指肠溃疡在上腹部正中或稍偏右处。并发胃前壁穿孔时，可引起急性弥漫性腹膜炎的体征。

3. 叩诊　一般无变化。

4. 听诊　一般无变化。如并发幽门梗阻，可听到振水音。

二、急性腹膜炎

急性腹膜炎是一种常见的急腹症。当腹膜受到细菌感染或化学物质（如胃液、肠液、胰液、胆汁）的刺激时，易发生急性炎症，称为急性腹膜炎。按范围可分为弥漫性和局限性腹膜炎。急性弥漫性腹膜炎的主要体征有：

1. 视诊　急性重症病容，强迫仰卧位；呼吸浅快，腹式呼吸减弱或消失；如出现肠麻痹可见全腹膨隆。

2. 触诊　腹膜刺激征阳性。全腹高度紧张，呈"板状腹"，伴压痛、反跳痛。

3. 叩诊　腹腔内有较多游离液体时，可有移动性浊音。如胃肠穿孔，游离气体移至膈下，可出现肝浊音界缩小或消失。

4. 听诊　肠鸣音可减弱或消失。

三、肠梗阻

肠梗阻是指肠内容物在肠道内通过受到阻碍所导致的一种常见急腹症。临床常有急性腹痛、腹胀、呕吐、肛门停止排便和排气等症状。根据产生的原因不同可分为机械性肠梗阻、动力性肠梗阻和血管性肠梗阻三类。肠梗阻的主要体征有：

1. 视诊　急性重症病容，表情痛苦，呼吸急促。机械性肠梗阻时腹部可见肠型及蠕动波；麻痹性肠梗阻时可见全腹膨隆。

2. 触诊　腹肌紧张，有压痛，有时有反跳痛。

3. 叩诊　腹部鼓音区范围可扩大。

4. 听诊　机械性肠梗阻时肠鸣音亢进，呈金属音；麻痹性肠梗阻时肠鸣音减弱或消失。

四、肝硬化

肝硬化是一种以肝细胞广泛性变性坏死与再生、弥漫性纤维组织增生、再生结节形成，导致正常肝小叶结构破坏、肝内循环障碍为特点的慢性进行性肝病。临床表现主要包括肝功能损害和门静脉高压两方面表现。其中常见体征有：

1. 视诊　肝病面容，皮肤及巩膜黄染，可见瘀点、紫癜、瘀斑等皮下出血表现；面部、颈部及上胸部可见蜘蛛痣，有肝掌，男性可有乳房发育；腹水明显者全腹膨隆呈蛙腹，可有脐疝，腹式呼吸减弱；可见腹壁静脉曲张，呈"海蛇头"状。

2. 触诊　肝早期肿大，晚期缩小，质地变硬，表面不光滑，可触及结节，边缘锐利，无压痛；脾肿大；下肢可有水肿。

3. 叩诊　如腹水明显，可有移动性浊音。

4. 听诊　腹壁静脉曲张者可在脐部或上腹部闻及静脉的连续性嗡鸣音。

案例重现

　　患者，男性，20岁。2天前出现上腹部不适，1天前出现上腹疼痛，后腹部疼痛加重不能忍受，同时觉恶心、发热，今日觉乏力，精神恍惚。

　　生命体征：T 39.7℃，P 112次/分，R 28次/分，BP 90/65 mmHg。

入院后对此患者病史进一步补充评估，获取以下资料：

　　患者3天前由外地乘火车来本地，途中进食少，休息不好。开始时腹痛位于上腹部稍偏右侧，疼痛较剧烈，后疼痛逐渐加重，迅速扩展到全腹部，呈刀割样，达到不能忍受的程度。有恶心症状但未呕吐。自觉乏力、发热。同时有神志淡漠、大汗等表现。

　　平素饮食不规律后会出现上腹部不适、隐痛，尤以夜间和空腹时明显，进食后可缓解。未重视，因此未经正规诊断和治疗。

案例讨论

1. 该患者护理体检的重点是什么？

_____

_____

_____

2. 如果出现以下体征：

> 　　体格检查：心肺未见明显异常。腹式呼吸完全消失，腹部无明显膨隆，未见胃肠型和蠕动波；全腹明显肌紧张，呈"板状腹"，有明显压痛，上腹部最明显，并有明显的反跳痛，肝脾未触及，未触及明显包块；肝浊音界消失，移动性浊音（＋）；肠鸣音消失。

请根据以上资料，初步评估该患者的疾病诊断及其依据。其发病的原因是什么？

_____

_____

_____

3. 该患者目前主要存在哪些护理问题？

_____

_____

_____

项目七
四肢脊柱、神经反射评估

项目情景聚焦

　　运动系统与神经系统是人体活动的重要基础。脊柱、四肢病变主要表现为疼痛、姿势或形态异常以及活动度受限，因此，四肢与脊柱的评估主要从形态和功能两方面进行，评估方法以视诊与触诊为主。

　　神经反射是由反射弧的形成而完成的，反射弧中任一环节有病变都可影响反射，因此，通过对反射的评估可获取神经系统疾病的诊断信息，是身体评估中不可缺少的一部分。

案例呈现

　　患者，男，64岁，因神志不清、右侧肢体活动障碍2小时入院。患者于中餐1小时后出现剧烈头痛，随即右侧上下肢麻木，活动不灵，右手持物落地，站立不稳。急诊送医院就诊。

　　生命体征：T 37.2℃，P 68次/分，R 18次/分，BP 200/108 mmHg。

目标描述

　　运用各种护理评估技术进行四肢脊柱、神经反射评估，收集资料，为护理诊断提供依据。

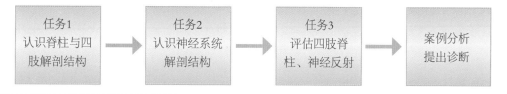

任务1 认识脊柱与四肢解剖结构 → 任务2 认识神经系统解剖结构 → 任务3 评估四肢脊柱、神经反射 → 案例分析 提出诊断

任务一　认识脊柱与四肢解剖结构

任务目标

1. 能力目标　能够说出脊柱的整体观和椎间盘的位置、形态结构及功能。
2. 知识目标　掌握椎骨的一般形态；掌握椎间盘的位置、结构、功能及临床意义；掌握脊柱整体观的形态特点；掌握骨盆；熟悉四大关节；了解四肢的分部、四肢骨和四肢肌。

任务分解

1.认识椎骨	椎骨的一般形态
椎体 椎弓根 椎孔 横突 椎弓板 棘突 上关节突 椎下切迹 下关节突 椎骨的一般形态	椎骨可分为前、后两部。 　　前部　呈短圆柱状，称椎体，是承受压力的主要部位。 　　后部　呈半环状，称椎弓，两端与椎体相连，共同围成椎孔。全部椎骨的椎孔连成椎管，内容纳脊髓。椎弓的后部较宽薄，称椎弓板，前部较窄厚，称椎弓根。上下相邻的椎弓根所围成的孔，称椎间孔，孔内有脊神经和血管通过。 　　椎弓发出7个突起，向后方伸出的一个称棘突，向两侧伸出的一对称横突，向上方和下方各伸出的一对突起，分别称上关节突和下关节突。

2.认识椎间盘	椎间盘的解剖位置、结构、功能、临床意义
	(1)位置　椎间盘位于相邻的两个椎体之间。

2. 认识椎间盘	椎间盘的解剖位置、结构、功能、临床意义

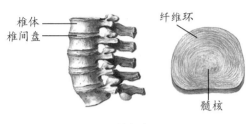

椎间盘

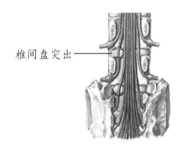

椎间盘突出

(2)结构 椎间盘的周围部称纤维环，由多层呈同心圆排列的纤维软骨构成；中央部是一种富有弹性的胶状物，称髓核。

(3)功能 椎间盘坚韧而有弹性，它既能牢固连接椎体，又容许椎体之间有少量的运动，起缓冲垫的作用。

(4)临床意义 椎间盘纤维环的后部较薄弱，尤其是后外侧部缺乏韧带加强，故当猛力弯腰或劳损引起纤维环破裂时，髓核可突向椎间孔或椎管，压迫脊神经或脊髓，临床上称为椎间盘突出症。

3. 认识脊柱	脊柱整体观的形态特点

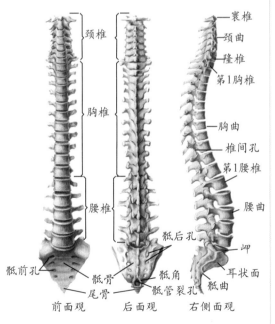

脊柱全貌

脊柱位于躯干后壁的正中，由33块椎骨构成。脊柱参与构成胸廓和骨盆，具有支持体重、运动和保护内部器官等功能。

(1)前面观 可见脊柱的椎体自上而下逐渐增大，到第2骶椎为最宽，从骶骨耳状面以下又渐次缩小。

(2)侧面观 可见脊柱有4个生理性弯曲，即颈曲、胸曲、腰曲和骶曲。其中颈曲和腰曲突向前，胸曲和骶曲突向后。

(3)后面观 可见棘突纵行排列成一条直线。

4.认识四肢骨	四肢骨的分部和形态结构

四肢分为两上肢和两下肢。

(1)上肢骨　每侧共32块，包括肩胛骨1块、锁骨1块、肱骨1块、桡骨1块、尺骨1块、手骨（腕骨8块、掌骨5块、指骨14块）。

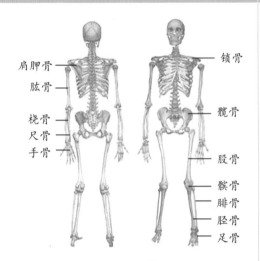

四肢骨

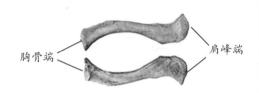

锁骨（右侧）

锁骨　位于颈、胸交界处，略呈"～"型，全长都可摸到。锁骨的内侧端钝圆，与胸骨组成胸锁关节，外侧端扁平，与肩胛骨的肩峰组成肩锁关节。

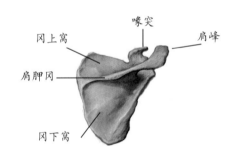

肩胛骨（右侧、后面观）

肩胛骨　位于胸廓后面的外上方，略呈三角形，可分为二面、三角和三缘。

肩胛骨后面有一斜向外上的高嵴，称肩胛冈。其外侧端扁平游离，称肩峰，是肩部的最高点。肩胛冈将肩胛骨后面分为上、下两部，分别称冈上窝和冈下窝。外侧角肥大，有一朝向外侧的浅凹，称关节盂。近外侧角处有一弯向前外方的突起称喙突。

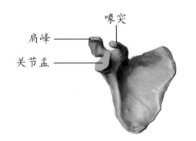

肩胛骨（右侧、前面观）

4.认识四肢骨	四肢骨的分部和形态结构

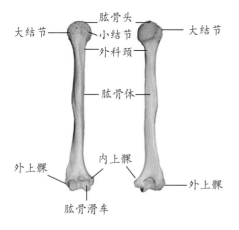

肱骨

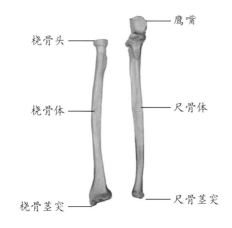

桡骨和尺骨

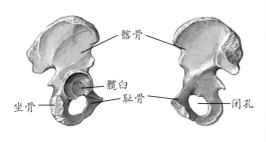

髋骨

肱骨 位于臂部，分为体及上、下两端。

上端膨大，其内上部呈半球状，称肱骨头。肱骨头的前外侧有两个隆起，在前方的一个较小，称小结节；外侧的一个较大，称大结节。上端与体交界处稍细，称外科颈，是肱骨较易发生骨折的部位。

下端较宽扁，其内、外侧各形成一个突起，分别称内上髁和外上髁，均可在体表摸到。下端的远侧面有两个光滑区，其内侧的呈滑车状，称肱骨滑车；外侧的呈球状，称肱骨小头。

前臂骨 包括桡骨和尺骨，两骨并列，桡骨居外侧，尺骨居内侧。两骨都分上端、体和下端三部分。

桡骨：上端细小，下端粗大。桡骨的上端呈短柱状，称桡骨头。桡骨的下端外侧面粗糙，并向下突起形成茎突，可在体表摸到。

尺骨：上端粗大，下端细小。尺骨上端后方的突起，称鹰嘴，可在体表摸到。尺骨头的内后侧，向下伸出的短小突起，称茎突。

(2)下肢骨 每侧共31块，包括髋骨1块、股骨1块、髌骨1块、胫骨1块、腓骨1块、足骨（跗骨7块、跖骨5块、趾骨14块）。

髋骨 位于盆部。在16岁左右时，它由髂骨、耻骨和坐骨融合而成。髂骨构成髋骨的上部，耻骨和坐骨分别构成髋骨的前部和后下部。三骨融合部的外侧面，有一深窝，称髋臼，髋臼前下方的卵圆形大孔称闭孔。

4.认识四肢骨	四肢骨的分部和形态结构
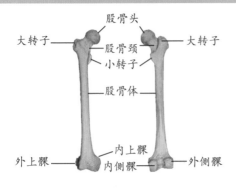 股骨 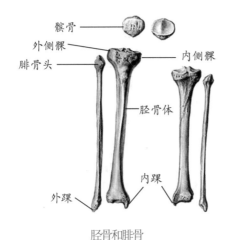 胫骨和腓骨	股骨　位于股部，是人体最粗大的长骨。 　　股骨上端弯向内上方，其末端的球状膨大部称股骨头。股骨头外下方稍细的部分称股骨颈。股骨颈以下为股骨体。股骨颈与股骨体的交接部有两个突起：外上方的较大，称大转子，可在体表摸到；内下方的较小，称小转子。 　　股骨下端膨大，并向后方突出，形成内侧髁和外侧髁。内、外侧髁向侧方的最突出部，分别称为内上髁和外上髁，都可在体表摸到。 　　髌骨　位于股骨下端的前方。略呈底向上，尖向下的三角形。 　　小腿骨包括胫骨和腓骨，两骨并列，胫骨在内侧，腓骨在外侧。两骨都分为体及上、下两端。 　　胫骨　上端膨大，向后方和两侧突起，形成内侧髁和外侧髁。胫骨体呈三棱柱形，其前缘锐利，内侧面平坦。胫骨的下端较膨大，它的内侧部向下突起，形成内踝。 　　腓骨　细长，上端膨大，称腓骨头；下端略呈扁三角形，称外踝。

5.认识四肢肌	四肢肌的分部和形态结构
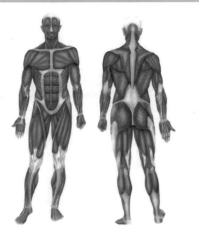 人体肌分布	四肢肌分为上肢肌和下肢肌。

5.认识四肢肌	四肢肌的分部和形态结构

5.认识四肢肌

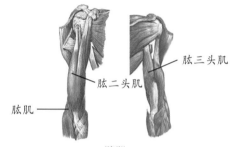

肩肌

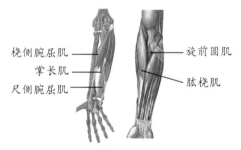

臂肌

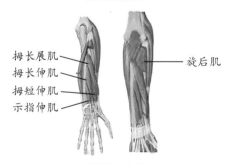

前臂肌前群

前臂肌后群

四肢肌的分部和形态结构

(1)上肢肌　按其所在部位，分为肩肌、臂肌、前臂肌和手肌。

①肩肌：包括三角肌、肩胛下肌、冈上肌、冈下肌。

三角肌　略呈三角形，起自于锁骨的外侧端、肩峰和肩胛冈，肌束从前、后和外侧三面包围肩关节。其外上1/3部，肌质丰厚，且无重要的血管、神经经过，是临床上经常选用的肌内注射部位。

②臂肌：配布在肱骨周围，分前、后群，前群是屈肌，主要有肱二头肌和肱肌；后群是伸肌，主要有肱三头肌。

③前臂肌：位于桡、尺骨的周围，多数起于肱骨下端，少数起自桡、尺骨及前臂骨间膜。

图中标注：

肩肌图：肩胛冈　三角肌　冈上肌　冈下肌　肩胛下肌

臂肌图：肱三头肌　肱二头肌　肱肌

前臂肌前群图：桡侧腕屈肌　掌长肌　尺侧腕屈肌　旋前圆肌　肱桡肌

前臂肌后群图：拇长展肌　拇长伸肌　拇短伸肌　示指伸肌　旋后肌

201

5. 认识四肢肌	四肢肌的分部和形态结构

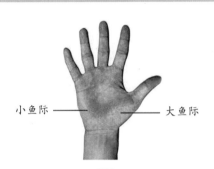

手肌

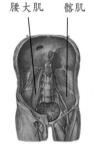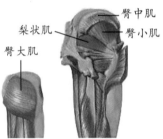

腰大肌　髂肌　　　　臀中肌
梨状肌　　　臀小肌
臀大肌

髋肌

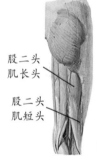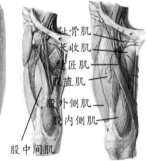

股二头肌长头　　　　耻骨肌
　　　　　　　长收肌
股二头肌短头　　　缝匠肌
　　　　　　　股直肌
　　　　　　　股外侧肌
　　　　　　　股内侧肌
股中间肌

股肌

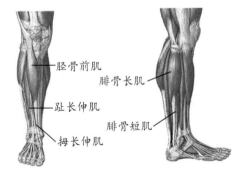

胫骨前肌　　　　腓骨长肌
趾长伸肌　　　　腓骨短肌
拇长伸肌

小腿肌前群　　　　小腿肌外侧群

④手肌：位于手掌，由运动指的许多小肌组成，分为外侧、内侧和中间三群。外侧群位于手的外侧部，较发达，共同形成丰满隆起的鱼际，可使拇指做内收、外展、屈和对掌运动。内侧群位于手的内侧部，共同形成小鱼际，其主要作用是屈小指和使小指外展。

(2)下肢肌　按部位分为髋肌、股肌、小腿肌和足肌。

①髋肌：分为前、后两群。前群主要有髂腰肌，由髂肌和腰大肌合成；后群主要有臀大肌、臀中肌、臀小肌和梨状肌。

臀大肌　略呈四边形，大而肥厚，位于臀部浅层，肌质厚实，其外上部无重要的神经和血管，为肌内注射的常选部位。

②股肌：配布在股骨周围，分为前群、内侧群和后群。

前群　位于股前部，有缝匠肌和股四头肌。其中股四头肌是股前部最强大的肌。以四腱起自髂骨和股骨，肌束向下附着于髌骨的周缘和前面，并自髌骨下延成髌韧带，止于胫骨粗隆。股四头肌的主要作用是伸膝关节。

内侧群　位于股的内侧部，有长收肌和耻骨肌。

后群　位于股后部，有股二头肌。

③小腿肌：配于小腿骨的前方、外侧和后方，因而相应分为前群、外侧群和后群。

前群　共有三肌，紧贴胫骨外侧面的叫胫骨前肌，胫骨前肌的外侧，上方有趾长伸肌，下方有拇长伸肌。

外侧群　位于腓骨的外侧，由浅层的腓骨长肌和深层的腓骨短肌组成。

5. 认识四肢肌	四肢肌的分部和形态结构
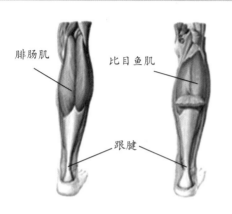 腓肠肌　比目鱼肌　跟腱 小腿肌后群（示小腿三头肌）	后群　位于小腿后部，其中浅层有小腿三头肌，它由浅层的腓肠肌和其深处的比目鱼肌合成。 　　④足肌：主要位于足底，有屈趾骨间关节和支持足弓等作用。

6. 认识关节	四大关节组成与形态
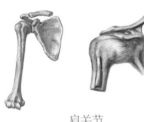 肩关节 肘关节 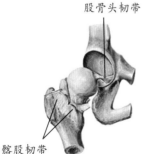 股骨头韧带 髂股韧带 髋关节	(1)肩关节 　　组成　由肩胛骨的关节盂和肱骨头组成。 　　特点　肱骨头大，关节盂浅小，关节囊松弛，韧带薄弱。因此，肩关节运动灵活、幅度较大，但稳固性也较差。肩关节囊内有肱二头肌长头腱通过，关节囊的前、后、上壁都有肌和肌腱加强，而下壁薄弱，成为肩关节最常见的脱位部位。 (2)肘关节 　　组成　由肱骨下端、尺骨和桡骨上端构成。 　　包括　肱桡关节、肱尺关节、桡尺近侧关节。 (3)髋关节 　　组成　由股骨头和髋臼组成。 　　特点　股骨头小，髋臼深，股骨头全部纳入髋臼内；关节囊厚而坚韧，且有韧带加强，是全身最稳固的关节，活动幅度比肩关节小，不易脱位。

6. 认识关节	四大关节组成与形态

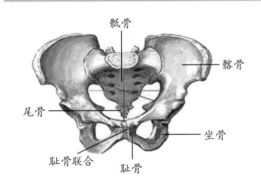

膝关节

(4)膝关节

组成　由股骨内、外侧髁和胫骨内、外侧髁以及前方的髌骨组成。

特点　在关节囊外，前有髌韧带，内、外侧有胫侧副韧带和腓侧副韧带加强；在关节囊内，有膝交叉韧带和关节半月板。

7. 认识骨盆	骨盆的组成、分部和骨盆的上、下口

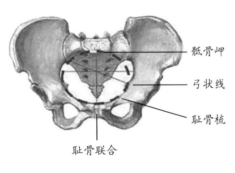

骨盆的组成

小骨盆的组成

(1)骨盆的组成　骨盆由骶骨、尾骨和左、右髋骨连接而成，具有保护骨盆腔内器官和传递重力等功能。其中，髋骨由髂骨、耻骨和坐骨融合而成，髂骨构成髋骨的上部，耻骨和坐骨分别构成髋骨的前部和后下部。

(2)骨盆的分部　骨盆可分为上、下两部，即上方的大骨盆和下方的小骨盆。两部以界线为界。

界线　由后向前依次是骶骨岬、弓状线、耻骨梳和耻骨联合的上缘连成。

(3)小骨盆的上、下口

上口　由界线围成。

下口　由尾骨、骶结节韧带、坐骨结节、坐骨支、耻骨下支和耻骨联合的下缘共同围成。

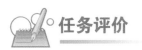

任务评价

单项选择题

1. 椎弓和椎体围成 （   ）

A. 椎间孔　　　　　　　　　　　　　B. 椎孔

C. 横突孔　　　　　　　　　　　　　D. 骶管裂孔

2. 椎弓根的上、下切迹共同围成 （   ）

A. 椎管　　　　　　　　　　　　　　B. 椎孔

C. 椎间孔　　　　　　　　　　　　　D. 椎间盘

3. 关于椎间盘，错误的说法是 （   ）

A. 周围部为纤维环　　　　　　　　　B. 中央部为髓核

C. 牢固连接两个椎骨，不能活动　　　D. 外伤时，髓核可向外突出

4. 下列对脊柱的描述，错误的是 （   ）

A. 椎体自上而下逐渐增大　　　　　　B. 所有棘突呈交叠瓦状排列

C. 侧面观有4个生理性弯曲　　　　　D. 下腰部和下颈部运动幅度最大

5. 脊柱侧面观有4个生理性弯曲，向前凸的有 （   ）

A. 颈曲　　　　　　　　　　　　　　B. 胸曲

C. 骶曲　　　　　　　　　　　　　　D. 会阴曲

6. 下列对肩关节的描述，错误的是 （   ）

A. 肱骨头大而圆　　　　　　　　　　B. 关节盂小而浅

C. 关节囊薄而松弛　　　　　　　　　D. 脱位时易脱向上方

7. 关节腔内有半月板的关节是 （   ）

A. 肩关节　　　　　　　　　　　　　B. 髋关节

C. 膝关节　　　　　　　　　　　　　D. 肘关节

8. 参与组成膝关节的是 （   ）

A. 股骨上端　　　　　　　　　　　　B. 胫骨下端

C. 髌骨　　　　　　　　　　　　　　D. 腓骨下端

9. 不参与界线组成的是 （   ）

A. 骶骨岬　　　　　　　　　　　　　B. 耻骨梳

C. 弓状线　　　　　　　　　　　　　D. 髂前上棘

10. 下列关于骨盆的描述，正确的是 （   ）

A. 由髋骨、耻骨和骶骨组成　　　　　B. 由髋骨、耻骨和尾骨组成

C. 由骶骨、尾骨、左右髋骨连接组成　D. 由髋骨、骶骨和坐骨组成

任务二 认识神经系统解剖结构

 任务目标

1. 能力目标 能够说出神经系统的组成和神经系统对躯体运动的调节。
2. 知识目标 掌握神经系统的组成;掌握脊髓的位置;掌握脑的分部及重要结构名称;熟悉反射概念及反射弧的组成;熟悉神经系统的感觉功能;熟悉神经系统对运动的调节;了解脊神经、脑神经、内脏神经的名称。

 任务分解

一、认识神经系统解剖结构

1.认识神经系统的概况	神经系统的组成
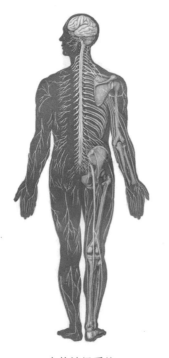 人体神经系统	神经系统包括中枢神经系统和周围神经系统两部分。 　　中枢神经系统包括脑和脊髓。 　　周围神经系统包括脑神经、脊神经和内脏神经。

2.认识脊髓	脊髓的解剖位置

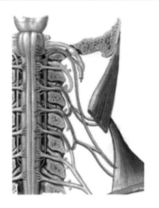

脊髓

脊髓居椎管内，上端在枕骨大孔处与延髓相续，下端在成人平第1腰椎体下缘，新生儿的平对第3腰椎体。脊髓的两侧连有31对脊神经，每对脊神经所连的一段脊髓，称一个脊髓段，因此脊髓可相应分为31个节段。即8个颈段、12个胸段、5个腰段、5个骶段和1个尾段。

脊髓是脑与躯干和四肢的感受器、效应器发生联系的枢纽。脊髓内具有内脏反射的低级中枢，如排尿、排便反射等，当脊髓受损时可引起排尿、排便障碍。

3.认识脑	脑的分部、结构

(1)分部

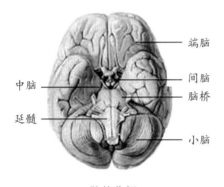

脑的分部

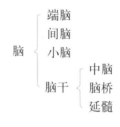

$$\text{脑}\begin{cases}\text{端脑}\\\text{间脑}\\\text{小脑}\\\text{脑干}\begin{cases}\text{中脑}\\\text{脑桥}\\\text{延髓}\end{cases}\end{cases}$$

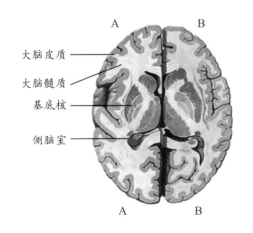

(2)脑的内部结构 大脑半球的表层是灰质，称大脑皮质。深层的白质称大脑髓质。在大脑半球的基底部，包埋于白质中的灰质团块，称基底核。半球内的室腔称侧脑室。

3.认识脑	脑的分部、结构
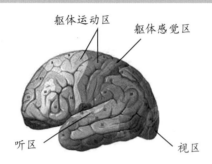 大脑皮质的细胞构筑分区 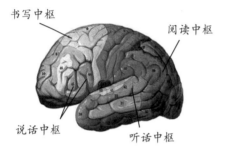 大脑皮质的语言中枢定位 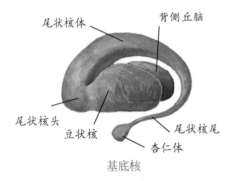 基底核 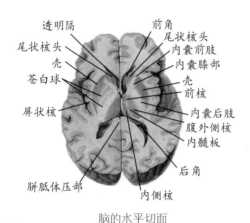 脑的水平切面	(1)大脑皮质及其功能定位 ①躯体运动区：主要位于中央前回和中央旁小叶的前部，管理对侧半身的骨骼肌运动。 ②躯体感觉区：主要位于中央后回和中央旁小叶的后部，接受背侧丘脑传来的对侧半身的感觉纤维。 ③视区：位于距状沟的两侧。 ④听区：位于颞横回。 ⑤语言区：是人类大脑皮质所特有的。主要有听觉性语言中枢（听话中枢）、视觉性语言中枢（阅读中枢）、书写中枢及运动性语言中枢（说话中枢）四个语言区。 (2)基底核　包括尾状核、豆状核和杏仁体。豆状核和尾状核合称纹状体。 (3)大脑髓质　由大量神经纤维组成，可分为联络纤维、连合纤维及投射纤维三种。 ①联络纤维：联系同侧大脑半球回与回或叶与叶之间的纤维。 ②连合纤维：联系左、右两侧大脑半球的横行纤维。 ③投射纤维：联系大脑皮质和皮质下结构的上、下行纤维，这些纤维大部分经过内囊。 内囊是位于背侧丘脑、尾状核与豆状核之间的上、下行纤维。在大脑水平切面上，内囊呈"＞　＜"形，可分为内囊前肢、内囊膝和内囊后肢三部分。一侧内囊损伤，可引起"三偏综合征"，即对侧半身的肢体运动障碍，对侧半身的感觉障碍及双眼对侧半视野偏盲。

4.认识周围神经系统	脊神经、脑神经、内脏神经的组成
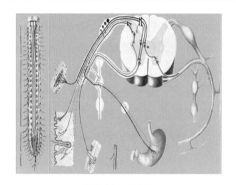 脊神经示意图	(1)脊神经　脊髓两侧连有31对脊神经，包括颈神经8对、胸神经12对、腰神经5对、骶神经5对和尾神经1对。
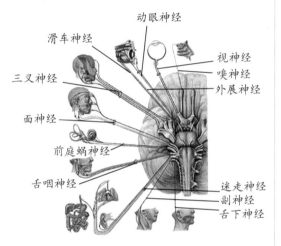 脑神经示意图	(2)脑神经　共12对，这12对脑神经的顺序和名称如下：Ⅰ嗅神经、Ⅱ视神经、Ⅲ动眼神经、Ⅳ滑车神经、Ⅴ三叉神经、Ⅵ外展神经、Ⅶ面神经、Ⅷ前庭蜗神经、Ⅸ舌咽神经、Ⅹ迷走神经、Ⅺ副神经、Ⅻ舌下神经。
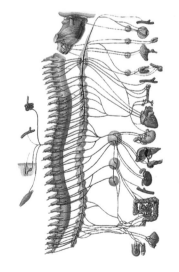 内脏神经示意图	(3)内脏神经　内脏神经主要分布于内脏、心血管和腺体，包括内脏运动神经和内脏感觉神经。内脏运动神经又称自主神经或植物神经，可分为交感神经和副交感神经两部分，管理平滑肌、心肌的运动和腺体的分泌。内脏感觉神经分布于内脏黏膜、心血管壁内的感受器。

二、认识神经系统的功能

1.认识反射	反射的概念和反射弧的组成
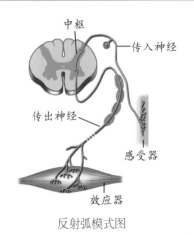 反射弧模式图	反射　　是指在中枢神经系统的参与下，机体对刺激产生的规律性反应。 　　反射弧　　反射活动的结构基础是反射弧。反射弧由五个基本部分组成，即感受器、传入神经、中枢、传出神经和效应器。

2.认识神经系统的感觉功能	神经系统的感觉功能

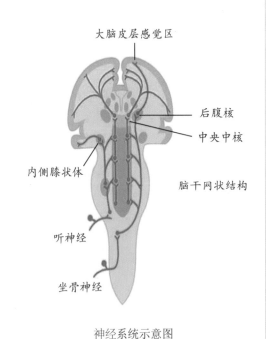

神经系统示意图

　　(1)脊髓的感觉传导功能　　来自各种感受器的传入冲动，除通过脑神经传入中枢外，大部分经脊神经后根进入脊髓，由脊髓上传到大脑皮质。

　　(2)丘脑及其感觉投射系统　　人体除嗅觉外的各种感觉传导通路都要在丘脑内换神经元，然后向大脑皮质投射。丘脑向大脑皮质的投射分为特异投射系统和非特异投射系统两种，两者的区别见下表。

区别要点	特异投射系统	非特异投射系统
传入神经元接替	经较少神经元接替	经多个神经元接替
传导途径	专一性	无专一性
投射关系	点对点	弥散
投射区域	大脑皮质的特定感觉区	大脑皮质的广泛区域
主要功能	引起特定感觉，激发大脑皮质发放神经冲动	维持与改变大脑皮质的兴奋状态，保持机体的觉醒

　　(3)大脑皮质的感觉分析功能　　大脑皮质是产生感觉的最高级中枢，不同性质的感觉投射

2.认识神经系统的感觉功能	神经系统的感觉功能
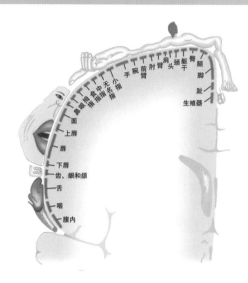 大脑皮质感觉投射区示意图	到大脑皮质的不同区域。 ①体表感觉区：主要投射在中央后回。 ②内脏感觉区和本体感觉区：本体感觉区的投射区主要在中央前回。 ③视觉区和听觉区：视觉投射区在枕叶距状沟的上、下缘；听觉投射区在双侧皮质颞叶的颞横回和颞上回。 ④嗅觉区和味觉区：嗅觉投射到边缘叶的前底部；味觉投射到中央后回头面部感觉区的下部。 (4)痛觉 　皮肤痛觉　特点是产生和消失迅速，感觉清楚，定位明确。 　内脏痛　与皮肤痛相比，内脏痛有以下三个特点：①缓慢、持续、定位不精确，对刺激的分辨能力差；②对切割、烧灼等刺激不敏感，而对机械性牵拉、痉挛、炎症、缺血等刺激敏感；③常伴有牵涉痛。 　牵涉痛　是指某些内脏疾病引起体表一定部位发生疼痛或痛觉过敏的现象。

3.认识神经系统对运动的调节	神经系统对运动的调节
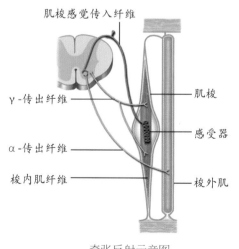 牵张反射示意图	(1)脊髓对躯体运动的调节　脊髓对躯体运动的调节是以牵张反射方式实现的。 ①牵张反射：有神经支配的骨骼肌受到外力牵拉而伸长时，可引起受牵拉肌肉的收缩，称为牵张反射。有两种类型，即腱反射和肌紧张。 　腱反射　指快速牵拉肌腱时发生的牵张反射，表现为被牵拉肌肉快速而明显的缩短，如膝反射和跟腱反射。临床上常采用检查腱反射的方法，来了解神经系统的某些功能状态。

3.认识神经系统对运动的调节	神经系统对运动的调节

肌紧张　缓慢而持续地牵拉肌腱时所引起的牵张反射，表现为被牵拉的肌肉轻度而持续地收缩。肌紧张是维持躯体姿势最基本的反射活动。

②脊休克：当脊髓与高位脑中枢突然离断后，断面以下的脊髓会暂时丧失反射活动能力而进入无反应的状态，这种现象称为脊休克。

(2)脑干对躯体运动的调节　脑干对肌紧张的调节，主要是通过脑干网状结构易化区和抑制区的活动实现的。

①脑干网状结构易化区：范围较大，分布于脑干中央区域的背外侧部，作用是加强肌紧张和肌运动。

②脑干网状结构抑制区：范围较小，位于延髓网状结构的腹内侧部，作用是抑制肌紧张和肌运动。

(3)小脑对躯体运动的调节　①维持身体平衡；②调节肌紧张；③协调随意运动。

(4)基底神经核对躯体运动的调节　可能与随意运动的产生和稳定、肌紧张的调节、本体感觉传入信息的处理等有关系。

(5)大脑皮质对躯体运动的调节　大脑皮质是调节躯体运动的最高级中枢。大脑皮质的运动区主要在中央前回。中央前回运动区对躯体运动的调控具有以下特点：①交叉性支配；②功能定位精细，呈倒置安排，但头面部运动区的安排仍是正立的；③运动代表区的大小与运动的精细程度有关，运动越精细、越复杂的部位，在皮质运动区所占的范围越大。

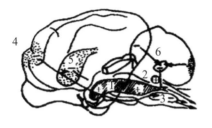

脑干网状结构下行系统示意图

＋：易化区；－：抑制区

1，网状结构异化区　2，延髓前庭核　3，网状结构抑制区　4，大脑皮层　5，尾状核　6，小脑

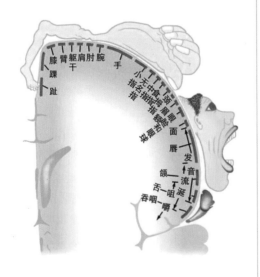

大脑皮质运动区示意图

任务评价

单项选择题

1. 脊髓的位置 （ ）
A. 上端平枕骨大孔与中脑相连　　　　B. 成人下端平第1腰椎下缘
C. 成人下端平第3腰椎下缘　　　　　 D. 小儿下端平第1腰椎下缘

2. 躯体基本的反射中枢在 （ ）
A. 大脑　　　　　　　　　　　　　　 B. 中脑
C. 小脑　　　　　　　　　　　　　　 D. 脊髓

3. 连在脑干背侧的脑神经是 （ ）
A. 滑车神经　　　　　　　　　　　　 B. 三叉神经
C. 外展神经　　　　　　　　　　　　 D. 面神经

4. 生命中枢位于 （ ）
A. 中脑　　　　　　　　　　　　　　 B. 脑桥
C. 下丘脑　　　　　　　　　　　　　 D. 延髓

5. 交感神经的低级中枢位于 （ ）
A. 脊髓胸1至腰3节的侧角内　　　　　 B. 脊髓胸1至胸12节的后角内
C. 脊髓胸1 至骶3节的侧角内　　　　　 D. 脊髓胸1至胸12节的前角内

6. 维持躯体姿势的最基本反射是 （ ）
A. 屈肌反射　　　　　　　　　　　　 B. 对侧伸肌反射
C. 腱反射　　　　　　　　　　　　　 D. 肌紧张

7. 在动物中脑的上、下丘之间横断脑干，会出现 （ ）
A. 去大脑僵直　　　　　　　　　　　 B. 去皮质僵直
C. 脊休克　　　　　　　　　　　　　 D. α僵直

8. 与皮肤痛觉相比，内脏痛所具有的特征不包括 （ ）
A. 缓慢、持久、定位不准确　　　　　 B. 对刺激的分辨能力差
C. 对切割、烧灼刺激敏感　　　　　　 D. 内脏疾病往往可引起牵涉痛

9. 小脑不具有的功能是 （ ）
A. 维持身体平衡　　　　　　　　　　 B. 调节肌紧张
C. 协调随意运动　　　　　　　　　　 D. 发动随意运动

10. 丘脑特异投射系统的主要作用是 （ ）
A. 协调肌紧张　　　　　　　　　　　 B. 维持觉醒
C. 调节内脏功能　　　　　　　　　　 D. 引起特定的感觉

任务三　评估四肢脊柱、神经反射

任务目标

1. 能力目标　了解四肢、脊柱评估方法和内容；熟悉生理反射的评估方法；掌握病理反射评估方法；掌握脑膜刺激征的评估方法。

2. 知识目标　了解四肢、脊柱评估的常见异常表现及临床意义；掌握病理反射的临床意义；掌握脑膜刺激征的临床意义。

任务分解

一、评估前准备

评估前准备	具体内容
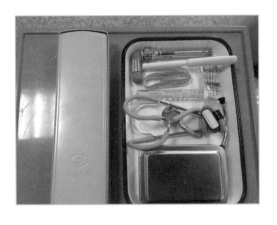	(1)护士准备　衣帽整洁、指甲剪短、洗手。 (2)用物准备　笔、记录本、棉签、手表、叩诊锤等。 (3)环境准备　安静、光线充足、屏风遮挡。 (4)核对解释　核对床号、姓名；自我介绍、交代目的、获得许可和配合。 (5)检查者应立于患者右侧，要注重仪表，态度友善，充分尊重、理解评估对象。

二、评估脊柱

评估内容与方法	常见异常改变及临床意义
1. 观察脊柱弯曲度 (1)生理性弯曲	

评估内容与方法	常见异常改变及临床意义
方法 嘱患者取立位，保持肌肉放松状态，两上肢自然下垂。评估者从侧面观察。 **判断** 四个生理性弯曲及弯曲度。 **正常** 人直立时，从侧面观察，脊柱有四个生理性弯曲，即颈曲、胸曲、腰曲和骶曲。其中颈曲和腰曲向前凸，胸曲和骶曲向后凸，使脊柱呈"S"形。 (2)侧弯 **方法** 嘱患者取立位或坐位，保持肌肉放松状态，两上肢自然下垂。评估者从背面观察，可用手指沿其脊柱的棘突，由上向下以适当压力划压，皮肤可出现一条红色充血痕，以此线为标准，观察脊柱有无侧弯。 **正常** 正常人脊柱无侧弯。	**脊柱后凸** 指脊柱过度后弯，也称驼背。多见于胸段脊柱。常见于佝偻病、胸椎结核、强直性脊柱炎、脊柱退行性病变等。 **脊柱前凸** 指脊柱过度向前弯曲，多发生于腰椎部位。常见于晚期妊娠、大量腹腔积液、腹腔巨大肿瘤等。 **脊柱侧凸** 指脊柱偏离后正中线向左侧或向右侧偏曲。可发生于胸段、腰段脊柱。分为姿势性侧凸和器质性侧凸两种。
2.评估脊柱活动度 脊柱有一定的活动度，其中颈段和腰段的活动度最大，胸段的活动度较小，骶段几乎无活动性。 **方法** 嘱患者做颈部或腰部的前屈、后伸、侧弯和旋转动作。 **正常** 正常颈椎可前屈35°~45°，后伸35°~45°，左右侧弯45°，左右旋转60°~80°；正常腰椎可前屈75°，后伸30°，左右侧弯35°，左右旋转8°。	**活动受限** 可见于脊柱相应部位软组织受损、脊柱增生性关节炎、结核或肿瘤浸润、外伤、骨折或关节脱位等。 **特别注意**：已有脊柱外伤可疑骨折或关节脱位时，应避免脊柱活动，以防止损伤脊髓。
3.评估脊柱压痛与叩击痛 (1)压痛 **方法** 嘱患者取端坐位、身体稍前倾。评估者用右手拇指指腹由上而下逐一按压脊柱棘突和椎旁肌肉。 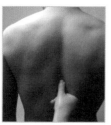	**压痛** 提示压痛部位可能有病变。 ①胸、腰椎病变如结核、椎间盘突出及外伤、骨折等，均在相应脊柱棘突有压痛。 ②椎旁肌肉有压痛，常为腰背肌肉纤维炎或劳损。

评估内容与方法	常见异常改变及临床意义
判断　有无压痛。 正常　每个棘突及椎旁肌肉均不出现压痛。 (2)叩击痛 间接叩诊法　嘱患者取端坐位，评估者将左手掌置于患者头顶部，右手握拳以小鱼际肌部叩击自己左手背。 判断　有无叩击痛。 正常　无叩击痛，即脊柱叩击痛（－）。	叩击痛　常见于脊柱结核、脊椎骨折、椎间盘突出等。 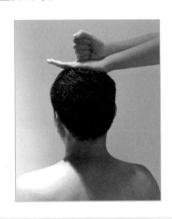

三、评估上肢

评估内容与方法	常见异常改变及临床意义
1.观察上肢的形态 判断　上肢各部形态有无异常。如水肿、肌肉萎缩、关节肿胀、畸形等。 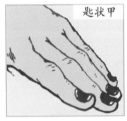 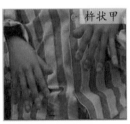 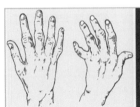 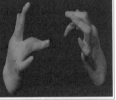 梭形关节	匙状甲（反甲）　指（趾）甲中央凹陷，边缘翘起，指甲变薄，表面粗糙且有条纹。常见于缺铁性贫血、高原疾病等。 杵状甲　手指末端指节增宽、增厚，指甲从根部到末端拱形隆起呈杵状膨大。常见于慢性肺脓肿、支气管扩张、支气管肺癌、发绀型先天性心脏病、肝硬化等。发生机制可能与肢体末端慢性缺氧、代谢障碍及中毒性损害有关。 梭形关节　近端指间关节呈梭形畸形，伴活动受限，严重者手指和腕部向尺侧偏移，且多为双侧对称性改变。常见于类风湿性关节炎。

评估内容与方法	常见异常改变及临床意义

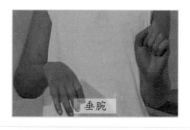

垂腕

爪形手　手指呈鸟爪样，见于尺神经损伤、进行性肌萎缩。

腕垂症　桡神经损伤所致。

2. 评估上肢的运动功能

判断　①上肢各部肌肉和关节运动是否正常；②检查双上肢肌力。

肌力　是指肌肉运动时的最大收缩力。

评估方法　检查时令患者做肢体伸屈动作，检查者从相反方向给予阻力，测试被查者对阻力的克服力量，并注意两侧比较。

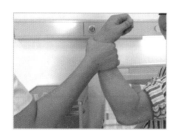

肱二头肌肌力评估

各种原因导致人体随意运动功能减弱或丧失，可引起肌力变化。判断标准如下：

肌力分级	评估表现
0级	完全瘫痪，测不到肌肉收缩
1级	仅测到肌肉收缩，但不能产生动作
2级	肢体在床面上能水平移动，但不能抬离
3级	肢体能抬离床面，但不能抗阻力
4级	能做抗阻力动作，但较正常差
5级	正常肌力

3. 评估上肢的神经反射

判断　生理反射是否存在，有无减弱、增强或亢进。

神经反射包括生理反射和病理反射，根据刺激的部位，又可将生理反射分为浅反射和深反射两部分。刺激皮肤或黏膜所引起的反射称浅反射，如角膜反射、腹壁反射、提睾反射、跖反射等；刺激骨膜、肌腱经深部感受器完成的反射称深反射，又称腱反射，如肱二头肌反射、肱三头肌反射、桡骨骨膜反射、膝反射、跟腱反射等。

(1)肱二头肌反射

评估方法　嘱患者前臂屈曲，评估者用左手托住其肘部，将拇指置于肱二头肌肌腱上，右手持叩诊锤叩击自己的左拇指。

神经反射由反射弧完成，反射弧包括感受器、传入神经、中枢、传出神经和效应器等。反射弧中任一环节有病变都可影响反射，使其减弱或消失。反射又受高级神经中枢控制，如锥体束以上病变，可使反射活动失去抑制而出现反射亢进。

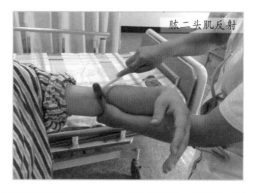

肱二头肌反射

217

评估内容与方法	常见异常改变及临床意义
正常反应　肱二头肌收缩，前臂快速屈曲。 (2)肱三头肌反射 评估方法　嘱患者前臂半屈半旋前位，评估者用左手托住其肘部，右手持叩诊锤叩击鹰嘴上方的肱三头肌肌腱。 正常反应　肱三头肌收缩，前臂伸展。	

四、评估下肢

评估内容与方法	常见异常改变及临床意义
1.观察下肢的形态 判断　下肢各部形态有无异常。如水肿、肌肉萎缩、静脉曲张、关节肿胀、畸形等。 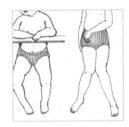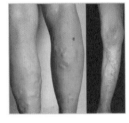 膝内翻　膝外翻　　下肢静脉曲张 2.评估下肢的运动功能 判断　①下肢各部肌肉和关节运动是否正常；②检查双下肢肌力。 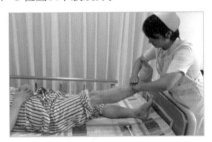 股四头肌肌力评估 3.评估下肢的神经反射 判断 (1)生理反射是否存在，有无减弱、增强或亢进。 ①膝反射 评估方法　坐位检查时小腿完全松弛下垂，	膝关节肿胀　双侧膝关节红、肿、热、痛，见于风湿性关节炎。 膝内、外翻　嘱患者取立位，双脚并拢，正常情况下双膝、双踝均可靠拢。若双踝并拢时，双膝分离，小腿向内偏斜，称膝内翻（"O"形腿）；若双膝并拢时，双踝分离，小腿向外偏斜，称膝外翻（"X"形腿）。常见于佝偻病。 下肢静脉曲张　小腿静脉呈蚯蚓状迂曲、怒张，重者有肿胀感，局部皮肤暗紫色、有色素沉着，甚至形成经久不愈的溃疡。常见于栓塞性静脉炎、从事持久站立性工作者。 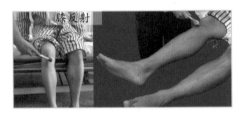 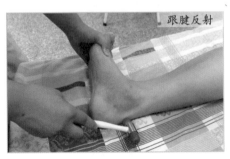

评估内容与方法	常见异常改变及临床意义
卧位检查时则患者仰卧，检查者以左手托起其膝关节使之屈曲约120°，右手持叩诊锤叩击膝盖髌骨下方股四头肌肌腱。 　　正常反应　股四头肌收缩，小腿伸展。 　　②跟腱反射 　　评估方法　嘱患者仰卧，髋及膝关节稍屈曲，下肢取旋外展位。检查者左手将患者足部背屈成直角，以叩诊锤叩击跟腱。 　　正常反应　腓肠肌收缩，足向跖面屈曲。 　(2)有无病理反射。 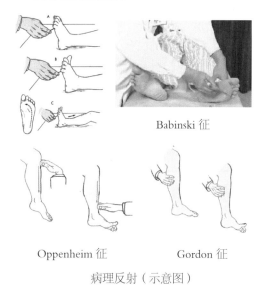 Babinski 征 Oppenheim 征　　　Gordon 征 病理反射（示意图）	病理反射　是锥体束病变导致大脑失去对脑干和脊髓的抑制作用所出现的异常反射。但一岁半以内的婴幼儿因神经系统发育尚未完善，评估时也可出现阳性表现，不属病理性。 　　常见有： 　　①Babinski征：最典型的病理反射。 　　评估方法　嘱患者仰卧位，两下肢伸直，评估者一手托其踝部，另一手持钝头竹签由足跟向小趾划足底外侧缘皮肤。至小趾跖关节再转向拇趾侧。 　　阴性反应　即跖反射表现，足趾向跖面屈曲。 　　阳性反应　拇趾缓缓背伸，其余四趾呈扇形展开。 　　②Oppenheim征 　　评估方法　评估者用拇指和示指沿患者胫骨前缘由上向下用力滑压。 　　阳性反应　同Babinski征。 　　③Gordon征 　　评估方法　评估者用手以一定力量挤压患者的腓肠肌。 　　阳性反应　同Babinski征。

五、评估脑膜刺激征

　　脑膜刺激征是指脑膜受刺激所出现的体征，包括颈强直、凯尔尼格（Kernig）征和布鲁津斯基（Brudzinski）征。脑膜刺激征阳性常见于脑膜炎、蛛网膜下腔出血、颅内压增高等。

评估内容与方法	常见异常改变及临床意义
1.颈强直 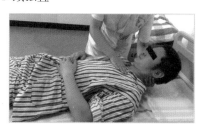	评估方法　嘱患者去枕仰卧，评估者右手置于其胸前，左手托住其枕部做屈颈动作。 　　正常　颈软，无抵抗。 　　阳性反应　颈部阻力增强或颈强直（需排除颈椎或颈部肌肉局部病变）。

评估内容与方法	常见异常改变及临床意义
2.凯尔尼格征 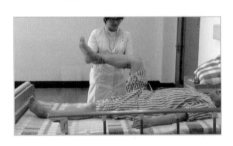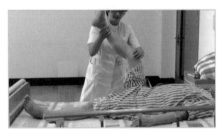	评估方法　嘱患者仰卧，评估者先将患者一侧下肢髋、膝关节屈曲成直角，再用左手置于膝部固定，用右手抬高小腿。 　　正常　膝关节可伸达135°以上。 　　阳性反应　伸膝有抵抗感并伴疼痛与屈肌痉挛。
3.布鲁津斯基征 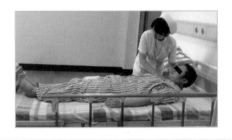	评估方法　嘱患者仰卧，双下肢伸直，评估者右手置于其胸前，左手托住其枕部做屈颈动作。 　　阳性反应　两侧髋关节和膝关节同时反射性屈曲。

六、整理记录

整理记录	具体内容
整理	帮被评估者整理衣服及床单位，拉开床帘；交代相关事项；洗手。
记录	七、四肢脊柱、神经反射评估 脊柱 弯曲度：□正常　□变形（描述：＿＿＿＿＿＿＿＿＿） 活动：□正常　□受限（描述：＿＿＿＿＿＿＿＿＿） 四肢 形态：□正常　□畸形（描述：＿＿＿＿＿＿＿＿＿） 活动：□正常　□受限（描述：＿＿＿＿＿＿＿＿＿）

整理记录	具体内容
记录	神经反射 深反射：□存在 □减弱 □亢进（描述：_____） 巴宾斯基征：□阴性 □阳性（描述：_____） 颈强直：□无 □阳性（描述：_____） 凯尔尼格征：□无 □阳性（描述：_____） 布鲁津斯基征：□无 □阳性（描述：_____）

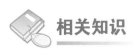 **相关知识**

【神经系统常见症状和体征】

一、昏迷

昏迷是一种严重的意识障碍，特点为患者意识丧失，任何刺激不能使之觉醒。可由颅脑病变、重症急性感染、内分泌与代谢障碍、心肺疾病、理化因素等多种原因引起。

1. 分类　按程度可分为浅昏迷和深昏迷。

(1)浅昏迷：主要特征有：①意识大部分丧失，无自主运动，对声、光刺激无反应；②疼痛刺激尚可产生痛苦表情和肢体退缩等防御反应；③角膜反射、瞳孔对光反射、眼球运动等可存在；④生命体征可正常。

(2)深昏迷：主要特征有：①意识全部丧失；②对各种强烈刺激均无反应；③深浅反射均消失，偶可有深反射亢进与病理反射出现；④生命体征不稳定。

2. 护理评估要点

(1)确定是否昏迷：注意区别于晕厥。

(2)评估意识障碍程度：昏迷者应按"Glasgow昏迷评分量表"进行评分（表7-1），并且动态比较。总分14～15分为正常；8～13分为意识障碍；≤7分为浅昏迷；≤3分为深昏迷。

表7-1 Glasgow昏迷评分量表

评分项目	反应	评分
睁眼反应	有目的地和自发性睁眼	4
	闻声睁眼	3
	疼痛刺激睁眼	2

续表

评分项目	反应	评分
睁眼反应	任何刺激无睁眼反应	1
最佳运动反应	可按指令动作	6
	对疼痛刺激能定位	5
	对疼痛刺激有肢体退缩反应	4
	疼痛刺激时肢体过屈(去皮质强直)	3
	疼痛刺激时肢体过伸(去大脑强直)	2
	对疼痛刺激无反应	1
最佳语言反应	能准确回答时间、地点、人物等定向问题	5
	能说话，但不能回答上述问题	4
	用字不当，但字意可辨	3
	言语模糊不清，字意难辨	2
	任何刺激无语言反应	1
总分		3～15

(3)病因评估：了解既往病史、发病前后情况。

(4)评估意识障碍的身体反应：生命体征，瞳孔变化，有无大小便失禁，有无咳嗽反射，有无肺部、口腔、泌尿系统感染，有无压疮。

3. 相关护理诊断　较多，需根据患者具体情况分析判断。如急性意识障碍、清理呼吸道无效、营养失调（低于机体需要量）、有皮肤完整性受损的危险、口腔黏膜改变、完全性尿失禁、有外伤的危险、有误吸的危险、有感染的危险等。

二、瘫痪

随意运动功能的减退或丧失称为瘫痪。可分为完全性瘫痪和不完全性瘫痪（轻瘫）。

1. 瘫痪形式　根据瘫痪部位及组合可分为单瘫、偏瘫、交叉瘫和截瘫。

(1)单瘫：单一肢体瘫痪，多见于脊髓灰质炎。

(2)偏瘫：为一侧肢体（上、下肢）瘫痪，常伴有同侧颅神经损害，多见于颅内病变或脑血管意外。

(3)交叉瘫：为一侧肢体瘫痪及对侧颅神经损害，多见于脑干损伤。

(4)截瘫：为双侧下肢瘫痪，是脊髓横贯性损伤的结果，如脊髓外伤、炎症等。

2. 瘫痪定位 根据病变部位分为上运动神经元瘫痪和下运动神经元瘫痪，两者的区别见表7-2。

表7-2 上运动神经元瘫痪和下运动神经元瘫痪的区别

区别要点	上运动神经元瘫痪	下运动神经元瘫痪
病变部位	大脑皮质运动区锥体细胞及其发出的锥体束	脑神经运动核神经元、脊髓前角运动神经元及其发出的周围神经
肌萎缩	否	是
肌张力	增高	下降
腱反射	亢进	减弱
病理反射	阳性	阴性
瘫痪	痉挛性（硬）	弛缓性（软）
常见疾病	脑血管意外（内囊病变）等	脊髓灰质炎、周围神经病变等

三、颅内高压综合征

颅内高压综合征是由多种原因造成颅内容物的总容积增加，或由先天性畸形造成颅腔容积狭小时，颅内压力增高，并超出其代偿范围继而出现的一种常见的神经系统综合征，又称颅内压增高。颅内压增高可引起一系列生理紊乱和病理改变，如不及时诊治，患者往往因脑疝而导致死亡。常见病因包括颅脑损伤、颅内占位性病变、脑血管疾病、颅内炎症、脑缺氧、中毒及代谢失调等。

颅内高压综合征典型表现为剧烈头痛、喷射性呕吐及视神经盘水肿等，其中尤以视神经盘水肿最为客观，但在急性颅内压增高或慢性颅内压增高的早期，多无视神经盘水肿，患者可能仅有头痛和呕吐，容易误诊为功能性疾病，产生严重后果。因此，应慎重对待每一位头痛和（或）呕吐患者，警惕颅内压增高的可能。

 任务评价

学生分组进行四肢脊柱、神经反射的评估，并予以评价。考核评分标准如下：

序号	评价项目	评估内容	评分标准	分值	实际得分
1	评估前准备	护士自身准备：衣帽整洁、洗手	不妥者每项扣2分	3	
		物品准备：治疗盘、叩诊锤、钝头竹签、记录本、笔等	准确，少一件扣1分	5	

序号	评价项目	评估内容	评分标准	分值	实际得分
1	评估前准备	环境准备：安静、光线适中、屏风遮挡	不妥者每项扣1分	2	
		核对：床号、姓名 解释：自我介绍，交代目的、获取配合（体位、嘱被评估者排空膀胱）	护患沟通良好、准确，少一项扣1分	5	
2	评估脊柱	观察脊柱弯曲度，观察有无侧弯	未评估者每项扣2分；评估方法错误者每处扣2分	10	
		观察脊柱活动度			
		检查脊柱压痛与叩击痛			
3	评估上肢	观察上肢各部形态有无异常	未评估者每项扣2分；评估方法错误者每处扣2分	10	
		检查上肢运动功能与肌力			
		检查肱二头肌反射与肱三头肌反射是否存在，有无减弱或亢进			
4	评估下肢	观察下肢各部形态有无异常	未评估者每项扣2分；评估方法错误者每处扣2分	10	
		检查下肢运动功能与肌力			
		检查膝反射与跟腱反射是否存在，有无减弱或亢进			
		检查有无巴宾斯基征			
5	评估脑膜刺激征	颈强直	未评估者每项扣2分；评估方法错误者每处扣2分	10	
		凯尔尼格征		10	
		布鲁津斯基征		5	
6	整理记录	帮助被评估者整理衣服、床单位	未整理者每项扣2分	5	
		正确书写评估记录	书写记录错误每项扣2分	10	
7	总体评价	尊重、关心患者，护患沟通良好；操作顺序正确，动作轻稳、熟练流畅；结论准确	不当者每项扣2分	10	
8	理论提问			5	
	总分			100	

项目检测

案例重现

患者，男，64岁，因神志不清、右侧肢体活动障碍2小时入院。患者于中餐1小时后出现剧烈头痛，随即右侧上下肢麻木，活动不灵，右手持物落地，站立不稳。急诊送医院就诊。

生命体征：T 37.2℃，P 68次/分，R 18次/分，BP 200/108 mmHg。

入院后对此患者病史进一步补充评估，获取以下资料：

现病史：患者发病前饮少量酒，饭后即感头痛、头晕，能忍受，伴口齿不清，未予重视。1小时后出现以上症状，随后出现呕吐3次，呈喷射性，吐出胃内容物，无咖啡色液体。伴小便失禁，不能言语，口角流涎。发病过程中无自伤、外伤，无发热。

既往史：高血压病史10多年，平日不规则服用降压药，血压控制不良，时高时低。

案例讨论

1. 该患者护理体检的重点是什么？

_____

_____

_____

_____

2. 如果出现以下体征：

体格检查：T 37.2℃，P 68次/分，R 18次/分，BP 200/108 mmHg。神志不清，呼之不应，面色潮红，呼吸深沉，伴鼾音。双眼球向左侧凝视，双瞳孔等大，直径3 mm，对光反射存在。右侧鼻唇沟变浅，伸舌右偏。颈稍抵抗。右侧腹壁反射消失，右侧上、下肢肌力0级，肌张力增高，针刺无反应。右侧巴宾斯基征（+）。左侧无殊。凯尔尼格征（+）。

(1)判断其意识障碍的程度；该患者目前格拉斯哥昏迷评分为多少分？

_____

_____

_____

(2)请根据以上资料，初步评估该患者的疾病诊断及其依据。其发病的原因是什么？

_____

_____

_____

3. 该患者目前主要存在哪些护理问题？

_____

_____

_____

项目八
实验室评估

项目情景聚焦

　　实验室评估是通过运用物理学、化学、生物学、分子生物学等多种学科的实验技术与方法，对患者的血液、排泄物、分泌物等标本进行检验，以获得反映机体功能状态、病理变化或病因等的客观资料，在协助疾病诊断、推测疾病预后、制定治疗措施及观察病情疗效等方面具有独特的作用。

案例呈现

　　患者，男性，36岁，5天前饮酒后出现恶心、全身乏力。今日因发现皮肤巩膜黄染，小便呈浓茶样，腹泻3次，稀水样便而就诊，既往有乙肝标志物HBsAg(+)、HBeAg(+)、抗-HBc(+)，否认"肺结核、痢疾、伤寒"等病史。入院查体：生命体征平稳，皮肤巩膜中度黄染，未见蜘蛛痣及肝掌。入院化验：白细胞 5.8×10^9/L，中性粒细胞0.75，淋巴细胞0.25，总胆红素93.9 μmol/L，结合胆红素（又称直接胆红素）46.5 μmol/L。

目标描述

　　实验室评估与临床护理有着十分密切的关系。正确采集实验室评估的标本，并初步判断实验室评估的结果，可协助护士观察、判断病情和治疗、护理效果，为形成护理诊断提供线索。

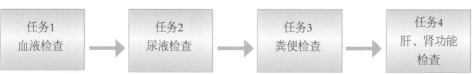

| 任务1
血液检查 | → | 任务2
尿液检查 | → | 任务3
粪便检查 | → | 任务4
肝、肾功能
检查 |

任务一　血液检查

任务目标

1. 能力目标　能够将理论知识与临床实践相结合，判断临床常见化验单结果。
2. 知识目标　熟悉血液的成分与组成；了解血液标本采集的流程及注意事项；掌握血常规检查的正常值及临床意义；了解出血时间、凝血时间、血沉、血气分析检查正常值及临床意义。

任务分解

一、认识血液的成分与组成

1.认识血液	血液的组成

血液的组成

血液（blood）是一种在心脏和血管内循环的流体组织，由液体成分血浆（blood plasma）和有形成分血细胞（blood cells）组成。

将新采的血液经抗凝处理后，置于比容管内，以3000转/分钟的离心速度离心30分钟后，可见到如下情况：

血液结构图：

血液
- 血细胞（40%~50%）
  - 红细胞
  - 白细胞
  - 血小板
- 血浆（50%~60%）
  - 水（91%~92%）
  - 溶质
    - 血浆蛋白（60~80g/L）
      - 白蛋白（40~50g/L）
      - 球蛋白（20~30g/L）
      - 纤维蛋白原（2~4g/L）
    - 电解质（无机盐）
    - 其他有机物
      - 非蛋白氮
      - 不含氮的有机物
    - 气体

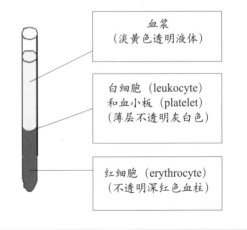

- 血浆（淡黄色透明液体）
- 白细胞（leukocyte）和血小板（platelet）（薄层不透明灰白色）
- 红细胞（erythrocyte）（不透明深红色血柱）

2.认识血细胞

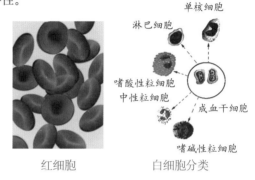

显微镜

人的血细胞彩图

红细胞
白细胞
血小板

人血细胞形态的模式图

血细胞的组成

(1)红细胞 成熟红细胞为双凹圆碟形，无细胞核和细胞器，胞质内充满具有结合与输送 O_2 和 CO_2 功能的血红蛋白。此外，红细胞还具有可塑变形性、悬浮稳定性与渗透脆性等生理特性。

单核细胞
淋巴细胞
嗜酸性粒细胞
中性粒细胞
成血干细胞
嗜碱性粒细胞

红细胞　　　　白细胞分类

(2)白细胞 白细胞种类多，形态和功能各异，包括中性粒细胞、嗜酸性粒细胞、嗜碱性粒细胞、单核细胞及淋巴细胞。白细胞具有变形、趋化、游走及吞噬等生理特性，是机体防御系统的重要组成部分。

(3)血小板 血小板主要参与机体的止血与凝血过程。其黏附、聚集、释放、吸附与收缩的生理特性，与其生理功能的正常发挥密切相关。

3.认识血浆

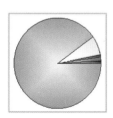

□ 水（91%~92%）
□ 血浆蛋白（6%~8%）
□ 电解质（0.9%）
■ 其他有机物
■ 气体（少量）

血浆的主要成分

血浆的组成

血浆占血液容积的50%~60%，主要参与运载血细胞，运输人体生命活动所需的物质和体内产生的废物。血浆成分主要包括如下几方面：

①水：水参与细胞新陈代谢，维持机体平衡。

②血浆蛋白：血浆蛋白（plasma protein）是血浆中多种蛋白的总称。用盐析法可将其分为白蛋白（albumin，A）、球蛋白（globulin，G）和纤维蛋白（fibrinogen）三类。

③电解质：电解质主要是由离子形式存在的无机盐组成。其中阳离子主要为 Na^+ 及少量的 K^+、Ca^{2+}、Mg^{2+} 等，阴离子主要

3.认识血浆	血浆的组成
	为Cl$^-$及少量的HCO$_3^-$、HPO$_4^{2-}$、SO$_4^{2-}$等。 ④其他成分：血浆中含有非蛋白含氮化合物，如尿素、尿酸等，主要为尿素氮（blood urea nitrogen，BUN）；以及不含氮的有机物，如葡萄糖、脂类等。此外，血浆中还含有一定的气体，主要为O$_2$和CO$_2$。

二、血液标本的采集

1.认识血液标本的基础知识	血液标本采集的目的
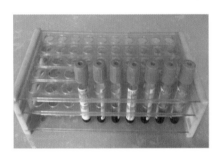 血标本	(1)静脉血标本 ①全血标本：用作血常规、血沉检查和测定血液中某些物质的含量，如肌酐、尿素氮、尿酸、肌酸、血糖、血氨等。 ②血清标本：用作测定血清酶、脂类、电解质、肝功能、电解质等。 ③血培养标本：用于血液的细菌学检查。 (2)动脉血标本　用于血气分析。 (3)毛细血管血　用于血常规检查。

2.认识真空采血管	真空采血管的种类及作用
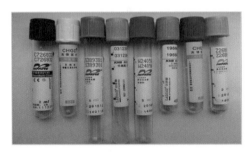 一次性真空采血管	(1)血清类采血管 ①红头管：无添加剂，用于生化检测、血库试验等。 ②橙头管：含促凝剂，用于急诊生化及免疫学试验。 ③黄头管：含促凝剂-分离胶，用于生化检测及免疫学试验。 (2)血浆类采血管 ①蓝头管：含柠檬酸钠，用于血小板功能分析、凝血因子检测、纤溶活性测定等。 ②绿头管：含肝素钠或肝素锂，用于急诊生化、普通生化、血气分析、血沉试验等。 ③灰头管：含氯化钠-乙二胺四乙酸（EDTA），用于血糖、糖耐量、糖溶血试验等。

2.认识真空采血管	真空采血管的种类及作用
	④白头管：含EDTA－分离胶，用于核酸检测试验专用。 (3)全血类采血管 ①紫头管：含EDTA盐，用于血细胞分析、血型鉴定、交叉配血、部分血流变试验等。 ②黑头管：含柠檬酸钠，用于血沉试验。

3.掌握血液标本的采集	临床常见血液检查采集流程及注意事项

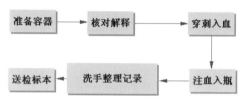

血液标本采集的流程

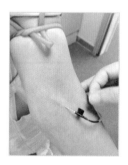

静脉采血

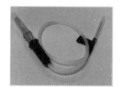

一次性采血针

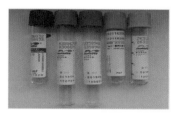

临床常用真空采血管

(1)采集前准备

①护士准备：着装整洁、洗手、戴口罩，必要时戴手套。

②用物准备：注射盘用物一套；真空采血针、动脉血气针、按采集标本的项目备合适的真空采血管（血常规、血型检查用紫头管；凝血功能检查用蓝头管；血沉检查用黑头管或玻璃血沉管；血气分析检查用黑头管或动脉血气针等）、检验单等。

③环境准备：清洁舒适、光线充足。

④患者准备：理解采血标本的目的、方法及注意事项并愿意合作。

(2)静脉采血法（真空采血器采血）

①根据需要确定静脉采血针和真空采血管的型号，并做真空采血管管塞穿刺区常规消毒。

②选定静脉，视情况扎止血带，做穿刺区皮肤常规消毒。

③使用一次性静脉采血针穿刺静脉，见到回血后，将静脉针的管塞穿刺针刺穿真空采血管管塞，血液即可自动流入真空采血管。

④血液不再流出时，拔出管塞穿刺针（如需多管血样，只需将管塞穿刺针刺入另一些确定的真空采血管内即可），采血完毕取下止血带，拔出静脉穿刺针，局部压迫止血。

3.掌握血液标本的采集	临床常见血液检查采集流程及注意事项
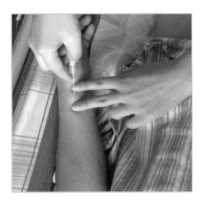 动脉采血 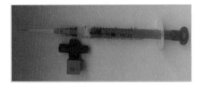 动脉血气针 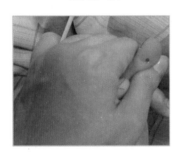 毛细血管采血 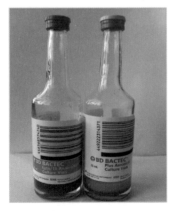 血培养瓶（厌氧和需氧）	⑤血液采集完毕后应及时送检，一般全血试验应在4小时内完成，其他生化检测或血清学试验标本应尽快分离血清或血浆进行检测，不能及时完成的要按规定温度储存标本。 （3）动脉采血法（动脉血气针采血） ①打开并检查一次性动脉血气针，将针筒活塞拉至所需血量的刻度。 ②戴无菌手套，用左手示指、中指固定穿刺动脉，右手持注射器，在动脉搏动最明显处垂直或与动脉走向呈45°角进针刺入动脉，见有回血后，固定血气针，血气针会自动抽取所需血量。 ③拔出针头，无菌纱布加压穿刺点止血5～10分钟。将针头斜面刺入无菌软木塞内，以隔绝空气，连同检验单立即送检。 （4）血液标本采集的注意事项 ①若发现真空采血管管体破损或管塞松动应禁止使用。 ②用含添加剂的真空采血管进行采血时，采血完毕后轻轻颠倒混匀5～8次，以保证促凝剂或抗凝剂成分均匀分布到标本中。 ③血标本做生化检查须取空腹血，应提前告知患者禁食，以保证检验结果的准确性。 ④采集血培养标本时，应严格遵守培养标本采集的原则。除此之外，抽血前应检查培养基是否符合要求，瓶塞是否干燥。 ⑤同时留取不同种类的血标本时，应先注入血培养瓶，再注入抗凝管，最后注入干燥管。 ⑥严禁在输液、输血侧肢体上抽取血标本，以免影响检验结果，必须在对侧肢体上采集。

三、血常规检查

<table>
<tr><td colspan="2" align="center">1.认识血常规化验单</td><td align="center">血常规化验单的内容</td></tr>
<tr><td colspan="2">

检验项目	结果	参考范围	单位	检验项目	结果	参考范围	单位
白细胞	6.60	4.00~10.00	10^9/L	血红蛋白	131	110~160	g/L
中性粒细胞%	52.6	50.0~70.0	%	红细胞压积	38.9	35.0~50.0	%
淋巴细胞%	35.8	20.0~40.0	%	红细胞平均体积	87.6	80.0~94.0	fL
单核细胞百分比	8.4	3.0~12.0	%	平均血红蛋白量	29.5	26.0~32.0	pg
嗜酸性粒细胞百分比	2.8	0.5~5.0	%	平均血红蛋白浓度	337	320~360	g/L
嗜碱性粒细胞百分比	0.4	0.0~1.0	%	红细胞分布宽度	12.8	0.0~17.5	%
中性粒细胞绝对数	3.48	1.80~6.40	10^9/L	血小板	197.0	100.0~300.0	10^9/L
淋巴细胞绝对数	2.37	1.00~3.30	10^9/L	平均血小板体积	8.4	6.5~14.0	fL
单核细胞	0.56	0.20~0.70	10^9/L	血小板压积	0.16	0.10~0.28	%
嗜酸性粒细胞	0.18	0.05~0.50	10^9/L	血小板分布宽度	16	9~35	fL
嗜碱性粒细胞	0.03	0.00~0.10	10^9/L	超敏C反应蛋白	<0.5	0.0~10.0	mg/L
红细胞	4.44	3.50~5.50	10^12/L				

※标本状态：正常

</td><td>

血常规化验单主要包括以下三方面：

(1)红细胞检查 包括红细胞计数、血红蛋白、红细胞压积、平均红细胞体积。

(2)白细胞检查 白细胞计数、中性粒细胞、淋巴细胞、单核细胞、嗜酸性粒细胞、嗜碱性粒细胞、淋巴细胞绝对值、单核细胞绝对值、嗜酸性粒细胞绝对值、嗜碱性粒细胞绝对值。

(3)血小板检查 血小板计数、血小板平均体积、血小板压积、血小板平均分布宽度。

</td></tr>
</table>

<table>
<tr><td align="center">2.判断红细胞检查结果</td><td align="center">红细胞常见异常及临床意义</td></tr>
<tr><td>

(1)英文简称 红细胞计数（RBC）

血红蛋白测定（Hb）

(2)参考范围 详见下表。

红细胞计数与血红蛋白正常值参考范围

项目	红细胞计数 （×10^{12}/L）	血红蛋白 （g/L）
成年男性	4.0~5.5	120~160
成年女性	3.5~5.0	110~150
新生儿	6.0~7.0	170~200

</td><td>

检验项目	结果		参考范围	单位
血红蛋白	68	↓	110~160	g/L
红细胞压积	20.0	↓	35.0~50.0	%
红细胞平均体积	85.2		80.0~94.0	fL
平均血红蛋白量	28.9		26.0~32.0	pg
平均血红蛋白浓度	339		320~360	g/L
红细胞分布宽度	13.4		0.0~17.5	%
红细胞	2.35	↓	3.50~5.50	10^12/L

红细胞检查结果异常化验单
（RBC、Hb下降）

(1)红细胞及血红蛋白增多

相对性增多 由于血液浓缩所致。常见于剧烈呕吐、严重腹泻、大量出汗、大面积烧伤等。

绝对性增多 由于生理、病理原因引起组织缺氧所致。①生理性增多：见于高原居民、新生儿、剧烈运动等；②病理性增多：见于发绀型先天性心脏病、肺源性心脏病、真性红细胞增多症等。

(2)红细胞及血红蛋白减少

生理性减少 见于婴幼儿、15岁前儿童、妊娠中后期和老年人。

病理性减少 见于各种原因所致贫血（详见本任务相关知识）。

</td></tr>
</table>

3. 判断白细胞检查结果

(1)英文简称：白细胞计数（WBC）

白细胞分类计数（DC）

(2)参考范围

①白细胞计数：成人 (4~10) $\times 10^9$/L

新生儿 (15~20) $\times 10^9$/L

6个月~2岁 (11~12) $\times 10^9$/L

②白细胞分类计数：详见下表。

白细胞分类计数正常参考范围

细胞名称	百分率 (%)	绝对值 ($\times 10^9$/L)
中性粒细胞（N）		
杆状核（Nst）	0~5	0.04~0.05
分叶核（Nsg）	50~70	2~7
嗜酸性粒细胞（E）	0.5~5	0.05~0.5
嗜碱性粒细胞（B）	0~1	0~0.1
淋巴细胞（L）	20~40	0.8~4
单核细胞（M）	3~8	0.12~0.8

白细胞常见异常及临床意义

检验项目	结果		参考范围	单位
白细胞	21.20	↑	4.00~10.00	10^9/L
中性粒细胞%	91.1	↑	50.0~70.0	%
淋巴细胞%	6.2	↓	20.0~40.0	%
单核细胞百分比	2.5	↓	3.0~12.0	%
嗜酸性粒细胞百分比	0.1	↓	0.5~5.0	%
嗜碱性粒细胞百分比	0.1		0.0~1.0	%
中性粒细胞绝对数	19.35	↑	1.80~6.40	10^9/L
淋巴细胞绝对数	1.32		1.00~3.30	10^9/L
单核细胞	0.54		0.20~0.70	10^9/L
嗜酸性粒细胞	0.03	↓	0.05~0.50	10^9/L
嗜碱性粒细胞	0.02		0.00~0.10	10^9/L

白细胞检查结果异常化验单

（WBC、N升高；L、M、E降低）

通常白细胞高于10×10^9/L称为白细胞增多，低于4×10^9/L称为白细胞减少。而白细胞的增多与减少主要受中性粒细胞数量的影响，其临床意义与白细胞分类基本一致（中性粒细胞核象变化详见本任务相关知识）。

4. 判断血小板检查结果

(1)英文简称 血小板计数（PC or BPC，PLT）

(2)参考范围 成人血小板计数为 (100~300) $\times 10^9$/L

代号	项目	结果	参考值
HCT	红细胞压积	0.25↓	0.35—0.54 L/L
MCV	红细胞平均体积	81.9↓	86—100 fL
MCH	平均血红蛋白量	29.1	26—31 pg
MCHC	平均血红蛋白浓度	355	310—370 g/L
RDW-sd	红细胞分布宽度SD	44.8	30—50 fL
RDW-cv	红细胞分布宽度CV	13.6	10—20 %
PLT	血小板	28↓	100—300 10^9/L
MPV	平均血小板体积	6.0	6—10 fL
PCT	血小板容积	0.200↓	1.08—2.82 mL/L
PDW	血小板分布宽度	0.1	0.09—0.17 fL

血小板检查化验单

血小板常见异常及临床意义

(1)血小板增多 指血小板数超过400×10^9/L。

①骨髓增生性疾病和恶性肿瘤，如慢性粒细胞性白血病、真性红细胞增多症、淋巴瘤等。

②反应性增多，如急性大出血、急性化脓性感染、类风湿性关节炎等。

(2)血小板减少 指血小板数低于100×10^9/L。

①血小板生成障碍，如再生障碍性贫血、急性白血病、骨髓纤维化等。

②血小板破坏或消耗增多，如特发性血小板减少性紫癜、脾功能亢进、弥散性血管内凝血等。

③血小板分布异常，如血液被稀释、肝硬化等。

四、出、凝血时间检查

1.判断出血时间检查结果	出血时间常见异常及临床意义
(1)英文简称　出血时间（BT） 出血时间是指人工将毛细血管刺破后，血液自然流出至血液自然停止所需的时间。出血时间主要反映血小板的数量、功能以及血管壁的通透性和脆性的变化。 (2)参考范围 Duke法：1~3分钟 　　　　超过4分钟为异常 测定器法：（6.9±2.1）分钟 　　　　超过9分钟为异常	(1)出血时间延长　主要见于特发性血小板减少性紫癜、血小板无力症、弥散性血管内凝血，以及药物性出血如服用阿司匹林、青霉素等。 (2)出血时间缩短　主要见于血栓前状态或血栓性疾病等。

2.判断凝血时间检查结果	凝血时间常见异常及临床意义
(1)英文简称　凝血时间（CT） 凝血时间是指离体血液发生凝固所需要的时间，是内源性凝血系统的一项筛选试验。 (2)参考范围 玻璃管法：6~12分钟 硅管法：15~32分钟	(1)凝血时间延长　主要见于血友病、严重肝病、口服抗凝剂。 (2)凝血时间缩短　主要见于血栓前状态或血栓性疾病等。

五、血沉检查

判断血沉测定	血沉常见异常及临床意义
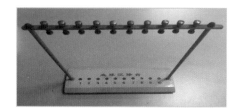 血球沉降台 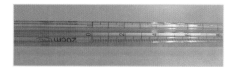 玻璃血沉管	(1)血沉增快 生理性增快　见于女性月经期、妊娠3个月以上、老年人等。 病理性增快　见于以下几种情况。 ①炎症性疾病：感染是血沉加快最常见的原因。急性细菌性炎症在炎症发生后2～3天即可见血沉加快；慢性炎症如风湿热、结核病等在疾病活动期血沉明显加快。 ②组织损伤及坏死：严重创伤、大手术、脏器梗死等可致血沉加快。

判断血沉测定	血沉常见异常及临床意义
红细胞沉降率简称血沉，是指在一定条件下离体抗凝全血中红细胞自然沉降的速率。血沉是一项灵敏但缺乏特异性的指标。临床上，血沉主要用于观察病情的动态变化、区别功能性和器质性病变、鉴别良性和恶性肿瘤等。 (1)英文简称　红细胞沉降率（ESR） (2)参考范围 魏氏法：成年男性0~15 mm/1h末 　　　　成年女性0~20 mm/1h末 　　　　儿童：0~10 mm/1h末 　　　　新生儿：0~2 mm/1h末	③恶性肿瘤：恶性肿瘤血沉多明显增快，治疗后血沉渐趋正常，复发或转移时又可增快。 ④其他：如高球蛋白血症、高胆固醇血症、贫血等均可使血沉增快。 (2)血沉减慢　临床意义较小。

六、血气分析

1.认识血气分析化验单	血气分析化验单的内容
 血气分析（含电解质等）化验单	血气（BG）分析通常指分析血液中所含的氧和二氧化碳气体的状态，是判断患者呼吸（通气）、氧化及酸碱平衡状态的必需指标，对临床急、重症患者的监护和抢救很重要。 　　血气分析化验单内容主要包括酸碱度、氧分压、氧饱和度、二氧化碳分压、碳酸氢根、剩余碱等。

2.判断血气分析检查结果	血气分析常见异常及临床意义
(1)英文简称　血液酸碱度（pH） 　　　　　　动脉血氧分压（PaO_2） 　　　　　　动脉血氧饱和度（SaO_2） 　　　　　　动脉血二氧化碳分压（$PaCO_2$） (2)参考范围 ①pH：成人：动脉血pH 7.35~7.45 　　　　　　静脉血pH 7.31-7.41 　　　　新生儿：pH 7.32-7.49 　　　　危急值：pH<7.2或pH>7.6	(1)血液酸碱度（pH） 　　pH＞7.45为失代偿碱中毒；pH<7.35为代偿性酸中毒。但pH测定只能确定是否有酸中毒或碱中毒，pH正常不能排除有无酸碱失衡，亦不能区别是代谢性还是呼吸性酸碱平衡失调。应结合其他酸碱平衡检测指标，进行综合判断。

2.判断血气分析检查结果	血气分析常见异常及临床意义

②PaO_2：成人：动脉血10.0～13.3 kPa（75～100 mmHg）

静脉血5.3～6.7 kPa（40～50mmHg）

新生儿：8.0～8.3 kPa（60～70 mmHg）.

危急值：<5.3 kPa（<40 mmHg）

③SaO_2：成人/儿童：95%～100%

老年人：95%

新生儿：40%～90%

④$PaCO_2$：

成人/儿童（≥2岁）：动脉血4.76～6.0kPa（35～45 mmHg）

静脉血5.3～6.7 kPa（40～50 mmHg）

儿童（<2岁）：3.5～5.5 kPa（26～41 mmHg）

危急值：<2.5 kPa（19 mmHg）或>8.9 kPa（67 mmHg）

检验项目	结 果		参考范围	单位
标准碳酸氢盐	32.5	↑	21.3～24.8	mmol/L
正常P50氧饱和度	91.0	↓	91.9～99.0	%
PH值	7.35		7.35～7.45	
二氧化碳分压	72	↑	35～45	mmHg
氧气分压	63	↓	80～100	mmHg
碳酸氢根	39.7	↑	21.4～27.3	mmol/L
全血剩余碱	10.0	↑	-3.0～+3.0	mmol/L
细胞外液缓冲碱	14.1	↑	-3.0～+3.0	mmol/l

血气分析异常化验单
（SaO_2、PaO_2降低；$PaCO_2$升高）

(2)动脉血氧分压（PaO_2）

PaO_2是指动脉血液中物理溶解的氧所产生的张力。

PaO_2测定的主要临床意义是判断机体有无缺氧及其程度。PaO_2低于8.0 kPa以下为诊断呼吸衰竭的标准，低于2.67 kPa则生命难以维持。

(3)动脉血氧饱和度（SaO_2）

SaO_2是指动脉血氧与血红蛋白结合的程度，为单位血红蛋白含氧的百分数。

SaO_2与PaO_2测定的意义相同，均是反映机体有无缺氧的指标。不同的是前者受血液血红蛋白的影响，如贫血、血细胞增多、血红蛋白变性等，而后者不受影响。

(4)动脉血二氧化碳分压（$PaCO_2$）

$PaCO_2$是指动脉血液中物理溶解的二氧化碳所产生的压力。

①判断有无呼吸性酸、碱失衡及其代偿反应。$PaCO_2$<4.67 kPa提示通气过度，存在呼吸性碱中毒；$PaCO_2$>6.67 kPa提示存在呼吸性酸中毒；代谢性酸中毒时如$PaCO_2$减低或代谢性碱中毒时如$PaCO_2$增高，均提示已通过呼吸进行代偿。

②判断肺泡通气状况。因二氧化碳弥散能力很强，$PaCO_2$与肺泡二氧化碳分压（$PaCO_2$）接近，可反映$PaCO_2$的平均值。$PaCO_2$增强提示肺泡通气不足，$PaCO_2$减低提示肺泡通气过度。

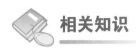

相关知识

一、贫血

1. 定义

贫血是指单位容积周围血液中血红蛋白浓度、红细胞计数和（或）血细胞比容低于相同年龄、性别和地区正常值低限的一种常见的临床症状。其中，以血红蛋白浓度作为贫血诊断及其严重程度诊断的依据更为可靠。

2. 诊断标准

成年人贫血的诊断标准详见表8-1。

表8-1 贫血的实验诊断标准

项目	血红蛋白（g/L）	红细胞（$\times 10^{12}$/L）	血细胞比容（L/L）
成年男性	<120	<4.5	0.42
成年女性	<110	<4.0	0.37
妊娠期女性	<100	<3.5	0.30

注：该标准适用于平原地区的人群。

3. 分类

⑴按病因和发病机制分类。

表8-2 各类贫血病因和发病机制

病因和发病机制		临床意义
红细胞生成减少	造血干细胞异常	再生障碍性贫血（AA）、白血病、多发性骨髓瘤等
	造血调节异常	白血病、淋巴瘤、各种慢性病性贫血（ACD）等
	造血原料不足或利用障碍	巨幼红细胞性贫血（MA）、缺铁性贫血（IDA）等
红细胞破坏过多		各种溶血性贫血（HA）
红细胞丢失过多		各种原因所致的急性和慢性失血，如特发性血小板减少性紫癜（ITP）、外伤、功能性子宫出血等

⑵按血红蛋白的浓度分类。

根据血红蛋白的浓度可将贫血按严重程度划分为4个等级（表8-3）。

表8-3 贫血严重程度的划分标准

贫血严重程度	血红蛋白（g/L）	临床表现
轻度	>90	症状轻微
中度	60～89	活动后感心悸气促
重度	30～59	静息状态下仍感心悸气促
超重度	<30	常并发贫血性心脏病

(3)按红细胞形态特点分类。

根据平均红细胞容积（MCV）和平均红细胞血红蛋白浓度（MCHC），可将贫血分为三类（表8-4）。

表8-4 贫血的细胞形态分类

贫血类型	MCV（fl）	MCHC（%）	临床类型
大细胞性贫血	>100	32～35	巨幼细胞性贫血
正常细胞性贫血	80～100	32～35	再生障碍性贫血、急性失血性贫血等
小细胞低色素性贫血	<80	<32	缺铁性贫血、铁粒幼细胞性贫血等

4.临床表现

(1)症状 疲乏、困倦、软弱无力是最常见和最早出现的症状。

(2)体征 皮肤黏膜苍白最突出。以睑结膜、口唇与口腔黏膜、舌质、甲床及手掌等部位的检查结果较为可靠，但应注意环境温度、人体肤色及人为因素（如化妆）等的影响。

5.相关疾病

(1)缺铁性贫血（iron deficiency anemia，IDA） 是体内贮存铁缺乏，导致血红蛋白合成减少而引起的一种小细胞低色素性贫血。是最常见的一种贫血。

(2)巨幼细胞性贫血（megaloblastic anemia，MA） 是由于叶酸和（或）维生素B_{12}缺乏或某些影响核苷酸代谢药物的作用，导致细胞核脱氧核糖核酸（DNA）合成障碍所引起的贫血。多见于2岁以下婴幼儿。

(3)再生障碍性贫血（aplastic anemia，AA） 简称再障，是由于多种原因导致造血干细胞数量减少和（或）功能障碍所引起的一类贫血，又称骨髓造血功能衰竭症。

(4)溶血性贫血（hemolytic anemia，HA） 是红细胞寿命缩短、破坏加速而骨髓造血代偿功能不足时所发生的一组贫血。

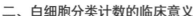
二、白细胞分类计数的临床意义

白细胞类型	增多	减少
中性粒细胞 （机体抵御入侵细菌的第一道防线）	生理性　见于新生儿、妊娠、分娩、剧烈运动、情绪激动、高温、严寒等。 病理性 (1)急性感染，是引起中性粒细胞增多的最常见原因，尤其是急性化脓性感染。 (2)严重的组织损伤或大量血细胞破坏，如大面积烧伤、大手术后、急性心肌梗死等。 (3)急性大出血时，1~2小时即可导致白细胞（主要是中性粒细胞）明显增高，内出血者较外出血者更显著，故白细胞计数可作为内出血早期诊断的参考指标。 (4)急性溶血、急性中毒。 (5)非造血系统恶性肿瘤及急慢性粒细胞白血病。	中性粒细胞绝对值低于$1.5 \times 10^9/L$，为粒细胞减少症；低于$0.5 \times 10^9/L$，为粒细胞缺乏症。 中性粒细胞减少主要见于： (1)感染性疾病，如病毒性感染、特殊杆菌感染（如伤寒、副伤寒）及原虫感染（如黑热病、疟疾等）。 (2)血液系统疾病，如再生障碍性贫血、非白血性白血病等。 (3)理化损伤，是引起中性粒细胞减少的常见原因。物理因素有电离辐射；化学因素有化学物质（如苯、铅、汞等）和化学药物（如氯霉素、抗肿瘤药等）。 (4)其他，如脾功能亢进、自身免疫性疾病等。
嗜酸性粒细胞 （抗过敏和抗寄生虫作用）	嗜酸性粒细胞增多见于变态反应性疾病（如荨麻疹、支气管哮喘等）、寄生虫病（如血吸虫、肺吸虫等）、某些皮肤病（如湿疹、银屑病等）、血液病等。	嗜酸性粒细胞减少见于伤寒初期、大手术、严重烧伤等应激状态或长期应用肾上腺皮质激素后。
嗜碱性粒细胞 （释放组胺及肝素）	嗜碱性粒细胞增多见于过敏性疾病、血液病（如慢性粒细胞性白血病）和恶性肿瘤等。	嗜碱性粒细胞减少一般无临床意义。

白细胞类型	增多	减少
淋巴细胞 （T淋巴细胞参与细胞免疫；B淋巴细胞参与体液免疫） 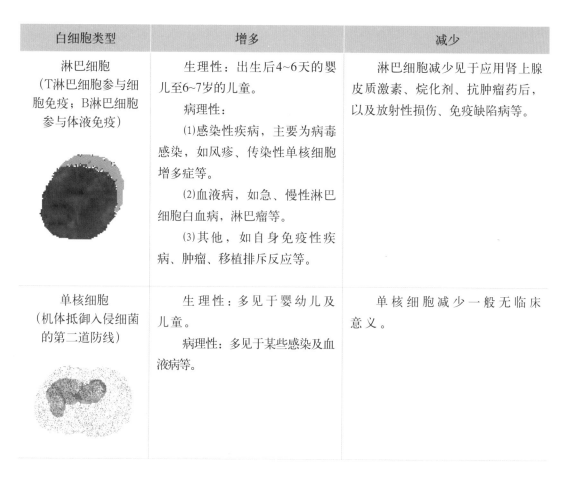	生理性：出生后4~6天的婴儿至6~7岁的儿童。 病理性： (1)感染性疾病，主要为病毒感染，如风疹、传染性单核细胞增多症等。 (2)血液病，如急、慢性淋巴细胞白血病，淋巴瘤等。 (3)其他，如自身免疫性疾病、肿瘤、移植排斥反应等。	淋巴细胞减少见于应用肾上腺皮质激素、烷化剂、抗肿瘤药后，以及放射性损伤、免疫缺陷病等。
单核细胞 （机体抵御入侵细菌的第二道防线）	生理性：多见于婴幼儿及儿童。 病理性：多见于某些感染及血液病等。	单核细胞减少一般无临床意义。

三、中性粒细胞核象变化

中性粒细胞有杆状核粒细胞和分叶核粒细胞两类。中性粒细胞核象是指粒细胞的分叶状况，为粒细胞成熟程度的标志。正常外周血中中性粒细胞以三叶核居多，只有少量杆状核。病理情况下，中性粒细胞核象可发生变化，出现核左移或核右移现象。

(1)核左移　外周血中杆状核粒细胞增多超过5%时，甚至出现更幼稚阶段的粒细胞时，称为核左移。常见于急性化脓性感染或急性中毒及急性溶血反应等。

(2)核右移　外周血中中性粒细胞核出现五叶及以上，其百分率超过3%者，称为核右移。此时常伴有白细胞计数减少。常见于巨幼细胞性贫血、造血功能衰退、应用抗代谢药物、感染恢复期。如在疾病进展期突然出现核右移，则提示预后不良。

四、弥散性血管内凝血

1. 定义

弥散性血管内凝血（disseminated intravascular coagulation，DIC）是由多种致病因素激活机体的凝血系统，导致机体弥漫性微血栓形成、凝血因子大量消耗并继发纤溶亢进，从而引起全身性出血、微循环障碍乃至多器官功能衰竭的一种临床综合征。本病多起病急、进展快、死亡率高，是临床急重症之一。

2. 病因

表8-5 弥散性血管内凝血的常见病因

常见病因	主要疾病
严重感染（最常见）	革兰阴性或阳性菌感染、病毒性肝炎、流行性出血热等
严重创伤	严重软组织损伤、挤压伤综合征、颅脑外伤、大面积烧伤等
产科意外	死胎滞留、葡萄胎、羊水栓塞、胎盘早剥等
恶性肿瘤	转移癌、肉瘤等
大手术	外科大手术、体外循环等
其他	毒蛇咬伤、低温、中暑及恶性高热等

3. 分期

表8-6 弥散性血管内凝血的分期及其特征

分期	基本特点	表现
高凝期	凝血系统被激活，血中凝血酶量增多，导致微血栓形成	血液处于高凝状态
消耗性低凝期	凝血因子和血小板因消耗而减少，继发纤维蛋白原减少，纤溶过程逐渐增强	血液处于低凝状态并伴有出血现象
继发性纤溶亢进期	纤溶系统异常活跃，纤维蛋白降解产物形成且具有很强的抗凝作用	出血十分明显

4. 实验室评估

DIC时，血小板减少，凝血酶原时间（PT）延长，活化部分凝血活酶时间（APTT）延长，D-二聚体定量增高或定性阳性等。

五、血型鉴定与交叉配血

1. 认识血型鉴定化验单	判断血型鉴定结果
	血型检查可用于输血、器官移植、骨髓移植、法医鉴定等。最重要的血型是ABO血型和Rh血型系统。

1. 认识血型鉴定化验单

血型鉴定方法

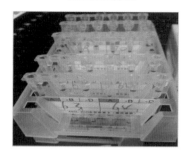

A型标准血清 （抗B）	B型标准血清 （抗A）	血型
		A
		B
		O
		AB

血型鉴定方法

检验项目	结果
Rh	阳性
ABO血型	O型

血型化验单（Rh阳性，O型）

项 目	结果
ABO血型	AB型
Rh血型	阳性

血型化验单（Rh阳性，AB型）

ABO血型	A型
Rh血型	阴性

血型化验单（Rh阴性，A型）

ABO血型	B型
Rh血型	阴性

血型化验单（Rh阴性，B型）

判断血型鉴定结果

(1)ABO血型 ABO血型鉴定，原则上是根据红细胞上是否存在A和（或）B抗原，血清中是否存在抗A和（或）抗B抗体而决定的。以下两种方法均可鉴定被检者的血型（见下表）。

ABO血型鉴定结果

血型	红细胞表面的抗原	血清中抗体
A	A	抗B
B	B	抗A
AB	A和B	无抗体A和B
O	无抗原A和B	抗A和抗B

红细胞ABO血型鉴定原则

正向定型 （血清）			方向定型 （细胞）			血型 判断
抗A	抗B	抗AB(O)	A	B	O	
−	−	−	+	+	−	O型
+	−	+	−	+	−	A型
−	+	+	+	−	−	B型
+	+	+	−	−	−	AB型

(2)Rh血型 人类红细胞除了含有A、B抗原外，还有C、c、D、d、E和e六种抗原，称为Rh抗原（也称Rh因子）。临床上通常将红细胞膜上含有D抗原者，称为Rh阳性。若受检者红细胞膜上缺乏D抗原者为Rh阴性。在我国99%为Rh阳性，仅有1%为Rh阴性。

Rh阴性者首次输入Rh阳性血液后，不发生反应，血清中产生抗Rh阳性的抗体，当再次接受Rh阳性血液时，即可发生溶血反应。

2.认识交叉配血试验	判断交叉配血结果及临床意义
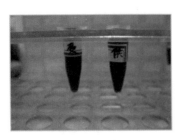 交叉配血试验 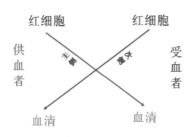 交叉配血试验示意图	为了输血的安全，输血除了做血型鉴定外，还须将供血者和受血者血液做交叉配血试验，即将受血者血清和供血者的血细胞混合（称直接交叉配血试验），再将供血者血清和受血者红细胞混合（称间接交叉配血试验），结果必须均无凝集现象，方可进行输血（见下表）。

交叉配血结果及临床意义

主侧	次侧	临床意义
凝集/溶血	凝集/溶血	不能输血
不凝集/不溶血	不凝集/不溶血	可正常同型输血
凝集/溶血	不凝集/不溶血	不能输血
不凝集/不溶血	凝集/溶血	紧急时可少量异型输血

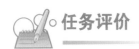 **任务评价**

一、单项选择题

1.判断贫血治疗有效的早期指标是 （　　）

A. 红细胞增高　　　　　B. 血红蛋白增高　　　　　C. 红细胞比容增高

D. 网织红细胞增高　　　E. 红细胞平均体积增高

2.重度贫血的血红蛋白含量为 （　　）

A. <90 g/L　　　　　　B. <70 g/L　　　　　　C. <60 g/L

D. <50 g/L　　　　　　E. <30 g/L

3.血沉加快的主要原因除外 （　　）

A. 炎症　　　　　　　　B. 高纤维蛋白原血症　　C. 红细胞增多

D. 血脂增高　　　　　　E. 恶性肿瘤

4.白细胞分类计数百分率最高的是 （　　）

A. 中性粒细胞　　　　　B. 淋巴细胞　　　　　　C. 单核细胞

D. 嗜酸性粒细胞　　　　E. 嗜碱性粒细胞

5. 中性粒细胞增多最常见的原因是　　　　　　　　　　　　　（　　）

A. 急性感染　　　　　　　B. 剧烈运动　　　　　　C. 急性中毒

D. 急性溶血　　　　　　　E. 广泛的组织损伤

6. 淋巴细胞绝对增多见于　　　　　　　　　　　　　　　　　（　　）

A. 免疫缺陷病　　　　　　B. 吸虫感染　　　　　　C. 寄生虫感染

D. 病毒感染　　　　　　　E. 贫血

7. 在疾病进展期出现中性粒细胞核右移现象，常提示　　　　　（　　）

A. 机体抵抗力强　　　　　B. 骨髓造血功能旺盛　　C. 预后良好

D. 白细胞总数增多　　　　E. 预后不良

8. 引起中性粒细胞减少的是　　　　　　　　　　　　　　　　（　　）

A. 尿毒症　　　　　　　　B. 慢性粒细胞白血病　　C. 脾功能亢进

D. 钩虫病　　　　　　　　E. 急性大出血

9. 嗜酸性粒细胞增多见于　　　　　　　　　　　　　　　　　（　　）

A. 急性出血　　　　　　　B. 急性感染　　　　　　C. 过敏性疾病

D. 肺结核　　　　　　　　E. 伤寒

10. 下列除哪种情况外，都可引起血小板减少　　　　　　　　（　　）

A. 再生障碍性贫血　　　　B. 急性大失血　　　　　C. 放射病

D. 脾功能亢进　　　　　　E. 弥散性血管内凝血

二、看化验单判断

代号	项目	结果	参考值	代号	项目	结果	参考值
WBC	白细胞	9.0	4--10 10^9/L	HCT	红细胞压积	0.29↓	0.35--0.54 L/L
Lym%	淋巴细胞比率	25.7	20--40 %	MCV	红细胞平均体积	64.2↓	86--100 fL
Mon%	单核细胞百分比	3.3	3--8 %	MCH	平均血红蛋白量	17.9↓	26--31 pg
Neu%	中性粒细胞百分比	68.6	50--70 %	MCHC	平均血红蛋白浓度	278↓	310--370 g/L
Bas%	嗜碱性粒细胞百分比	0.7	0--1 %	RDW-sd	红细胞分布宽度SD	53.1↑	30--50 fL
Eos%	嗜酸性粒细胞百分比	1.7	0.5--5 %	RDW-cv	红细胞分布宽度CV	22.2↑	10--20 %
LYM#	淋巴细胞数	2.3	0.8--4 10^9/L	PLT	血小板	265	100--300 10^9/L
Mon#	单核细胞	0.29	0.12--0.8 10^9/L	MPV	平均血小板体积	9.0	6--10 fL
Neu#	中性粒细胞	6.2	2--7.5 10^9/L	PCT	血小板容积	2.400	1.08--2.82 mL/L
Bas#	嗜碱性粒细胞	0.06	0--0.1 10^9/L	PDW	血小板分布宽度	0.1	0.09--0.17 fL
Eos#	嗜酸性粒细胞	0.16	0.05--0.5 10^9/L				
RBC	红细胞	4.5	3.5--5 10^12/L				
HGB	血红蛋白	81.0↓	110--150 g/L				

1. 该化验单为哪项实验室检查项目的结果？

2. 检查结果中主要异常指标有哪些？其正常参考值如何？

3. 根据以上结果可诊断为何种疾病？

任务二　尿液检查

任务目标

1. 能力目标　能够将理论知识与临床实践相结合，判断尿常规化验单结果。
2. 知识目标　熟悉尿液生成的过程与尿标本的种类；掌握尿液标本的采集和保存方法；掌握尿常规检查项目的参考值及临床意义。

任务分解

一、认识尿液生成的过程

1. 认识泌尿系统	泌尿系统的组成
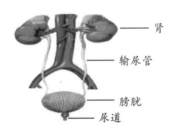 泌尿系统的组成	泌尿系统由肾、输尿管、膀胱和尿道等器官组成。其中肾是人体重要的生命器官，其主要功能为生成尿液，排泄代谢产物，维持机体内环境的稳定。泌尿系统的其余器官均为排尿管道。
2. 认识肾的功能单位	肾的结构
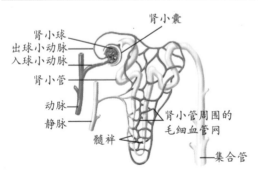 肾单位的结构模式图	肾实质主要由大量的肾单位和集合管构成，肾的泌尿功能就是由它们的协同作用完成的。 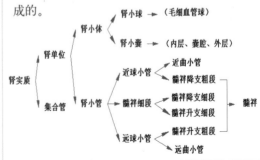

3.认识尿液生成的过程	尿液的生成过程

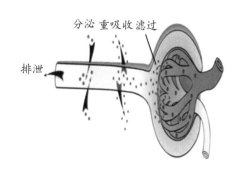

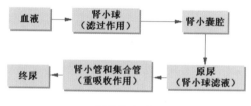

尿液的生成

尿液的生成是在肾单位和集合管中进行的，它包括三个过程：肾小球的滤过作用；肾小管和集合管的选择性重吸收作用；肾小管和集合管的分泌和排泄作用。

①肾小球的滤过作用：当循环血液流经肾小球毛细血管时，除了血液中的血细胞和血浆中的大分子蛋白质不能通过滤过膜外，其他血浆成分均可通过滤过膜滤入肾小囊腔内，形成肾小球滤液，又称原尿。肾小球滤过率（GFR）受滤过膜的通透性、滤过面积、有效滤过压及肾血流量的影响。

②肾小管和集合管的选择性重吸收作用：肾小管和集合管的重吸收具有选择性。原尿中的氨基酸和葡萄糖全部被重吸收，水和电解质（Na^+、K^+等）大部分被重吸收，尿素小部分被重吸收，肌酐则完全不被重吸收。

③肾小管和集合管的分泌和排泄作用：主要分泌H^+、NH_3、K^+及排泄肌酐、对氨基马尿酸、酚红等物质。

二、尿液标本的采集和保存方法

1.认识尿液标本的一般知识	尿液标本采集的目的

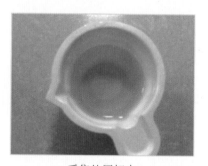

采集的尿标本

(1)尿常规标本　用于检查尿液的颜色、透明度、有无细胞及管型，测定比重，并做尿蛋白及尿糖定性检测。

(2)12 h或24 h尿标本　用于做尿的定量检查，如钾、钠、氯、17-羟类固醇、17-酮类固醇、肌酐、肌酸及尿糖定量或尿浓缩查结核杆菌等。

(3)尿培养标本　采集未被污染的尿液做细菌学检查。

2.认识尿标本的种类	临床常用尿标本采集

(1)晨尿标本　清晨起床后的第一次尿标

2.认识尿标本的种类	临床常用尿标本采集

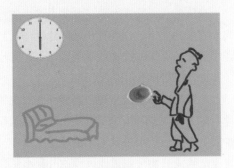

晨尿

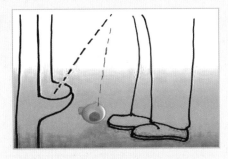

中段尿标本

本，适用于蛋白质、细菌、有形成分的检查及妊娠试验。

(2)随机尿标本　随机留取任何一个时间的尿标本，适用于门诊、急诊患者的检查。

(3)12 h尿标本　从晚上7时排空膀胱后，开始留取尿液，至次晨7时留取最后一次尿液，适用于细胞、管型等有形成分的计数。

(4)24 h尿标本　患者于清晨7时排空膀胱，弃去尿液后开始留取尿液至次晨7时留取最后一次尿液于容器内，适用于体内代谢产物、尿沉渣和结合杆菌检查。

(5)尿培养标本　对泌尿系统感染患者的尿液做微生物培养、鉴定及药物过敏试验的尿标本，常有中段尿标本、导尿标本、耻骨上膀胱穿刺尿标本。

3.掌握尿液标本的采集	尿液标本采集的流程及注意事项

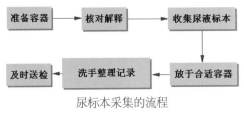

尿标本采集的流程

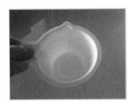

一次性尿杯

尿无菌培养容器

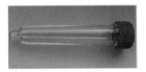

一次性尿常规标本容器

(1)采集前准备

①护士准备：着装整洁、洗手、戴口罩。

②用物准备：尿常规标本（一次性尿杯、一次性尿常规标本容器）；12 h或24 h尿标本（清洁干燥带盖广口容器、防腐剂）；尿培养标本（尿培养容器、无菌手套、无菌棉签、消毒液、便器、便盆、屏风等）。

③环境准备：清洁舒适、光线充足，创造隐私空间使患者自然舒适。

④患者准备：理解采集尿标本的目的、方法及注意事项并愿意合作。

(2)尿常规标本采集

给予患者标本容器，嘱其将晨起第一次尿留于容器内。对于行动不便的患者，协助其在床上使用便器收集尿液于标本容器内。

| 3.掌握尿液标本的采集 | 尿液标本采集的流程及注意事项 |

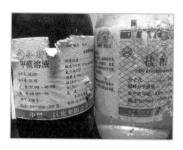

化学防腐剂

名称	作用	用法	举例
甲醛	固定尿中有机成分、防腐	24 h尿液中加入40%甲醛1～2 ml	爱迪计数
浓盐酸	防止尿中激素被氧化、防腐	24 h尿液中加入5～10 ml	17-羟类固醇、17-酮类固醇
甲苯	保持尿液的化学成分不变	100 ml尿液中加入0.5%～1%甲苯2 ml	尿蛋白、尿糖、钾、钠、氯、肌酐、肌酸的定量检查

昏迷或尿潴留患者可使用导尿法留取尿标本。

(3)12 h或24 h尿标本采集　将检验单附联或条形码贴于集尿瓶上，注明留取尿液的起止时间。为了防止尿液久放变质，应置盛尿液容器于阴凉处，并按照检验要求在尿标本内加入防腐剂。临床上常用的防腐剂应用见左表。

(4)尿培养标本

中段尿留取法：按导尿术做会阴清洁消毒后，嘱患者自行排尿，用试管夹夹住集尿试管，弃去前段尿液，留取中段尿5～10 ml，尿标本留取后，均应将无菌集尿试管口及棉签在酒精灯火焰上消毒，盖紧瓶塞以防污染。

(5)注意事项

①留尿容器要求清洁、干燥、广口（直径大于4 cm）、一次性使用。

②尿液常规检查以留取晨尿为好；尿细菌培养时应严格无菌操作，可用0.1%的苯扎溴铵（新洁尔灭）溶液消毒外阴和尿道口，并在膀胱充盈的情况下留取中段尿。

③留取尿标本时，不可混有粪便、其他分泌物及消毒液等，女性患者避免混入阴道分泌物或经血，男性患者避免混入前列腺液或精液，以免影响检查结果。昏迷或尿潴留患者可导尿留取标本。

④一般尿标本采集后30分钟内送检，夏季1小时内、冬季2小时内送检，同时避免强光照射。

三、尿液检查

| 1.判断尿液理学检查（尿量及气味） | 常见异常及临床意义 |

(1)尿量异常

①多尿：是指成人尿量>2500 ml/24 h。

1.判断尿液理学检查（尿量及气味）	常见异常及临床意义

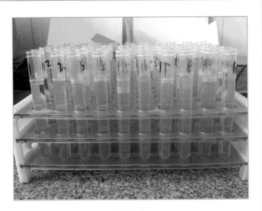

尿标本

参考范围

尿量：正常成人1000～2000 ml/24 h。

气味：新鲜尿液呈挥发性芳香味，可受食物、饮料等影响，久置后有氨味。

参考范围　正常尿液

颜色：新鲜尿液多呈淡黄或黄褐色；久置尿液常因盐类析出而微浑甚至沉淀。

透明度：清晰透明。

红细胞：玻片法：平均0～3个/HP
　　　　定量检查0～5个/μl

白细胞：玻片法：平均0～5个/HP
　　　　定量检查0～10个/μl

上皮细胞：无肾小管上皮细胞。

管型：无管型或偶见透明管型。

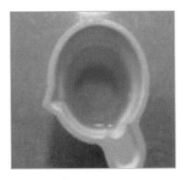

正常新鲜尿液颜色（淡黄色）

生理性多尿：见于大量饮水、精神紧张、输液或应用利尿剂等。

病理性多尿：见于糖尿病、尿崩症等。

②少尿：是指成人尿量少于400 ml/24 h或持续少于17 ml/h。

生理性少尿：出汗过多、水分摄取不足等。

病理性少尿：见于各种原因所致休克、心力衰竭、严重脱水、肾实质性病变、尿路结石、肿瘤压迫所致的尿路梗阻等。

③无尿或尿闭：是指成人尿量少于100 ml/24 h或12 h内完全无尿。主要见于严重的急性肾功能不全及肾移植术后发生排斥反应者。

(2)颜色与透明度异常

①淡红色或红色：为肉眼血尿，此时每升尿液内含血量超过1 ml，尿液外观呈洗肉水样或血样。主要见于泌尿系统的炎症、结核、结石及肿瘤等，亦可见于出血性疾病如血小板减少性紫癜等。

②浓茶色或酱油色：为血红蛋白尿，镜检无红细胞但隐血试验阳性，见于溶血性贫血、血型不合的输血、恶性疟疾等。

③深黄色：尿液的泡沫也呈黄色，为胆红素尿，见于梗阻性或肝细胞性黄疸。服用大黄、核黄素等也可使尿液呈黄色，但其泡沫不黄。

④乳白色：

a.脓尿和菌尿：见于泌尿系统感染性疾病，如肾盂肾炎、膀胱炎等。

b.脂肪尿：见于肾病、挤压伤、骨折、肾病综合征等。

c.乳糜尿：见于丝虫病、肿瘤、腹部创伤等所致淋巴循环受阻。

1. 判断尿液理学检查（尿量及气味）	常见异常及临床意义

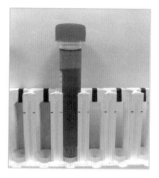

胆红素尿（深黄色）

⑤浑浊：上述尿色改变可同时伴有浑浊沉淀，引起尿液浑浊沉淀的主要原因有：

a. 白色浑浊：脓尿（白细胞增多）、菌尿、乳糜尿、磷酸盐结晶等。

b. 红色浑浊：血尿（红细胞增多）、尿酸盐结晶等。

(3) 气味异常

①新鲜尿液有氨味见于膀胱炎或尿潴留。

②蒜臭味见于有机磷农药中毒。

③烂苹果味见于糖尿病酮症酸中毒。

④鼠臭味见于苯丙酮尿症。

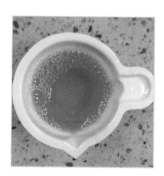

血尿（红色）

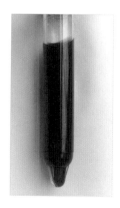

血红蛋白尿
（浓茶色）

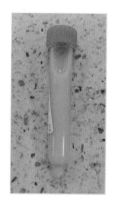

脓尿、菌尿、乳糜尿
（乳白色）

2. 认识尿常规化验单

尿常规正常化验单

尿常规化验单的内容

尿常规检查主要包括以下项目：

(1)干化学项目　包括酸碱度、亚硝酸盐、葡萄糖、维生素C、比重、隐血、蛋白质、胆红素、尿胆原、酮体及白细胞。

(2)镜检项目　包括颜色、透明度、红细胞、白细胞、上皮细胞、管型、结晶、霉菌、滴虫、脓球等。

3. 判断尿常规干化学项目结果

尿常规干化学项目正常化验单

(1)英文简称　酸碱度（pH）

　　　　　　　比重（SG）

　　　　　　　蛋白质（PRO）

　　　　　　　葡萄糖（GLU）

　　　　　　　酮体（KET）

(2)参考范围

pH：健康人在普通膳食的情况下，新鲜尿液多呈弱酸性反应，pH约为6.5，波动在4.5~8.0。

SG　成人：1.015~1.025，晨尿大于1.020

　　　新生儿：1.002~1.004

PRO　定性试验：阴性

　　　定量试验：0~80mg/24 h

干化学项目常见异常及临床意义

(1)酸碱度异常

pH升高：见于碱中毒、尿潴留、应用利尿剂等。

pH降低：见于高热、酸中毒、痛风、糖尿病、服用维生素C等。

(2)比重异常

SG增高：见于血容量不足导致的肾前性少尿、糖尿病、急性肾小球肾炎等。

SG减低：对临床诊断更有价值，见于慢性肾小球肾炎、急性肾衰竭多尿期、尿崩症等。

(3)蛋白质异常

健康人尿液中含有极少量的蛋白质，当尿中蛋白质含量超过150 mg/24 h，蛋白质定性试验呈阳性，称为蛋白尿。

蛋白尿可分为：轻度为150~500 mg/24 h；中度为500~4000 mg/24 h；重度为4000 mg/24 h以上。

生理性蛋白尿：又称功能性蛋白尿，见于剧烈运动、发热、紧张等应激状态，为一过性蛋白尿，蛋白尿定性多不超过（+），定量多为轻度增高。

3.判断尿常规干化学项目结果

GLU 定性试验：阴性

定量试验：0.56～5.0 mmol/24 h尿

KET 定性试验：阴性

干化学项目		测量值	参考值
PH	酸碱度	5.5	5.5-7.5
NIT	亚硝酸盐	–	阴性
GLU	葡萄糖	– 0mmol/L	阴性
VC	维生素C	– 0mmol/L	0-0.4
SG	比重	1.025	1.010-1.025
BLD	隐血	– 0Cell/uL	阴性
*PRO	蛋白质	+3 >3.0g/L	阴性
BIL	胆红素	– 0umol/L	阴性
URO	尿胆原	Normal	Normal
KET	酮体	– 0mmol/L	阴性
LEU	白细胞	– 0Cell/uL	阴性

尿常规干化学项目异常化验单

（尿蛋白+++）

干化学项目		测量值	参考值
PH	酸碱度	6.5	5.5-7.5
NIT	亚硝酸盐	–	阴性
*GLU	葡萄糖	+2 14mmol/L	阴性
VC	维生素C	– 0mmol/L	0-0.4
SG	比重	1.010	1.010-1.025
BLD	隐血	– 0Cell/uL	阴性
PRO	蛋白质	– 0g/L	阴性
BIL	胆红素	– 0um0l/L	阴性
URO	尿胆原	Normal	Normal
KET	酮体	– 0mmol/L	阴性
LEU	白细胞	– 0Cell/uL	阴性

尿常规干化学项目异常化验单

（葡萄糖++）

干化学项目常见异常及临床意义

病理性蛋白尿：

①肾小球性蛋白尿：见于原发性或继发性肾小球疾病，如急性肾炎、系统性红斑狼疮（SLE）、妊娠高血压综合征等。

②肾小管性蛋白尿：多为轻度蛋白尿，见于肾盂肾炎、重金属中毒、肾移植术后等。

③溢出性蛋白尿：为血浆异常增多的低分子蛋白质（如血红蛋白、肌红蛋白等）经肾小球滤出，肾小管不能完全重吸收而产生的蛋白尿，见于多发性骨髓瘤、急性溶血性疾病等。

(4)葡萄糖异常

正常人尿液中可有微量葡萄糖。当血糖浓度升高，原尿中葡萄糖超过肾糖阈（8.88 mmol/L）或肾糖阈降低时，终尿中可出现尿糖。尿糖定性试验阳性或定量增高称为糖尿。

生理性糖尿：包括摄入性糖尿（食糖过多、输注葡萄糖溶液过快等）、精神性糖尿（精神过度紧张、情绪激动等）、妊娠性糖尿。

病理性糖尿：

①暂时性糖尿：又称应激性糖尿，见于颅脑外伤、脑血管病等应激反应时，胰高血糖素分泌过多致暂时性高血糖所致的糖尿。

②血糖正常性糖尿：又称肾性糖尿，是指血糖正常，但肾糖阈降低所致的糖尿，见于慢性肾小球肾炎、肾病综合征、家族性糖尿症等。

③血糖增高性糖尿：见于糖尿病（尿糖检查可作为糖尿病诊断和疗效监测的指标）；内分泌疾病（如库欣综合征、甲状腺功能亢进等）及其他（如肝功能不全、胰腺癌等）。

3.判断尿常规干化学项目结果	干化学项目常见异常及临床意义
	④非葡萄糖性糖尿：如哺乳期妇女的乳糖尿、肝功能不全者的果糖尿和（或）半乳糖尿、大量进食水果后的果糖尿或戊糖尿等。 (5)酮体异常 酮体是体内脂肪分解代谢的中间产物，包括乙酰乙酸、β－羟丁酸和丙酮。血中酮体增高，继而尿酮体检查呈阳性的尿液称为酮尿。 尿酮体检查阳性见于糖尿病酮症酸中毒（尿酮体测定是糖尿病酮症酸中毒昏迷的早期指标）、高热、严重呕吐、腹泻、禁食、妊娠呕吐、酒精性肝炎、肝硬化等。

4.判断尿常规镜检项目结果	镜检常见异常及临床意义

镜检项目	测量值	参考值
颜色	淡黄色	淡黄色
透明度	透明	透明
红细胞	0个/Hp	0-3
白细胞	0个/Hp	0-5
上皮细胞	少许	
管型	0个/Lp	0
结晶	0	
霉菌	0个/Hp	0
滴虫	0个/Hp	0
脓球	0个/Hp	0

尿常规镜检项目正常化验单

镜检项目	测量值	参考值
颜色	淡黄色	淡黄色
透明度	浑浊	透明
红细胞	0个/Hp	0-3
白细胞	+++个/Hp	0-5
上皮细胞	少许	
管型	0个/Lp	0
结晶	0	
霉菌	0个/Hp	0
滴虫	0个/Hp	0
脓球	+个/Hp	0

尿常规镜检项目异常化验单
（透明度浑浊、WBC+++、上皮细胞少许、脓球+）

(1)细胞异常

尿中红细胞增多：如尿液外观变化不明显，离心沉淀后，镜检每高倍视野（Hp）红细胞数平均大于3个，称为镜下血尿。临床意义与肉眼血尿相同。

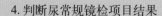

4.判断尿常规镜检项目结果	镜检常见异常及临床意义
	尿中白细胞增多：见于泌尿系统炎症如急性肾盂肾炎、膀胱炎、尿道炎等，也可见于各种肾脏疾病、肾移植后。 尿中出现肾小管上皮细胞，提示肾小管病变，见于急性肾小球肾炎、肾小管坏死等。 (2)管型　管型是蛋白质、细胞或细胞碎片等在肾小管、集合管中凝固而成的圆柱状聚体。 ①透明管型：大量出现见于肾小球肾炎、肾病综合征、肾盂肾炎、恶性高血压等。 ②细胞管型：为细胞成分超过总面积1/3的管型。按细胞种类可进一步分为肾小管上皮细胞管型、红细胞管型、白细胞管型、混合型管型。与尿中出现的各种细胞临床意义基本一致，但出现管型，为肾实质损害的最可靠的试验诊断依据之一。如红细胞管型是急性肾小球肾炎的特征性管型，而白细胞管型则常为急性肾盂肾炎的特征性管型。 ③颗粒管型：少量出现见于运动后、发热或脱水时；大量出现见于肾小球肾炎、肾病综合征及药物毒性等所致肾病变，并提示病变较重。 ④蜡样管型：提示有严重的肾小管变性坏死，预后不良。见于肾小球肾炎晚期、慢性肾衰竭等。

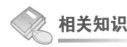 **相关知识**

一、尿路感染

1. 定义

尿路感染（urinary tract infection，UTI）简称尿感，是由于各种病原微生物所引起的尿路急、慢性炎症。多见于育龄女性、老年人、免疫功能低下者。根据感染发生的部位，可分为上尿路感染和下尿路感染，上尿路感染主要为肾盂肾炎，下尿路感染主要为膀胱炎。

2. 病因

尿路感染主要为细菌感染所致，致病菌以革兰阴性杆菌为主，其中以大肠杆菌最常见，占70%以上，其次为副大肠杆菌、变形杆菌、克雷白杆菌等，偶见厌氧菌、真菌、病毒和原虫感染。铜绿假单胞菌感染常发生于尿路器械检查后或长期留置导尿的患者，性生活活跃的女性以柠檬色或白色葡萄球菌感染多见，尿路结石者以变形杆菌、克雷白杆菌感染多见，糖尿病及免疫功能低下者可发生真菌感染。

3. 实验室评估

(1)尿常规：尿中白细胞显著增加，出现白细胞管型，提示肾盂肾炎；红细胞也增加，少数可有肉眼血尿；尿蛋白常为阴性或微量。

(2)尿细菌学检查：新鲜清洁中段尿细菌定量培养菌落计数≥10^5/ml，如能排除假阳性，则为真性菌尿。此外，膀胱穿刺定性培养有细菌生长也提示真性菌尿。

二、肾病综合征

1. 定义

肾病综合征（nephrotic syndrome）是指由各种肾疾病所致的，以大量蛋白尿（尿蛋白＞3.5 g/L）、低蛋白血症（血浆清蛋白＜30 g/L）、水肿、高脂血症为临床表现的一组综合征。

2. 分类

肾病综合征可分为原发性和继发性两大类。原发性肾病综合征是指原发于肾本身的肾小球疾病，如急性肾炎、急进性肾炎、慢性肾炎等均可在疾病发展过程中发生肾病综合征；继发性肾病综合征是指继发于全身性或其他系统的疾病，如系统性红斑狼疮、糖尿病、过敏性紫癜等。

3. 实验室评估

(1)尿液检查：尿蛋白定性一般为+++～++++，24 h尿蛋白定量超过3.5 g。尿中可有红细胞、颗粒管型等。

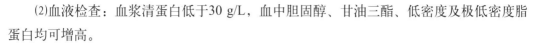

(2)血液检查：血浆清蛋白低于30 g/L，血中胆固醇、甘油三酯、低密度及极低密度脂蛋白均可增高。

(3)肾功能检查：内生肌酐清除率正常或降低，血肌酐、尿素氮可正常或升高。

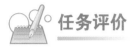 **任务评价**

一、单项选择题

1. 某患者血糖及糖耐量实验均正常，尿糖呈阳性，诊断应考虑为　　　（　　）

A. 糖尿病　　　　　　B. 糖肾阈值减低　　　C. 大量进食碳水化合物

D. 甲状腺功能亢进　　E. 应激性糖尿

2. 多尿是指成人24 h尿量大于　　　　　　　　　　　　　　　（　　）

A. 1000 ml　　　　　　B. 1500 ml　　　　　C. 2000 ml

D. 2500 ml　　　　　　E. 3000 ml

3. 少尿是指成人24 h尿量小于　　　　　　　　　　　　　　　（　　）

A. 100 ml　　　　　　B. 200 ml　　　　　C. 300 ml

D. 400 ml　　　　　　E. 500 ml

4. 健康人普通饮食时尿比重为　　　　　　　　　　　　　　　（　　）

A. 1.010　　　　　　B. 1.020　　　　　C. 1.015～1.025

D. 1.010～1.025　　　E. 1.015～1.020

5. 健康人尿液中可出现　　　　　　　　　　　　　　　　　　（　　）

A. 透明管型　　　　　B. 细胞管型　　　　C. 颗粒管型

D. 蜡样管型　　　　　E. 脂肪管型

6. 镜下血尿是指尿沉渣镜检红细胞为几个　　　　　　　　　　（　　）

A. >10个/HP　　　　B. >6个/HP　　　　C. >3个/HP

D. >4个/HP　　　　　E. >1个/HP

7. 肉眼血尿指每升尿液内含血量超过　　　　　　　　　　　　（　　）

A. 1 ml　　　　　　B. 2 ml　　　　　C. 3 ml

D. 4 ml　　　　　　E. 5 ml

8. 胆道阻塞的小便外观为　　　　　　　　　　　　　　　　　（　　）

A. 洗肉水样　　　　　B. 淡黄透明　　　　C. 深黄，振摇后泡沫呈黄色

D. 呈酱油色　　　　　E. 乳白色

9. 酱油色尿液见于 （　　）

A. 高热尿液浓缩　　　　B. 急性尿路感染　　　　C. 输入异型血

D. 肾小球肾炎　　　　　E. 急性肝炎

10. 尿液有烂苹果样气味见于 （　　）

A. 正常尿液　　　　　　B. 多食水果后　　　　　C. 糖尿病酮症酸中毒

D. 慢性膀胱炎　　　　　E. 膀胱直肠瘘

11. 尿蛋白（＋＋），最多见于 （　　）

A. 高温环境　　　　　　B. 剧烈运动　　　　　　C. 肾脏器质性病变

D. 肾淤血　　　　　　　E. 高血压病

12. 尿糖定性持续阳性，最多见于 （　　）

A. 食糖过多　　　　　　B. 肾肿瘤　　　　　　　C. 脑外伤

D. 糖尿病　　　　　　　E. 紧张

13. 正常成人24 h尿量为 （　　）

A. 400～600 ml　　　　B. 500～1000 ml　　　　C. 800～1200 ml

D. 1000～2000 ml　　　E. 3000～4000 ml

二、结果分析

分析以下尿常规检查结果，哪些指标有异常？有何临床意义？

镜检项目	测量值	参考值
颜色	淡黄色	淡黄色
透明度	浑浊	透明
红细胞	0个/Hp	0-3
白细胞	+++个/Hp	0-5
上皮细胞	少许	
管型	0个/Lp	0
结晶	0	
霉菌	0个/Hp	0
滴虫	0个/Hp	0
脓球	+个/Hp	0

任务三 粪便检查

任务目标

1. 能力目标 能将理论知识与临床实践相结合，判断粪便常规化验单结果。
2. 知识目标 了解粪便形成过程；掌握粪便标本采集与送检的注意事项；熟悉粪便常规检查项目的正常值及临床意义，以及隐血试验的临床意义。

任务分解

一、了解粪便的形成过程

1. 认识消化系统的概况	消化系统的组成与功能

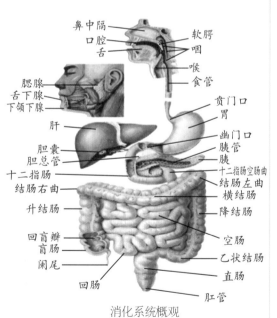

消化系统概观

(1)消化系统的组成 消化系统由消化管和消化腺两大部分组成。消化管是一条自口腔延至肛门（长8～10 m）的肌性管道。消化腺有小消化腺和大消化腺两种，它们均借助导管，将分泌物排入消化管内。

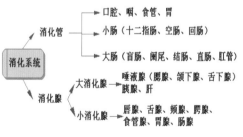

(2)消化系统的功能 消化系统的主要生理功能是摄取和消化食物、吸收营养和排泄废物。此外，消化系统还具有免疫功能。

2. 认识食物消化与粪便的形成过程	食物的消化过程

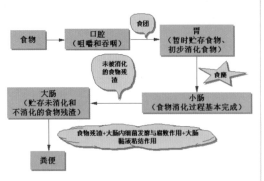

粪便形成的过程

消化是指食物在消化道内被分解成可被吸收的小分子物质的过程。食物的消化有两种方式，即机械性消化（消化道的运动作用）和化学性消化（消化腺分泌的各种消化酶作用）。

(1)口腔内的消化　食物在口腔中，经过咀嚼被磨碎并与唾液混合成食团，然后被吞咽入胃，与此同时，唾液中的消化酶对食物有较弱的化学性消化作用。

(2)胃内消化　胃是消化道中最膨大的部分，具有暂时贮存食物和初步消化食物的功能。食物在胃内经过机械性和化学性消化，把食物与胃液充分混合变为食糜并将蛋白质初步分解，然后被逐渐排送入十二指肠。

(3)小肠内消化　小肠内消化是整个消化过程中最重要的阶段。在小肠中，食物经过小肠的机械性消化和胰液、胆汁和小肠液的化学性消化，食物的消化过程基本完成，未被消化的食物残渣进入大肠。

(4)大肠内消化　人类大肠没有重要的消化功能，其主要作用是吸收水分、无机盐及由大肠内细菌合成的B族维生素、维生素K等物质，贮存未消化和不消化的食物残渣并形成粪便。

二、粪便标本的采集

1. 认识粪便标本采集的目的

(1)常规标本　用于检查粪便的性状、颜色、混合物及寄生虫等。

(2)隐血标本　用于检查粪便内肉眼不能观察到的微量血液。

(3)寄生虫及虫卵标本　用于检查寄生虫成虫、幼虫及虫卵。

(4)培养标本　用于检查粪便中的致病菌。

2. 掌握粪便标本的采集	粪便标本采集的流程及注意事项

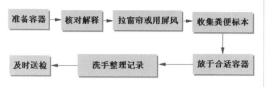

粪便标本采集的流程

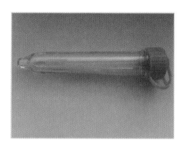

一次性粪便标本容器

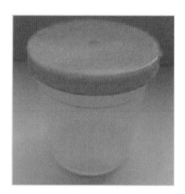

粪便无菌培养容器

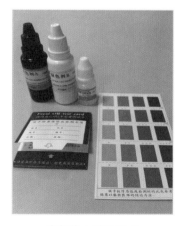

粪便隐血试验检查

(1)采集前准备

①护士准备：着装整洁、洗手、戴口罩。

②用物准备：一次性粪便标本容器或粪便无菌培养容器、必要时清洁便盆。

③环境准备：清洁舒适、光线充足，创造隐私空间使患者自然舒适。

④患者准备：理解采集粪便标本的目的、方法及注意事项并愿意配合。

(2)标本采集

①常规标本：嘱患者排便于清洁便盆内（最好是清晨），用一次性粪便标本容器内的小勺取粪便5 g（似蚕豆大小）置于容器内送检。如为腹泻患者，应取脓血黏液等异常部分。

②隐血标本：嘱患者试验前3天内禁食肉类、动物血、富含叶绿素的食物，禁服铁剂和维生素C，勿咽下口咽部的出血，以免出现假阳性，于第4日按常规标本法留取粪便标本。

③寄生虫及虫卵标本：饶虫标本应在患者睡觉前或清晨醒来未起床前用透明胶带在肛周留取；阿米巴原虫标本应将便盆加热至接近人体温时留取；寄生虫体标本应在服驱虫药后留取全部粪便。

④培养标本：嘱患者排便于消毒便盆内，用无菌棉签取中央部分或异常部分的粪便2～5 g置于培养瓶内，塞紧瓶塞送检。若患者无便意，可用无菌棉签蘸等渗盐水，由肛门插入直肠6～7 cm，轻轻转动，取出少许粪便，置于无菌培养容器内盖好送检。

(3)注意事项

①粪便标本采集后容易干结，应及时送检。

②消化系统的传染性疾病则应注意消毒隔离。

三、粪便检查

1.认识粪便常规化验单	粪便常规化验单的内容
 | 项目名称	结果
粪便性状	黄软便
粪便WBC	阴性
脓球	阴性
粪便隐血试验	阴性
粪便RBC	阴性
脂肪粒	阴性
霉菌	阴性
虫卵	阴性
淀粉粒	阴性 | 粪便常规正常化验单	粪便常规化验单主要包括以下几方面： （1）一般性状项目　包括量、气味、颜色、形状及寄生虫。 （2）干化学项目　隐血试验。 （3）镜检项目　细胞（红细胞、白细胞等）及其他（脂肪球、虫卵等）。

2.判断粪便一般性状	一般性状常见异常及临床意义
参考范围 （1）量　排便量的多少与膳食种类、数量、摄入液体量及消化器官的功能有关，成人每天排便量为100～300 g。 （2）气味　粪便气味因膳食种类而异，肉食者重，素食者轻。 （3）寄生虫　无寄生虫体。 （4）颜色与形状 颜色：婴儿：黄色 　　　成人：黄褐色或棕黄色 形状：成形，类似直肠的直径。	 | 项目名称	结果
粪便性状	黏液带血丝便
粪便WBC	++
脓球	+
粪便隐血试验	+++
粪便RBC	++
脂肪粒	阴性
霉菌	阴性
虫卵	阴性
淀粉粒	阴性 | 粪常规异常化验单（黏液带血丝便、WBC++、脓球+、隐血试验+++、RBC++） （1）量　进食大量粗纤维食物，胃肠、胰腺等功能紊乱或炎症时，排便量增多或伴有异常成分。 （2）气味 ①恶臭味见于严重腹泻。 ②酸臭味见于消化吸收不良。 ③腐臭味见于下消化道出血或恶性肿瘤。 ④腥臭味见于上消化道出血。 （3）寄生虫　肉眼可见寄生虫多见于肠道寄生虫病。 （4）颜色与形状　病理情况时可见如下改变。

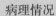

异常便	病理情况
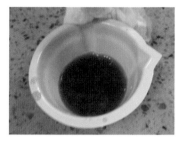 稀便或水样便	稀便或水样便多由肠蠕动亢进或肠黏膜分泌过多所致，见于各种原因引起的腹泻，尤其是急性肠炎；小儿肠炎时粪便呈绿色稀糊状，出血坏死性肠炎时粪便呈红豆汤样。
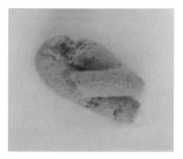 白陶土样便	粪便中粪胆素减少或缺失，使粪便失去正常的淡黄色而呈白色，称白陶土便。见于阻塞性黄疸。
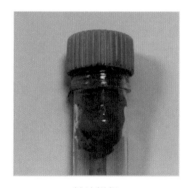 柏油样便	柏油样便呈暗褐色或黑色，质软富有光泽。见于各种原因所致的上消化道出血，如消化性溃疡、肝硬化等。服用活性炭、铋剂、铁剂或食用较多动物血、动物内脏等也可使粪便呈黑色，应注意鉴别。
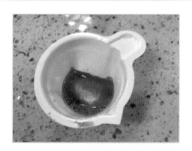 鲜血样便	鲜血便见于各种原因所致的下消化道出血，如痔疮、肛裂、结肠癌等。痔疮的出血常在排便之后，其他疾病的出血血液常附着在粪便表面，肛裂出血常伴有肛门疼痛。

异常便	病理情况
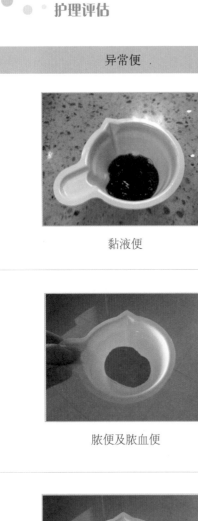　　黏液便	正常粪便中含有少量黏液，但由于粪便均匀混合而不易被发现。一旦出现肉眼可见的黏液，则提示黏液量增多，常见于肠道受刺激、肠道炎症或痢疾，如各种肠炎、细菌性痢疾、阿米巴痢疾等。
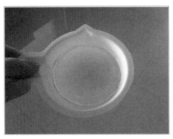　　脓便及脓血便	脓便及脓血便常见于细菌性痢疾、阿米巴痢疾、溃疡性结肠炎、结肠癌或直肠癌等。其中细菌性痢疾以脓及黏液为主，脓中带血；阿米巴痢疾以血为主，血中带脓，呈暗红色果酱样。
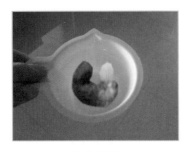　　米泔样便	米泔样便呈乳白色淘米水样，可含有黏液片块，见于霍乱、副霍乱。
胶冻样便	胶冻样便呈膜状、纽带状，多见于肠易激综合征患者腹部绞痛之后，也见于过敏性肠炎及某些慢性细菌性痢疾者。

异常便	病理情况
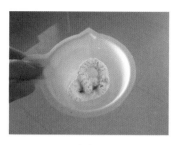　细条样便	细条样便呈扁条形或带状，见于肠道部分梗阻或直肠狭窄，多见于直肠癌。
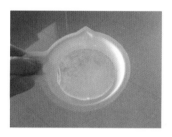　乳凝块样便	患儿出现乳凝块样便提示对脂肪和蛋白质等消化不良，常见于乳儿消化不良。

3.判断粪常规干化学项目	粪便隐血试验异常及临床意义
粪便的化学检查项目主要为隐血试验。消化道出血量较少时，红细胞被消化破坏，粪便外观无颜色改变，可通过化学方法、免疫学方法检测。后者特异性强，敏感性高，且不需限制饮食。 　　(1)英文简称　隐血试验（OBT） 　　(2)参考范围　OBT：阴性	粪便隐血试验阳性　见于各种原因引起的消化道出血，尤其是上消化道出血。 　　消化道恶性肿瘤如胃癌、结肠癌患者粪便隐血试验阳性率达95%，呈持续性阳性；消化性溃疡患者粪便隐血试验呈间断性阳性，活动期阳性率为40%～70%，静止期为阴性。隐血试验可作为消化道恶性肿瘤普查的一个筛选指标。

4.判断粪常规镜检项目	粪常规镜检常见异常及临床意义
参考范围 　　(1)细胞　红细胞：无 　　　　　　　白细胞：无或偶见 　　　　　　　吞噬细胞：无 　　　　　　　上皮细胞：无	(1)细胞异常 　　①红细胞增多：肠道下端炎症或出血，如息肉、细菌性痢疾、阿米巴痢疾、溃疡性结肠炎等。

4.判断粪常规镜检项目	粪常规镜检常见异常及临床意义

(2)其他　无寄生虫虫卵和原虫、无脂肪滴等。

项 目 名 称	结 果
粪便性状	黄黏液便
粪便WBC	++
脓球	+
粪便隐血试验	+++
粪便RBC	+
脂肪粒	阴性
霉菌	阴性
虫卵	阴性
淀粉粒	阴性

粪常规镜检异常化验单
（WBC++、RBC+、脓球+）

项 目 名 称	结 果
粪便性状	黄软便
粪便WBC	阴性
脓球	阴性
粪便隐血试验	阴性
粪便RBC	阴性
脂肪粒	阴性
霉菌	阴性
虫卵	阳性
淀粉粒	阴性

粪常规镜检异常化验单（虫卵+）

②白细胞增多：粒细胞增多见于细菌性痢疾和溃疡性结肠炎；嗜酸性粒细胞增多可见于过敏性肠炎、肠道寄生虫。

③吞噬细胞增多：见于细菌性痢疾和溃疡性结肠炎。

④上皮细胞增多：见于肠道炎症。

(2)其他异常　寄生虫虫卵和原虫检查可诊断相应的寄生虫病；脂肪滴提示消化不良或胰腺疾病等；细菌检查对肠道感染性疾病的诊断和鉴别有重要价值。

 相关知识

一、细菌性痢疾定义

细菌性痢疾简称菌痢，是由痢疾杆菌（志贺菌属）引起的急性肠道传染病，又称志贺菌病。本病以直肠、乙状结肠的炎症与溃疡为主要病变，以腹痛、腹泻、里急后重和黏液脓血便为主要临床表现，可伴有发热及全身毒血症状。

二、流行病学

1. 传染源 急、慢性患者及带菌者。

2. 传播途径 消化道传播。病原菌主要通过污染食物、水、生活用品，经口传播致人感染；亦可通过苍蝇污染食物而传播。

3. 易感人群 人群普遍易感。有两个发病年龄高峰，即以学龄前儿童和青壮年为多。

三、实验室评估

1. 一般检查 急性菌痢外周血白细胞可轻至中度增高，以中性粒细胞升高为主；慢性菌痢可有贫血。粪便检查外观多为黏液脓血便，量少，无粪质。镜检可见大量成堆的脓细胞、白细胞、分散的红细胞，如有吞噬细胞更有助于诊断。

2. 细菌培养 确诊依据为粪便培养出痢疾杆菌。

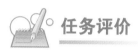

任务评价

单项选择题

1. 粪便隐血实验持续呈阳性常见于 （　　）

A. 消化道溃疡 　　　　B. 肠炎 　　　　C. 胃炎

D. 胃癌 　　　　E. 食用动物血

2. 阻塞型黄疸时粪便为 （　　）

A. 黄褐色便 　　　　B. 柏油样便 　　　　C. 绿色便

D. 鲜血便 　　　　E. 白陶土样便

3. 上消化道大出血时粪便为 （　　）

A. 鲜血便 　　　　B. 黄褐色便 　　　　C. 脓血便

D. 柏油样便 　　　　E. 绿色便

4. 粪便镜检有大量白细胞时常见于 （　　）

A. 痔疮 　　　　B. 细菌性痢疾 　　　　C. 肠炎

D. 直肠癌 　　　　E. 阿米巴痢疾

5. 米泔水样便见于 （　　）

A. 急性肠炎 　　　　B. 肠结核 　　　　C. 霍乱

D. 消化不良 　　　　E. 阿米巴痢疾

6. 某患者粪便外观呈黄褐色，但根据临床表现考虑为胃溃疡，现计划为患者做粪便隐血试验（化学方法检测），在留取粪便标本前，患者饮食应注意 （　　）

A. 禁食1天 　　　　B. 停药3天 　　　　C. 禁肉食食物3天

D. 进流质饮食3天 　　　　E. 不限饮食

任务四 肝、肾功能检查

任务目标

1. 能力目标　能将理论知识与临床实践相结合，判断肝、肾及生化检查化验单结果。
2. 知识目标　了解肝和肾的主要生理功能；掌握肝、肾功能检查项目及临床应用；熟悉常用生化检查项目及临床应用。

任务分解

一、肝、肾主要生理功能

1.认识肝的主要生理功能	肝的生理功能
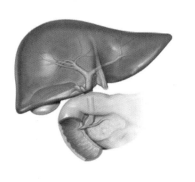 肝	(1)物质代谢　食物中各种营养成分被消化、吸收后，糖、蛋白质、脂质、维生素等的合成代谢，都需要肝参与。 (2)解毒作用　肝是人体内主要的解毒器官，外来的或体内代谢产生的有毒物质，如毒素、细菌、血氨及化学药物均要经过肝分解去毒后，随胆汁或尿液排出体外，许多激素如雌激素、醛固酮和抗利尿激素在肝内灭活。 (3)生成胆汁　胆汁可促进脂肪在小肠内的消化和吸收。

2.认识肾的主要生理功能	肾的生理功能
	(1)泌尿功能　肾是人体最重要的排泄器官，它的主要功能是生成尿液，通过尿液排出体内的代谢终末产物、过剩的物质、水及进入人体的药物、毒物等。

2.认识肾的主要生理功能	肾的生理功能
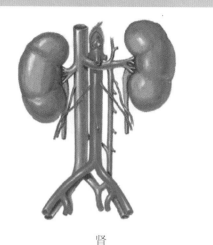 肾	(2)内分泌功能　肾分泌的激素分为血管活性激素和非血管活性激素。血管活性激素参与肾的生理功能，调节肾的血流动力学和水、钠代谢，包括肾素、前列腺素等。非血管活性激素主要作用于全身，包括1-羟化酶和促红细胞生成素等。

二、标本采集

1.掌握标本的采集方法	标本采集流程及注意事项
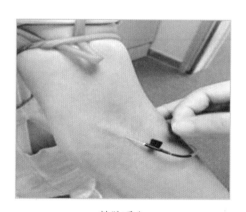 静脉采血	(1)采集前准备 ①护士准备：着装整洁、洗手、戴口罩，必要时戴手套。 ②用物准备：注射盘用物一套；真空采血针、按采集标本的项目备合适的真空采血管（肝、肾功能和生化检查用红头管）等。 ③环境准备：清洁舒适、光线充足。 ④患者准备：理解采血标本的目的、方法及注意事项并愿意配合。 (2)标本采集方法及注意事项同血液检查。

三、肝功能检查

1.认识肝功能化验单	肝功能检查项目的内容
	肝功能检查项目主要包括以下三方面： (1)血清蛋白质测定　包括血清总蛋白、血清清蛋白、血清球蛋白及清蛋白/球蛋白的比值。

1. 认识肝功能化验单	肝功能检查项目的内容

肝功能正常化验单

(2)血清胆红素测定　包括血清总胆红素、非结合胆红素（又称间接胆红素）及结合胆红素（又称直接胆红素）。

(3)血清酶学检查　包括丙氨酸氨基转移酶、天门冬氨酸氨基转移酶、碱性磷酸酶及γ-谷氨酰基转移酶。

2. 判断肝功能测定结果	肝功能常见异常及临床意义

(1)英文简称

蛋白质测定：血清总蛋白（TP）

血清清蛋白（A）

血清球蛋白（G）

胆红素测定：总胆红素（STB）

非结合胆红素（UCB）

结合胆红素（CB）

酶学检查：丙氨酸氨基转移酶（ALT）

天门冬氨酸氨基转移酶（AST）

碱性磷酸酶（ALP）

γ-谷氨酰基转移酶（γ-GT或GGT）

(2)参考范围

蛋白质测定（成人）TP：$60 \sim 80$ g/L

A：$40 \sim 55$ g/L

G：$20 \sim 30$ g/L

A/G：（$1.5 \sim 2.5$）

胆红素测定：STB：$3.4 \sim 17.1$ μmol/L

UCB：$1.7 \sim 10.2$ μmol/L

CB：$0 \sim 6.8$ μmol/L

(1)蛋白质测定

血清总蛋白为血清清蛋白和血清球蛋白的总称。血中90%以上的血清总蛋白和全部的血清清蛋白是由肝合成的。因此，血清总蛋白和血清清蛋白检测是反映肝功能的重要指标。

肝代偿能力强，而清蛋白半寿期较长，因此，只有当肝损害到一定程度后，才出现血清总蛋白和清蛋白的变化。

①清蛋白：清蛋白增高较为少见，见于各种原因引起的血液浓缩等；清蛋白降低见于营养不良、各种肝疾病引起的肝细胞损害、蛋白质消耗和丢失增多及血液稀释。

②球蛋白：球蛋白增高见于慢性肝疾病、多发性骨髓瘤、自身免疫性疾病及慢性炎症和感染；球蛋白降低见于婴幼儿、免疫功能抑制等。

③清蛋白/球蛋白（A/G）：降低或倒置最常见于严重肝功能损害，如慢性持续型肝炎、肝硬化、原发性肝癌、多发性骨髓瘤等。

| 2.判断肝功能测定结果 | 肝功能常见异常及临床意义 |

酶学检查：

①ALT/AST：

终点法（赖氏法）：ALT 5～25卡门单位；AST 8～28卡门单位

速率法（37℃）：ALT 10～40 U/L

AST 10～40 U/L

ALT/AST≤1

②ALP：磷酸对硝基苯酚连续监测法

成人 40～110 U/L

儿童 ＜250 U/L

③γ-GT：硝基苯酚连续监测法（37℃）

γ-GT＜50 U/L

检验项目	结 果	参考范围	单位
总胆红素	11.7	1.0～22.0	umol/L
直接胆红素	4.1	1.0～7.0	umol/L
间接胆红素	7.6	0.1～17.0	umol/L
总蛋白	87.9	60.0～88.0	g/L
白蛋白	46.6	32.0～52.0	g/L
球蛋白	41.3 ↑	20.0～35.0	g/L
白/球蛋白	1.13 ↓	1.20～2.50	%

肝功能异常化验单（G升高、A/G降低）

(2)胆红素测定

血清总胆红素是非结合胆红素（USB，间接胆红素）和结合胆红素（UB，直接胆红素）的总和。

①判断有无黄疸及其程度：隐形黄疸（又称亚临床黄疸）时STB为17.1～34.2μmol/L；轻度黄疸时STB为34.2～171μmol/L；中度黄疸时STB为171～342μmol/L；重度黄疸时STB＞342μmol/L。

②判断黄疸的类型：溶血性黄疸时UCB明显增高，CB/STB＜0.2；阻塞性黄疸时CB明显增高，CB/STB＞0.5；肝细胞性黄疸时CB及UCB均增加，0.2＜CB/STB＜0.5。

(3)酶学检查

A.转氨酶

用于肝疾病检查的转氨酶主要为丙氨酸氨基转移酶（ALT）和天门冬氨酸氨基转移酶（AST）。

转氨酶测定的适应证：①诊断和鉴别诊断肝胆疾病、心肌梗死、骨骼肌损伤；②作为临床药物的筛查指标；③监测病情变化和治疗反应。

临床意义：

①病毒性肝炎：急性病毒性肝炎时ALT和AST均明显增高，以ALT增高更明显，ALT/AST＞1。慢性病毒性肝炎时ALT和AST轻度增高或正常，ALT/AST＞1，如AST增高较ALT增高明显，提示慢性肝炎可能转为活动期。

②急性重症肝炎：病程初期AST升高较ALT明显，若病情恶化时，可出现胆红素明显增高而转氨酶却减低的"胆酶分离"现象，提示肝细胞严重坏死，预后不良。

| 2.判断肝功能测定结果 | 肝功能常见异常及临床意义 |

③非病毒性肝病：如药物性肝炎、酒精性肝炎、脂肪肝等，转氨酶轻度增高或正常，ALT/AST＜1。

④急性心肌梗死：AST于发病后6～12小时开始增高，24～48小时达高峰，3～5天可恢复正常；如AST降低后又再次增高，提示梗死范围扩大或出现新的梗死。

B. 碱性磷酸酶（ALP）

血清中的ALP主要来源于肝、骨骼、肠道，其中以肝源性和骨源性为主，其测定主要用于肝胆疾病及骨病的诊断和监测。

检验项目	结果	提示	参考范围	单位
总胆红素	35.4	↑	1.0～22.0	umol/L
直接胆红素	9.4	↑	1.0～7.0	umol/L
间接胆红素	26.0	↑	0.1～17.0	umol/L

肝功能异常化验单
（STB UCB 均升高）

①肝胆疾病：肝内、外胆管阻塞性黄疸时，ALP明显增高，且ALP增高与胆红素增高平行；肝炎等累及肝实质细胞的疾病，ALP仅轻度增高。

②骨骼疾病：ALP增高见于变形性骨炎、骨肉瘤、骨转移瘤、骨折愈合期等。

③其他：ALP增高见于佝偻病、妊娠后期、儿童生长期等。

C. γ–谷氨酰基转移酶（γ-GT）

血清中的γ-GT主要来源于肝胆系统，是催化γ–谷氨酰基转移的酶。主要临床意义如下：

检验项目	结果	提示	参考范围	单位
总胆红素	35.9	↑	1.0～22.0	umol/L
直接胆红素	25.2	↑	1.0～7.0	umol/L
间接胆红素	10.7		0.1～17.0	umol/L
总蛋白	78.3		60.0～88.0	g/L
白蛋白	45.2		32.0～52.0	g/L
球蛋白	33.1		20.0～35.0	g/L
白/球蛋白	1.37		1.20～2.50	%
谷丙转氨酶	63.0	↑	0.0～40.0	U/L
谷草转氨酶	43.2	↑	0.0～40.0	U/L
谷草谷丙比值	0.69			
碱性磷酸酶	85		15～121	U/L
谷氨酰基转移酶	58.2	↑	0.0～50.0	U/L

肝功能异常化验单
（STB、CB、ALT、AST、γ-GT均升高）

①血清中γ-GT增高可见于胆道阻塞性疾病，如胆汁淤积、肝癌。

②病毒性肝炎和肝硬化：急性肝炎时γ-GT增高；慢性肝炎及肝硬化非活动期γ-GT正常，活动期或病情恶化时γ-GT持续增高。

③其他：如药物性或酒精性肝炎时γ-GT可明显或中度以上增高；胰腺癌、胰腺炎、前列腺癌等时γ-GT轻度增高。

项目名称	结果	标志	参考值	单位
谷丙转氨酶	9		0—42	U/L
谷草转氨酶	12		0—40	U/L
谷氨酰转肽酶	5	↓	10—47	U/L
总蛋白	50.7	↓	66—87	g/L
白蛋白	28.1	↓	38—55	g/L
球蛋白	22.6	↓	20—45	g/L
白球比	1.24		1—2.5	
总胆红素	2.6	↓	3—20	umol/L
直接胆红素	2.4	↓	1.7—6.8	umol/L
间接胆红素	0.2	↓	1.7—13	umol/L
碱性磷酸酶	29	↓	45—135	U/L

肝功能异常化验单
（TP、AG、STB、UCB γ-GT、ALP均降低）

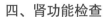

四、肾功能检查

肾功能检查包括肾小球功能和肾小管功能检查两方面。一般患者肾功能检查项目主要包括血清尿素氮、血清肌酐检测。肾脏专科患者肾小球功能还需进行内生肌酐清除率（CCr）检测。

1. 认识肾功能化验单（一般患者）	肾功能化验单的内容

血清尿素氮和血清肌酐均为蛋白质的代谢产物，主要经肾小球的滤过随尿排出，在一定程度上可反映肾小球滤过功能的损害程度。

项目名称	结果	标志	参考值	单位
尿酸	258.0		140--420	umol/L
尿素	5.00		1.7--8.3	mmol/L
肌酐	80.0		43--133	umol/L

肾功能化验单

尿酸为核蛋白和核酸中嘌呤的代谢产物，可来自体内和食物中嘌呤的分解代谢。原尿中的尿酸90%左右由肾小管重吸收回到血液。因此，血尿酸浓度受肾小球滤过功能和肾小管重吸收功能的影响。

2. 判断肾功能项目检查结果	常见异常及临床意义

检验项目	结果	提示	参考范围	单位
尿素氮	5.8		2.8~7.2	mmol/L
肌酐	102		50~115	umol/L
尿酸	389	↑	89~357	umol/L

肾功能异常化验单（UA增高）

项目名称	结果	标志	参考值	单位
尿酸	356.0		140--420	umol/L
尿素	8.89	↑	1.7--8.3	mmol/L
肌酐	141.0	↑	43--133	umol/L

肾功能异常化验单（BUN和Cr均增高）

(1)英文简称　血清尿素氮（BUN）

血清肌酐（Cr）

尿酸（UA）

(2)参考范围

BUN：成人3.2~7.1 mmol/L

儿童1.8~6.5 mmol/L

Cr：男性53~106μmol/L

女性44~97μmol/L。

UA（酶法）：男性150~416μmol/L

女性89~357μmol/L

(1)BUN和Cr同时增高　提示肾功能已严重受损，见于各种严重肾脏疾病所致的肾衰竭，BUN和Cr的升高程度与疾病严重程度成正比。

(2)仅有BUN增高而Cr正常或升高不明显　见于上消化道大出血、大面积烧伤、严重创伤、休克、心力衰竭等。

(3)UA增高　见于：①肾小球滤过功能损害，在反映早期肾小球滤过功能方面，UA较BUN和Cr敏感；②体内尿酸生成增多，如痛风、血液病等，以及长期使用利尿剂、慢性铅中毒和长期禁食者。

(4)UA减低　见于：①各种原因所致的肾小管重吸收尿酸功能损害；②尿中丢失过多；③肝功能损害所致尿酸生成减少，如急性肝坏死、肝豆状核变性等；④其他：如慢性镉中毒、应用磺胺类药物及大剂量肾上腺糖皮质激素等。

3.内生肌酐清除率（Ccr）测定	临床意义
是在严格控制饮食条件和肌肉活动相对稳定的情况下，肾脏对血肌酐的清除率，代表肾小球滤过率。 　　(1)标本采集方法 　　检验前连续低蛋白饮食共3天，每日蛋白质入量应少于40g。禁食肉类，避免剧烈运动。第4日晨8时排净尿液，收集此后24h尿液，容器内添加甲苯3～5ml防腐。试验日抽取静脉血2～3ml，注入抗凝管，与24h尿液同时送检。 　　(2)参考范围　成人：80～120ml/min	内生肌酐清除率（Ccr）是能较早反映肾小球功能损害及程度的敏感指标。急性肾小球肾炎、慢性肾小球肾炎、肾功能衰竭时可降低。 　　临床根据内生肌酐清除率（Ccr）一般可以将肾功能损害分为四期： 　　①肾功能代偿期：Ccr 51～70ml/min 　　②氮质血症期：Ccr 25～50ml/min 　　③肾衰竭期：Ccr 10～25ml/min 　　④尿毒症期：Ccr ＜10ml/min

五、生化检查

1.认识生化检查化验单	临床常见生化检查的内容
 生化检查化验单	临床常见生化检查主要包括如下几方面。 　　(1)血清电解质测定　血清钾、血清钠、血清氯、血清钙、血清磷等。 　　(2)空腹血糖测定。 　　(3)口服葡萄糖耐量试验。 　　(4)血清脂类测定　总胆固醇、甘油三酯、高密度脂蛋白胆固醇、低密度脂蛋白胆固醇等。

2.判断生化检查结果	生化检查常见异常及临床意义
 电解质测定正常化验单	(1)血清电解质 　　①血清钾测定 　　增高　高于5.5 mmol/L为高钾血症。常见于摄入过多（如输入大量库存血、补钾过多过快等）；排泄障碍（如肾功能障碍、长期应用保钾利尿剂等）；细胞内钾离子外移（如大面积烧伤、挤压综合征、酸中毒等）。

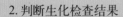

2.判断生化检查结果

项目名称	结果	标志 参考值	单位
葡萄糖	5.12	3.89~6.4	mmol/L

空腹血糖正常化验单

项目名称	结果	标志 参考值	单位
甘油三酯	1.20	0.7~1.7	mmol/L
总胆固醇	4.20	3.1~5.2	mmol/L
高密度胆固醇	1.24	0.77~2.25	mmol/L
低密度胆固醇	2.56	1.27~4.13	mmol/L

血清脂类正常化验单

(1)英文简称
①血清电解质：血清钾（K）
血清钠（Na）
血清氯（Cl）
血清钙（Ca）
血清磷（P）
②空腹血糖：葡萄糖（GLU）
③口服葡萄糖耐量试验（OGTT）
④血清脂类：总胆固醇（TC）
甘油三酯（TG）
高密度脂蛋白胆固醇（HDL−C）
低密度脂蛋白胆固醇（LDL−C）
(2)参考范围
①血清电解质：K：3.5~5.5 mmol/L
Na 135~145 mmol/L
Cl：95~105 mmol/L
总Ca：2.25~2.58 mmol/L
离子Ca：1.10~1.34 mmol/L
P：0.97~1.61 mmol/L
②空腹GLU：葡萄糖氧化酶法：3.9~6.1
mmol/L
邻甲苯胺法：3.9~6.4 mmol/L

生化检查常见异常及临床意义

降低　低于3.5 mmol/L为低钾血症。常见于摄入不足（如长期低钾饮食、禁食等）；排出增多（如频繁呕吐、长期腹泻等）；钾向细胞内转移（如碱中毒、大量应用胰岛素等）。

②血清钠测定

增高　高于145 mmol/L为高钠血症。常见于摄入过多（如进食过量钠盐、输注大量高渗盐水等）；水分摄入不足（如进食困难、昏迷等）；水分丢失过多（如大量出汗、长期腹泻、糖尿病性多尿等）；库欣病等。

降低　低于135 mmol/L为低钠血症。常见于摄入不足（如长期低盐饮食、饥饿等）；丢失过多（如严重呕吐、大面积烧伤、大量使用利尿剂等）。

③血清氯测定

增高　高于105 mmol/L为高氯血症。常见于摄入过多（如过量补充氯化钠或氯化钙溶液等）；排除减少（如急性肾小球肾炎无尿者、充血性心力衰竭等）；血液浓缩（如反复腹泻、频繁呕吐等）；低蛋白血症等。

降低　低于95 mmol/L为低氯血症。常见于摄入不足（如营养不良、低盐治疗等）；丢失过多（如严重呕吐、腹泻、胃肠道引流等）；呼吸性酸中毒等。

④血清钙测定

增高　高于2.58 mmol/L为高钙血症。常见于摄入过多（如静脉输入钙过多、大量饮用牛奶等）、原发性甲状旁腺功能亢进、维生素A和维生素D摄入过多、急性肾衰竭等。

降低　低于2.25 mmol/L为低钙血症。常见于甲状旁腺功能降低，如佝偻病、长期低钙饮食、肾脏疾病等。

2.判断生化检查结果	生化检查常见异常及临床意义

(3)OGTT标本采集

试验前3天正常饮食及活动，停服影响糖代谢的药物，试验日清晨先坐位采集空腹静脉血糖标本，然后一次性饮完含75 g葡萄糖（儿童按1.75 g/kg体重，总量不超过75 g）的葡萄糖液200～300 ml。分别于服后0.5、1、2、3小时各采集静脉血标本1 ml和各时间的尿标本。分别测定血糖和尿糖。

项目名称	结果	标志	单位	参考值
钾	2.68	↓	mmol/l	3.5～5.5
钠	139.2		mmol/l	135--145
氯	99.2		mmol/l	95--108

电解质测定异常化验单（K降低）

项目名称	结果	标志	单位	参考值
钾	3.85		mmol/l	3.5～5.5
钠	162.1	↑	mmol/l	135--145
氯	117.4	↑	mmol/l	95--108

电解质测定异常化验单（Na、Cl升高）

检验项目	结果	提示	参考范围	单位
葡萄糖	13.8	↑	3.9～6.1	mmol/l
餐后1小时血糖	24.20	↑	3.89～11.1	mmol/l
餐后2小时血糖	24.00	↑	3.89～11.00	mmol/l
餐后3小时血糖	20.00	↑	3.90～6.10	mmol/l

口服葡萄糖尿量试验异常化验单
（指标均增高）

⑤血清磷测定

增高　常见于甲状旁腺功能降低、维生素D过量、肾功能不全等。

降低　常见于长期应用含铅制剂、佝偻病、糖尿病酮症酸中毒等。

(2)空腹血糖

血糖监测是目前诊断糖尿病的主要依据，也是判断糖尿病病情和控制程度的主要指标。

①血糖升高

生理性升高　见于餐后1～2小时、高糖饮食、剧烈运动、情绪激动等。

病理性升高　见于各型糖尿病，甲状腺功能亢进等内分泌疾病，应激或药物影响，肝或胰腺疾病，其他如高热、缺氧、呕吐等。

②血糖降低

生理性降低　见于饥饿、长期剧烈运动、妊娠期等。

病理性降低　见于胰岛B细胞增生或肿瘤等胰腺疾病、急性酒精中毒、急性肝炎、肝癌等肝疾病。

(3)口服葡萄糖耐量试验

口服葡萄糖耐量试验是一种葡萄糖负荷试验，主要用于诊断疑似糖尿病者。

①诊断糖尿病：2次空腹血糖均≥7.0 mmol/L，或服糖后2小时血糖值≥11.1 mmol/L，随机血糖≥11.1 mmol/L，或有临床症状者，可诊断为糖尿病。

②糖耐量减低：指空腹血糖<7.0 mmol/L；服糖后2小时血糖为7.8～11.1 mmol/L；血糖达高峰时间可延至1小时后，血糖恢复正常时间延至2～3小时后，且有尿糖阳性。多见于2型糖尿病、痛风、甲状腺功能亢进等。

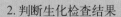

2.判断生化检查结果	生化检查常见异常及临床意义

检验项目	结果	提示	参考范围	单位
总胆固醇	6.66	↑	3.10~5.70	mmol/L
甘油三酯	3.93	↑	0.00~1.70	mmol/L
高密度脂蛋白胆固醇	1.0		0.9~2.2	mmol/L
低密度脂蛋白胆固醇	3.84	↑	0.67~3.37	mmol/L

血清脂类测定异常化验单
（TC、TG、LDL-C均升高）

③糖耐量增高：指空腹血糖降低，服糖后血糖上升不明显，2小时后仍处于低水平。常见于胰岛B细胞瘤、腺垂体功能减退症等。

(4)血清脂类

血清脂质包括总胆固醇、甘油三酯、磷脂和游离脂肪酸等。95%的血浆脂质以脂蛋白（Lp）的形式存在并转运。根据密度的不同可将其分为乳糜微粒、极低密度脂蛋白、中间密度脂蛋白、低密度脂蛋白和高密度脂蛋白。

①总胆固醇异常：增高见于高脂血症、冠状动脉硬化症、甲状腺功能减退、肾病综合征等；降低见于急性肝坏死、肝硬化、严重贫血等。

②甘油三酯异常：增高见于肥胖症、动脉粥样硬化、脂肪肝等；降低见于甲状腺功能减退、肾上腺皮质功能不全及严重肝病。

③HDL-C异常：HDL-C是抗动脉硬化脂蛋白，其含量与冠心病的发病成负相关。增高有利于外周组织清除胆固醇，从而阻止动脉粥样硬化的发生；降低见于动脉粥样硬化、脑血管病、糖尿病、肝硬化等。

④LDL-C异常：LDL-C为动脉粥样硬化因子，其含量与冠心病的发病成正相关。增高见于肾病综合征、慢性肾衰竭；降低见于甲状腺功能亢进和贫血等。

 相关知识

一、浆膜腔积液

1.定义

人体内的胸腔、腹腔、心包腔和关节腔统称为浆膜腔。生理情况下，腔内有少量液体起润滑作用；病理状态下，腔内液体增多、潴留称为浆膜腔积液。根据其产生原因及性质不同可将其分为漏出液和渗出液两大类。

2. 实验室评估

实验室可通过对浆膜腔穿刺液检查，进行漏出液与渗出液的区别（表8-7）。主要从一般性状检查、化学检查、显微镜检查和细菌检查等方面进行鉴别。

表8-7 漏出液与渗出液的鉴别

鉴别要点	漏出液	渗出液
原因	非炎症所致	炎症、肿瘤或理化刺激
外观	淡黄、浆液性	不定：血性、脓性、乳糜性等
透明度	透明或微浑	多浑浊
比重	<1.018	>1.018
凝固性	不自凝	能自凝
黏蛋白定性	阴性	阳性
蛋白定量	<25g/L	>30g/L
葡萄糖定量	与血糖相近	低于血糖
细胞计数	$<100 \times 10^6/L$	$>500 \times 10^6/L$
细胞分类	以淋巴细胞为主，偶见间皮细胞	急性炎症多为中性粒细胞，慢性炎症、恶性肿瘤多以淋巴细胞为主
细菌学检测	阴性	可查到致病菌
积液/血清LDH比值	<0.6	>0.6

二、乙型病毒性肝炎

1. 定义

乙型病毒性肝炎，简称乙肝，是一种由乙型肝炎病毒（HBV）感染机体后所引起的疾病。乙型肝炎病毒是一种嗜肝病毒，主要存在于肝细胞内并损害肝细胞，引起肝细胞炎症、坏死、纤维化。乙型病毒性肝炎分为急性和慢性两种。急性乙型肝炎在成年人中90%可自愈，而慢性乙型肝炎表现不一，分为慢性乙肝携带者、慢性活动性乙型肝炎、乙肝肝硬化等。

2. 流行病学

(1)传染源：急、慢性患者及病毒携带者。

(2)传播途径：体液、血液及母婴传播。

(3)易感人群：新生儿普遍易感，发病多见于婴幼儿及青少年。我国目前乙肝病毒携

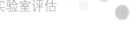

带率为7.18%，随着乙肝疫苗的推广应用，我国乙肝病毒感染率逐年下降，5岁以下儿童的HBsAg携带率仅为0.96%。

3. 实验室评估

乙型肝炎病毒标志物测定包括乙型肝炎病毒表面抗原（HBsAg）、乙型肝炎病毒表面抗体（抗-HBs）、乙型肝炎病毒e抗原（HBeAg）、乙型肝炎病毒e抗体（抗-HBe）、乙型肝炎病毒核心抗体（抗-HBc）五项的检测，临床上俗称"乙肝两对半"。其诊断意义及检查结果临床意义分析见表8-8和表8-9。

常见正常化验单	常见异常化验单
项目代号　项目名称　　　　结果 HBsAg　乙型肝炎病毒表面抗原阴性 HBsAb　乙型肝炎病毒表面抗体阴性 HBeAg　乙型肝炎病毒e抗原　　阴性 HBeAb　乙型肝炎病毒e抗体　　阴性 HBcAb　乙型肝炎病毒核心抗体阴性 非乙肝感染无免疫力	项目代号　项目名称　　　　结果 HBsAg　乙型肝炎病毒表面抗原阳性 HBsAb　乙型肝炎病毒表面抗体阴性 HBeAg　乙型肝炎病毒e抗原　　阳性 HBeAb　乙型肝炎病毒e抗体　　阴性 HBcAb　乙型肝炎病毒核心抗体阳性 "大三阳"
项目代号　项目名称　　　　结果 HBsAg　乙型肝炎病毒表面抗原阴性 HBsAb　乙型肝炎病毒表面抗体阳性 HBeAg　乙型肝炎病毒e抗原　　阴性 HBeAb　乙型肝炎病毒e抗体　　阴性 HBcAb　乙型肝炎病毒核心抗体阴性 非乙肝感染有免疫力	项目代号　项目名称　　　　结果 HBsAg　乙型肝炎病毒表面抗原阳性 HBsAb　乙型肝炎病毒表面抗体阴性 HBeAg　乙型肝炎病毒e抗原　　阴性 HBeAb　乙型肝炎病毒e抗体　　阳性 HBcAb　乙型肝炎病毒核心抗体阳性 "小三阳"

表8-8 乙肝病毒感染的不同血清学指标的诊断意义

指标	临床意义
HBsAg	诊断急性或慢性乙肝病毒感染；提示可能的感染；HBsAg减低预示着肝炎康复
抗-HBs	保护性抗体，表示感染或主动免疫后的免疫力
HBeAg	与显著的病毒复制和感染有关；其消失预示着乙肝恢复阶段

续表

指标	临床意义
抗-HBe	提示感染力低或消失
抗-HBc (IgG)	以往乙肝病毒感染的最好指标（感染流行的指标）
抗-HBc (IgM)	诊断急性乙肝的最好指标（出现高滴度）；监测慢性乙肝（如果炎症活动性高，通常出现低滴度）

表8-9 HBV血清学标志物检测结果与分析

HBsAg	抗-HBs	HBeAg	抗-HBe	抗-HBc	传染性	检测结果分析
+	−	+	−	−	高	潜伏期或者急性乙肝早期（症状前期）
+	−	+	−	+	高	急性或慢性感染（"大三阳"）
+	−	−	+	+	低	乙肝后期或慢性携带者（"小三阳"）
−	+	−	+	+	无	感染恢复期
−	−	−	−	+	无	感染恢复期
−	−	−	−	+	不定	既往感染，未产生抗-HBs；或"低水平"慢性感染；或感染恢复期
−	+	−	−	−	无	接种疫苗或感染后获得免疫力
−	−	−	−	−	无	非乙肝感染

三、慢性肾衰竭

1. 定义

慢性肾衰竭（chronic renal failure，CRF）简称肾衰，是常见的临床综合征。它发生在各种慢性肾疾病（包括原发性和继发性）的基础上，缓慢出现肾功能进行性减退，最终以代谢产物潴留以及水、电解质和酸碱平衡紊乱为主要表现的一组临床综合征。

2. 病因

我国常见的病因依次为肾小球肾炎、糖尿病肾病、高血压肾病、多囊肾、梗阻性肾病等。

3.实验室评估

(1)尿液检查：夜尿增多，尿中可有红细胞、白细胞、颗粒管型和蜡样管型。

(2)血液检查：红细胞下降，血红蛋白降低，白细胞可升高或降低。

(3)肾功能检查：内生肌酐清除率（Ccr）降低，血清尿素氮和肌酐升高。

(4)血生化检查：血浆清蛋白降低，血钙降低，血磷增高，血钾和血钠可增高或降低，可有代谢性酸中毒等。

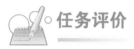 **任务评价**

单项选择题

1. 某患者测得空腹血糖为6.7 mmol/L，为确诊，首先考虑做何种检查 （ ）

A. 血常规检查   B. 血电解质测定   C. OGTT试验

D. 血脂测定   E. 血气分析

2. 渗出液常见原因为 （ ）

A. 血浆胶体渗透压降低   B. 肺心病失代偿期   C. 炎症、外伤

D. 动脉压升高   E. 乳糜样漏出液

3. 漏出液中的主要细胞是 （ ）

A. 中性粒细胞   B. 嗜酸性粒细胞   C. 淋巴细胞

D. 淋巴细胞及间皮细胞   E. 巨噬细胞

4. 高钾血症是指血清钾高于 （ ）

A. 4.5 mmol/L   B. 5.0 mmol/L   C. 3.0 mmol/L

D. 2.5 mmol/L   E. 2.0 mmol/L

5. 血清钠的正常参考值是 （ ）

A. 135～142 mmol/L   B. 140～150 mmol/L   C. 130～140 mmol/L

D. 135～145 mmol/L   E. 138～150 mmol/L

6. 关于抗-HBs单项阳性的意义，错误的是 （ ）

A. 曾感染过乙肝病毒   B. 曾患过乙型肝炎

C. 接种过乙肝疫苗   D. 乙肝病毒正在体内大量复制

E. 是机体对乙肝病毒产生免疫力的标志

7. 血清中其含量与冠心病的发病成正相关的是 （ ）

A. 总胆固醇   B. 甘油三酯   C. 高密度脂蛋白胆固醇

D. 低密度脂蛋白胆固醇   E. 碱性磷酸酶

8. 下列哪项符合漏出液的特点 （　　）

A. 外观红色血性 　　　　　　　　　　B. 相对密度1.020

C. 黏蛋白定性阳性 　　　　　　　　　D. 蛋白定量35 g/L

E. 细胞计数86×10^6/L

9. 除下列哪项外，均可出现血钾过高 （　　）

A. 大量输入库存血 　　　　　　　　　B. 长期腹泻

C. 严重溶血 　　　　　　　　　　　　D. 肾衰少尿期

E. 代谢性酸中毒

10. 除哪项外均可引起血清总胆固醇增高 （　　）

A. 高脂血症 　　　　　　　　　　　　B. 糖尿病

C. 动脉粥样硬化 　　　　　　　　　　D. 肾病综合征

E. 严重肝病

11. 空腹血糖升高主要见于 （　　）

A. 胰岛β细胞瘤 　　　　　　　　　　B. 糖尿病

C. 肾上腺皮质功能亢进 　　　　　　　D. 颅内压升高

E. 运动后

12. 肝硬化的血清蛋白定量表现为 （　　）

A. 白、球蛋白均增加 　　　　　　　　B. 白、球蛋白均减少

C. 白蛋白增加、球蛋白减少 　　　　　D. 白蛋白减少，球蛋白增加

E. 白、球蛋白均正常

13. 血清清蛋白／球蛋白(A/G)<1，见于 （　　）

A. 急性肝炎 　　　　　　　　　　　　B. 肝硬化

C. 肝癌 　　　　　　　　　　　　　　D. 肝脓肿

E. 脂肪肝

14. 丙氨酸氨基转移酶明显增高见于 （　　）

A. 心肌梗死 　　　　　　　　　　　　B. 急性肝炎

C. 胆囊炎 　　　　　　　　　　　　　D. 脑血管意外

E. 肝癌

15. 天门冬氨酸氨基转移酶升高主要见于 （　　）

A. 急性肝炎 　　　　　　　　　　　　B. 急性心肌梗死

C. 急性胆囊炎 　　　　　　　　　　　D. 急性胰腺炎

E. 急性胃肠炎

 项目检测

案例重现

　　患者，男性，36岁，5天前饮酒后出现恶心、全身乏力。今日发现皮肤巩膜黄染，小便呈浓茶样，腹泻3次，稀水样便而就诊，既往有乙肝标志物HBsAg(+)、HBeAg(+)、抗-HBc(+)，否认"肺结核、痢疾、伤寒"等病史。入院查体：生命体征平稳，皮肤巩膜中度黄染，未见蜘蛛痣及肝掌。入院化验：白细胞5.8×10^9/L，中性粒细胞0.75，淋巴细胞0.25，总胆红素93.9 μmol/L，结合胆红素（又称直接胆红素）46.5 μmol/L。

案例讨论

1.患者有无黄疸？最可能属于哪种类型的黄疸？如何判断？

2.患者乙肝标志物检测结果如何？有无传染性？

3.如果你是患者的责任护士，你该如何采集尿标本、大便标本和血标本？

项目九

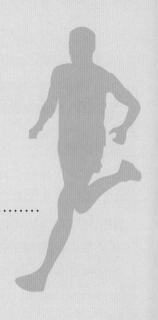

特殊器械检查

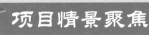

项目情景聚焦

　　随着现代西医的进步，特殊器械检查成为临床上不可缺少的辅助检查项目，甚至是部分疾病的确诊手段。特殊器械检查包括医学影像学检查（X射线、超声波、X射线计算机体层成像、磁共振成像等）、心电图检查、内镜检查等。本项目侧重于常用影像学检查前的准备工作及心电图评估。

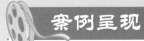

案例呈现

　　患者，男性，30岁，1周前受凉后出现发热，体温最高41℃，咳嗽，咳黄色黏痰，无咯血和胸痛，服用各种抗感冒药和止咳药，无明显好转，逐渐出现乏力。2天来患者开始出现胸闷、心悸，并出现晕厥两次。病后进食和睡眠稍差，体重无明显下降，大小便正常。既往体健。医生初步诊断：①发热待查：急性上呼吸道感染？肺炎？②晕厥待查：心律失常？

目标描述

　　运用特殊器械检查对患者进行评估，收集资料，为临床诊断及护理诊断提供依据。

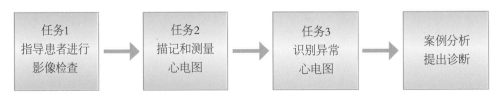

| 任务1
指导患者进行
影像检查 | → | 任务2
描记和测量
心电图 | → | 任务3
识别异常
心电图 | → | 案例分析
提出诊断 |

任务一　指导患者进行影像检查

任务目标

1. 能力目标　能够指导患者做好影像检查前的准备工作。
2. 知识目标　掌握X射线、CT检查、磁共振成像检查前准备；了解超声波检查原理及种类、临床应用；掌握超声波检查前准备。

任务分解

一、认识X射线检查

种类	优缺点	准备
1.透视 　临床应用：用于胸部检查、胃肠道钡剂造影或心血管造影等，目前胸部透视已基本被胸部平片取代。 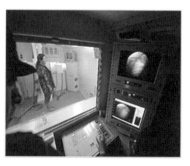 胸部透视检查	优点：简单；经济；应用最广；多方位观察。 　缺点：射线量大；不易发现细微病变；无永久图像记录。	指导事项： 　(1)说明透视的目的和需要配合的姿势。 　(2)除去透视部位的厚层衣物及影响X射线穿透的物品。
2.摄片 　作用：发现病变与初步定位。 　适用于胸部、骨关节、胃肠道病变。	优点：对比度、清晰度较好；简单易行；可作为客观记录保存。	指导事项： 　(1)摄片检查前应向患者解释摄影的目的、方法、注意事项。

285

种类	优缺点	准备
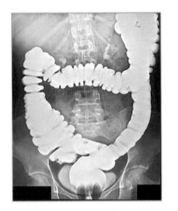 正常胸部正位片	缺点：重叠影像；诊断价值有限；射线辐射；不能动态观察；检查部位受胶片大小限制。	(2)除急腹症外，腹部摄片前应先清洁肠道。 (3)创伤患者摄片时，应尽量少搬动。 (4)危重患者摄片须有临床医护人员监护。
3.造影检查 　造影检查是将造影剂引入缺乏自然对比的器官中或其周围，使之产生明显对比的一种检查方法。 造影剂分类 高密度造影剂：钡剂；碘剂。 低密度造影剂：空气、氧气、二氧化碳等气体。 钡剂灌肠造影后	优点：扩大诊断范围；增强对比度；提高诊断准确性。 缺点：部分疾病有禁忌；个别造影剂有致敏风险；部分造影检查属于有创检查。	指导事项： (1)了解患者有无造影检查的禁忌证。 (2)检查前向患者解释检查的目的、方法、注意事项及可能出现的一些不适反应等。 (3)凡需用碘造影剂进行造影检查者，必须提前做碘过敏试验，过敏试验阴性者才能进行造影检查。 碘过敏反应判断及处理 表现：头晕、面潮红、胸闷、气促、恶心、呕吐、皮疹。重者可有惊厥、喉水肿、肺水肿、周围循环衰竭、心律失常、心脏停搏等。 处理：休息，吸氧，必要时使用脱敏药。重者应立即停止检查并进行抗休克、抗过敏抢救和对症处理。

二、认识X射线计算机体层成像检查（CT）

应用	优缺点	准备
适用于脑部、胸部、腹部、骨关节、心血管、软组织病变。	优点：检查方便、迅速安全、无创伤；分辨率较高，定位准确，提高病变检出率和诊断率。 缺点：射线辐射；对比剂副反应；费用较高。	指导事项： (1)向受检者说明CT检查无痛苦与危险。 (2)如需进行增强造影检查者，检查前询问受检者有无过敏史并做好碘过敏试验。 (3)腹部扫描者，检查前1周不可做钡剂造影。 (4)增强造影扫描者，检查前须禁饮、禁食4小时。 (5)危重患者检查时须有医护人员陪同。 (6)不配合，如昏迷烦躁的患者，给予镇静。 (7)检查泌尿系统时需待膀胱充盈时扫描。 (8)去除检查部位所有金属物品及饰品。 (9)做肺与纵隔CT扫描时，需指导受检查吸气与屏气。

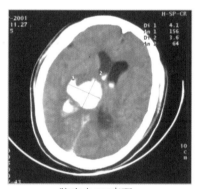

脑出血CT表现

三、认识磁共振检查（MRI）

应用	优缺点	准备
适用于神经系统、头颈部、关节、胸腹部病变。	优点：解剖结构清楚，软组织密度分辨率高；反映病理变化；发现病变敏感；无放射性损伤。 缺点：费用较高；检查时间长；有禁忌征，如心脏起搏器、动脉瘤夹闭、幽闭恐惧症。	指导事项： (1)强磁场可使心脏起搏器失灵，动脉瘤夹和体内金属异物移位，放置有以上物品的患者不能进入MRI检查室。 (2)磁性金属物品将严重影响检查质量，并造成患者及机器设备的损伤，不能带入检查室。如硬币、钥匙、发夹、首饰、假牙、胸罩等。强磁场还会使手表、磁卡、信用卡、手机失灵，故不能带入检查室。

应用	优缺点	准备
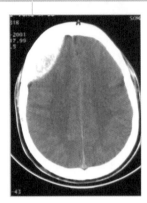 慢性硬膜下血肿		(3)金属扣、拉链等金属物品以及发胶、口红、身上油腻会影响图像质量，检查前最好穿全棉衣服。 (4)肝区患者检查前4~6小时禁食；女性患者进行腰椎及盆腔区检查前要取出金属节育环。 (5)不建议孕妇做MRI检查。 (6)检查前还应将其他的检查资料（如实验室化验检查，X射线、CT、MRI片等）带上，以利于诊断。

四、认识超声检查

超声检查是指利用超声波的指向性，反射、折射和散射，吸收与衰减，多普勒效应及非线性传播等物理特性和人体组织器官对超声反射不同的原理，对人体组织器官的形态结构、物理特性和功能状态及病变情况作出诊断的一种检查方法。超声检查具有操作简便、无创伤、无痛苦、可多次重复检查，能及时获得结果，无禁忌征和放射性损伤等优点。其应用广泛，是现代医学影像诊断的重要组成部分。

超声检查前指导事项：

(1)肝、胆、胰腺检查　前一晚进清淡饮食，检查前空腹8小时。

(2)肾、输尿管检查　无须准备。

(3)盆腔检查　如子宫、附件、前列腺、膀胱等，检查前1~2小时饮水400~500 ml，饮水后不要排尿，务必使膀胱充盈。

(4)婴幼儿及检查不合作者　可给予水合氯醛灌肠，待安静入睡后再进行检查。

类型	临床应用
1.A型诊断法	A型诊断法已被B超诊断法所代替。

类型	临床应用
2.B型诊断法 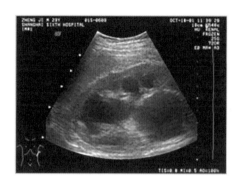	B型诊断法图像直观、形象，可清晰显示脏器的外形、内部结构及血管分布情况，可广泛应用于消化系统、生殖系统、泌尿系统、心血管系统等疾病的诊断。是临床上最常用（最广泛、最基本）的一种超声诊断法。
3.M型诊断法 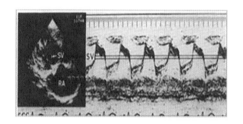	M型诊断法又称M型超声心动图。是用锯齿波慢扫描的方法使各回声光点从左到右连续移动，获得声束上各反射点运动的轨迹图，可观察心脏不同时相运动的规律。主要用于心血管疾病的诊断。
4.D型诊断法 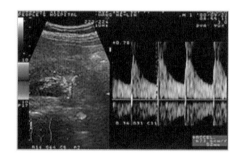	D型诊断法又称超声多普勒诊断法或多普勒超声心动图，不仅能清楚地显示心脏大血管的形态结构，而且能直观形象地显示血流的方向、速度、分流范围、有无反流及异常分流等，对心血管疾病的诊断具有重要的临床价值。

 相关知识

【医学影像三维重建技术】

传统的医学影像检查只能提供人体内部的二维图像，医生只能凭经验由多幅二维图像去估计病灶的大小及形状，"构思"病灶与其周围组织的三维几何关系，这给治疗带来了困难，医学图像的三维重建就是对CT、MRI等图像序列进行处理，构造出三维几何模型，将看不见的人体器官能以三维形式"真实"地显示出来，对重建模型从不同方向观察、剖切，使得医生对感兴趣的部位的大小、形状和空间位置不仅有定性的认识，也可获得定量的认识。

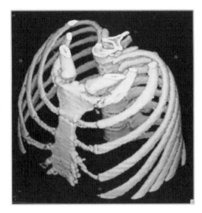
肋骨CT三维重建

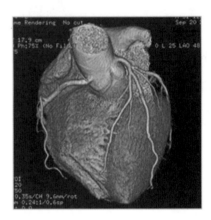
64排CT冠脉及心脏重建

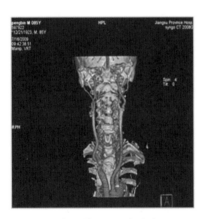
颈部血管CT三维重建

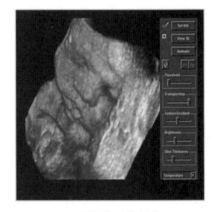
28周胎儿三维超声

 任务评价

一、单项选择题

1.关于透视检查前的准备，以下错误的是　　　　　　　　　　　　（　）

A.向患者说明检查的目的、方法及注意事项

B.指导患者检查中做好配合的姿势　　　C.脱去检查部位厚层的衣服

D.去除影响X射线穿透的物品　　　　　E.膏药、敷料不必去除

2. 关于超声检查前的准备，错误的是 （ ）

A. 胰腺检查前需要禁食8～12小时 　　 B. 胆囊检查前日晚摄高脂肪饮食

C. 膀胱检查前1小时饮水500～1000ml 　　 D. 妇科检查前2～3小时不得排尿

E. 幽门梗阻检查前应抽去胃潴留液

3. 关于超声检查的特点，正确的是 （ ）

A. 操作简便 　　 B. 无创伤、无痛苦

C. 可多次重复检查 　　 D. 能及时获得结果

E. 以上均是

4. 目前临床最常用的超声诊断法是 （ ）

A. A型诊断法 　　 B. B型诊断法

C. M型诊断法 　　 D. D型诊断法

E. 超声多普勒诊断法

5. 造影检查前准备错误的是 （ ）

A. 需用碘造影剂检查时，必须提前做碘过敏试验

B. 造影检查适用于每例患者

C. 向患者解释有关检查的目的、方法及注意事项

D. 应做好抢救准备

E. 根据检查部位选择正确的造影方法

二、临床实践

李某，女，42岁，因月经周期不规律，经量增多2年就诊。查血常规提示血红蛋白75 g/L，妇科检查发现子宫增大如孕2个月，为明确诊断，建议患者行超声检查（子宫附件）。问题：

1. 患者问超声检查辐射大吗？对人体有害吗？

2. 如患者询问检查前应做何准备，护士应如何解释？

任务二　描记和测量心电图

任务目标

1. **能力目标**　能够熟练进行心电图描记，识别心电图各波段，并能够识别正常心电图。
2. **知识目标**　了解心电图检查原理；掌握常规心电图导联及连接方法；熟悉心电图的测量方法；掌握各波段的组成与命名、正常心电图的波形特点与正常值；了解心电轴的测量、心电图分析与诊断方法。

任务分解

一、认识心电图检查原理

　　心电图的临床应用已有一百多年历史，它的临床价值显得越来越重要。12导联同步心电图已经成为各级医院及门诊的常规检查手段之一。危重患者，特别是急诊与心内科的危重患者首先要做心电图，然后再做其他检查与处理，个别患者还需要连续的心电监护，因此，临床医护人员必须掌握好这门知识。

认识心电图	心电图检查原理
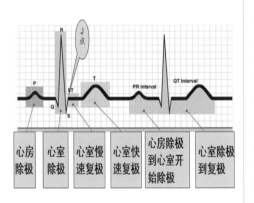	心脏是血液循环的动力器官，也是能自行发生电激动的器官。在心肌兴奋与恢复过程中，产生的微弱电流从心脏传导到周围组织，使身体各个部位在每一心动周期中都发生有规律的电位变化。正常心电活动始于窦房结，并从此发出冲动，循此特殊传导系统的通道下传，先后兴奋心房和心室，使心脏收缩，执行泵血功能。这种先后有序的电兴奋的传播，将引起一系列的电位改变，形成心电图上相应的波形。因此心电图（又称ECG或EKG）是利用心电图机通过导线与体表相连，记录心脏在每一个心动周期所产生的电活动变化的曲线图形。

二、描记常规心电图

操作步骤	操作说明
1. 操作前准备 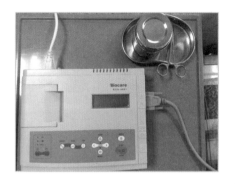	(1)护士准备　衣帽整洁、指甲剪短、洗手。 (2)用物准备　心电图机、75%酒精棉球、心电图纸、弯盘、弯头止血钳。 (3)环境准备　保持室内温暖；检查床不宜过窄，床旁不要摆放电器；心电图机电源线远离检查床和导联电线。注意屏风遮挡。 (4)患者准备　核对姓名；嘱受检者休息片刻，取平卧位，四肢平放、肌肉放松、保持平静呼吸、身体不要移动；暴露两手腕与两下肢内侧，解松衣组。
2. 皮肤处理 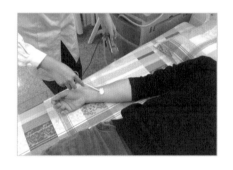	(5)接通电源开机 　　在受检者两手腕关节内侧上方约3 cm处，及两内踝上部约7 cm处，涂抹导电胶或酒精。 　　在受检者心前区导联V1～V6相应部位涂抹导电胶；若放置电极部位的皮肤污垢或毛发过多，必须预先清洁皮肤或剃毛。
3. 电极安置 　　心电图导联：是将电极放置于人体表面任何两点，并通过导线分别与心电图机正负极相连，这种记录心电图的电路连接方法称心电图导联。 　　常规心电图共包括12个导联。 　　(1)安置肢体导联 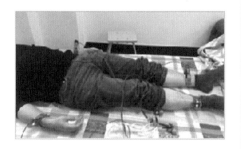	方法　红色电极接右上肢；黄色电极接左上肢；绿色电极接左下肢；黑色电极接右下肢。 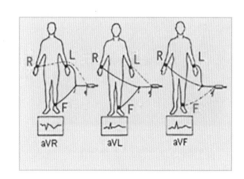 <div align="center">加压单极肢体导联连接方式示意图 （虚线代表探查电极连接）</div>

操作步骤	操作说明
(2)安置心前区导联 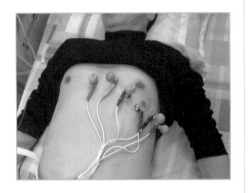	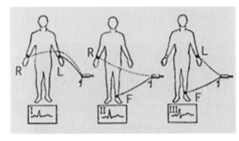 双极肢体导联连接方式示意图 （实线代表正极连线，虚线代表负极连接） 方法　将胸导联线红、黄、绿、褐、黑、紫电极分别安置于V1～V6的相应部位，具体位置如下： 　　V1：胸骨右缘第4肋间隙 　　V2：胸骨左缘第4肋间隙 　　V3：V2与V4的连线中点 　　V4：左锁骨中线第五肋间 　　V5：左腋前线与V4同一水平 　　V6：左腋中线与V4同一水平
4.描记心电图 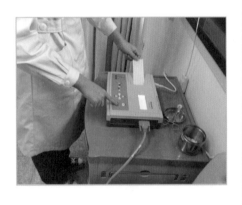	(1)走纸速度25 mm/s、定准电压1 mV，记录笔调至记录纸的中心线。若电压太高，选择定准电压1/2键，即1 mV=5 mm，若存在交流电干扰，按下HUM键，若受检者有肌颤，按下EMG键。 　　(2)导联切换，依次描记各导联心电图。一般各导联记录3～5个心室波，若存在心律不齐，适当延长V1或Ⅱ导联的描记时间。 　　(3)注明受检者的姓名、性别、年龄、检查时间（年、月、日、时甚至分）等。
5.结束、整理	关机，去除导联线；协助患者穿好衣服，整理床单位；整理用物，洗手。

三、测量心电图

1.认识心电图记录纸	心电图记录纸横、纵坐标
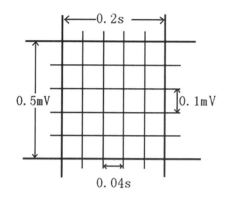	心电图记录纸：心电图记录在坐标纸上，坐标纸由1 mm宽和1 mm高的小格组成。 横坐标　代表时间，可用以检测各波段的时距。国内一般采用25 mm/s的纸速，使每毫米横向间距相当于0.04 s（即40ms）。 纵坐标　代表电压，一般应事先将心电图机上心电放大器的增益调整好，使每输入1mV的定标电压，正好能将心电记录器的描笔上下移动10 mm，即每1 mm振幅相当于0.1 mV的电压差。

2.计算心率的方法	具体说明
(1)公式法 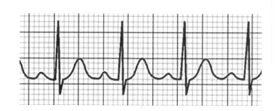 (2)目测法 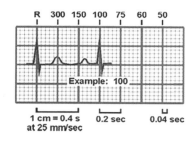	心律规则：即每分钟内的心动周期数，可根据每一心动周期的时距(s)（可取P-P或R-R间距）计算出来，即心率=60/R-R（或P-P）间隔。如：R-R间隔为0.8 s，则心率为60/0.8＝75次/分。 心律不规则： 方法1　需测量同一导联5个以上R-R（或P-P）间期，取其平均值，代入上述公式，计算出心率。 方法2　数30大格（共6秒）内的QRS波群或P波的个数乘10，即为每分钟心室率或心房率。 看一个R-R间期的大格数，估算其心率，分别对应如左图。

3.认识心电轴	心电轴常见异常及临床意义
(1)了解心电轴 每一次心动周期的心电活动，可以概括地用一系列顺序出现的瞬时综合心电向量来表	心电轴左偏　-90°～-30°，见于横位心（肥胖、妊娠晚期、大量腹水等）及左室肥大，左前分支阻滞等。

3. 认识心电轴

达。左、右心室除极过程的总方向，正常时大多与其最大向量一致，在心电图学中采用"平均心电轴"的名称，简称为"（心）电轴"。临床上所指的心电轴是指平均QRS电轴在额面上的投影。心电轴方向多采用其与I导联正侧的夹角度数表示。并规定I导联左（正）侧端为0°，右（负）侧端为±180°，循0°的顺钟向的角度为正，逆钟向者为负。正常心电图的额面平均心电轴对向左下。

正常心电轴的范围是−30°～+90°之间。

(2)目测法测心电轴

方法　目测I、III导联QRS波群的主波方向，估测电轴是否偏移。

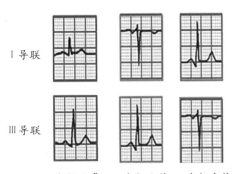

心电轴正常　心电轴右偏　心电轴左偏

心电轴常见异常及临床意义

心电轴右偏　　+90°～+180°，见于正常垂位心、右室肥厚及左后分支阻滞等。

不确定电轴　　−180°～−90°。

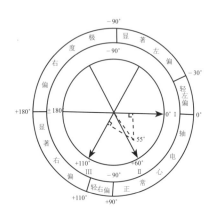

正常范围　−30°～+90°

若I、III导联QRS波群主波均为正向波，属电轴不偏移。

若I导联较深的负向波，III导联主波为正向波，属电轴右偏。

若I导联主波为正向波，III导联较深的负向波，属电轴左偏。

若I、III导联主波方向均向下，属心电轴重度右偏（或称不确定电轴）。

4. 测量心电图各波段

意义、波形特点及正常值

振幅及时间测量基本方法

(1)振幅（电压）的测量　测量向上的波应自基线上缘垂直量至波峰，测量向下的波则从基线下缘垂直量至波谷。

(2)时间的测量　应从波形的起始部内缘量至波形终末部的内缘。

4.测量心电图各波段	意义、波形特点及正常值
P波 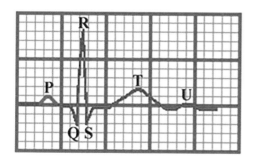	(1)组成及意义　心房除极波，反映心房除极时的电位、时间和方向的变化。 (2)测量 ①形态：正常P波形态在大部分导联上呈圆钝形，有时可有轻度切迹。P波方向在I、II、aVF、$V_4 \sim V_6$导联向上，aVR导联向下，其余导联呈双向、倒置或低平。 ②时间：一般小于0.12 s。 ③电压：肢体导联一般小于0.25 mV，胸导联一般小于0.2 mV。
P–R间期 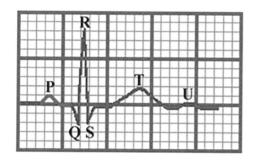	(1)组成及意义　反映心房除极开始到心室除极开始的时间。 (2)测量　从P波的起点到QRS波群的起点。P–R间期与心率快慢有关，成年人心率在60～100次/分钟，P–R间期为0.12～0.20 s。
QRS波 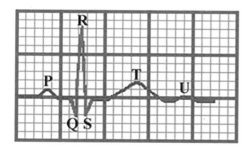 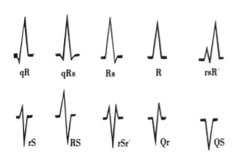	(1)组成及意义　心室除极波，反映心室肌除极的电位、时间和方向的变化。 (2)测量 ①时间：正常成年人QRS波群时间小于0.12 s，多数为0.06～0.10 s。 ②波形与振幅（电压）： 胸导联　一般规律是$RV_1 \sim RV_5$逐渐增高，而S波逐渐减小。V_1、V_2导联多呈rS形，R/S<1，RV_1不超过1.0 mV。V_5、V_6导联QRS波群可以呈qR、qRs、Rs或R形，R/S>1，RV_5不超过2.5 mV。V_3或V_4导联多呈RS形，R/S大致等于1。 肢体导联　标准导联一般主波向上，I导联的R波不超过1.5 mV。aVR导联QRS波群主波向下，可呈QS、rS、rSr'或Qr形，aVR导联的R波一般不超过0.5 mV。aVL与aVF导联的QRS波群可呈qR、Rs、R形，也可呈rS形，

4.测量心电图各波段	意义、波形特点及正常值
QRS波命名方法： R波：QRS波群在等电位线上的第一个向上的波。 Q波：R波之前向下的波。 S波：R波之后向下的波。 R'波：S波之后出现再向上的波。 S'波：R'波之后再有向下的波。 QS波：整个QRS波群均向下时。 QRS波书写表示法：振幅（波形）较大者用大写英文字母表示，较小者用小写英文字母表示，如qRs、qR、qRsr'，特殊情况如QS等。	aVL导联的R波不超过1.2 mV，aVF导联的R波不超过2.0 mV。 Q波　除aVR导联外，正常Q波时间一般小于0.04s，振幅小于同导联R波的1/4。
S-T段 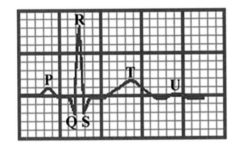	(1)组成及意义　反映心室除极刚刚结束后尚处在缓慢复极的一段时间。 (2)测量　正常S-T段为一等电位线，可以有轻微的向上或向下移位。 ①S-T段压低：在任何导联中，S-T段下移不应超过0.05 mV。 ②S-T段抬高：在V_1、V_2导联不应超过0.3mV，V3导联不应超过0.5 mV，$V_4 \sim V_6$导联和肢体导联均不应超过0.1 mV。
T波 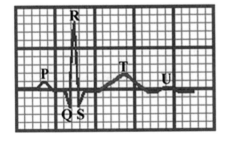	(1)组成及意义　心室复极波，反映心室快速复极时的电位变化。 (2)测量 ①形状：正常时T波圆钝，两支不对称。T波正向时，升支长于降支，T波负向时，降支长于升支。 ②方向：正常T波方向与QRS波群主波方向一致，即Ⅰ、Ⅱ、$V_4 \sim V_6$导联T波向上，aVR导联向下，Ⅲ、aVL、aVF、$V_1 \sim V_3$导联T波可以向上、向下或双向。如果V1导联T波向上，$V_2 \sim V_6$导联T波均不应向下。 ③振幅：在以R波为主的导联中，T波振幅不应低于同导联R波的1/10。胸导联T波可达1.2~1.5 mV。

4.测量心电图各波段	意义、波形特点及正常值
Q-T间期 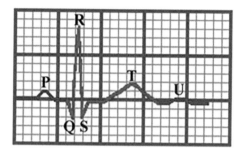	(1)组成及意义 反映心室肌除极和复极全过程所需要的时间。 (2)测量 从QRS波的起点到T波群的终点。 其长短与心率快慢有密切关系，心率快时，Q-T间期缩短；心率慢时，Q-T间期延长。心率在60~100次/分时，Q-T间期的范围在0.32~0.44 s。为了避免心率影响，常用校正的Q-T间期，即$Q-Tc=Q-T/\sqrt{R-R}$。Q-Tc就是R-R间期为1 s（心率60次/分）时的Q-T间期，正常Q-Tc不超过0.44 s，一般女性的Q-Tc间期较男性略长。
U波 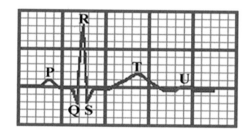	(1)组成及意义 T波之后0.02~0.04 s出现的振幅很低小的波。 (2)测量 方向与T波相同。以V_3~V_4导联较明显。 U波过高者见于低血钾患者。

 相关知识

一、心电图的分析和诊断方法

(1)一般浏览：检查定准电压和走纸速度，判断有无伪差。

(2)判断主导心律：寻找并分析P波的形态和出现规律，确定是否为窦性心律。

(3)计算心率。

(4)判断心电轴和有无钟向转位。

(5)分析P波与QRS波群及相互关系。

(6)观察ST—T改变及其类型。

(7)得出结论。

二、心电图的临床应用

(1)分析与鉴别各种心律失常，是心电图最有价值的应用。

(2)了解有无心肌缺血和心肌梗死，为确诊心肌梗死的方法之一。

(3)反映心房、心室肥大的情况。

(4)评价某些药物对心肌的影响程度及心律失常的治疗效果。

(5)为其他疾病（如心包炎等）和电解质紊乱（如血钙和血钾的过低或过高等）的诊断提供依据。

(6)心电图和心电监护用于手术麻醉及各种危重患者的抢救。

三、心电监护中的导联位置简介

心电监护本质上是动态阅读长时间记录的常规体表心电图。为操作简便，通常采用简化的心电图导联来代替体表心电图导联系统。例如，将四个肢体导联分别移动到胸前壁四个部位，同时；采用粘贴式纽扣电极片代替标准的银-氯化物电极夹，这样既可保证良好的监测质量，又不影响患者床上活动和各种诊疗措施的实施。它的导联位置与心电图机操作不同，下面将心电监护的导联粘贴位置作简单介绍。

种类	电极安置部位
1. 五导联法 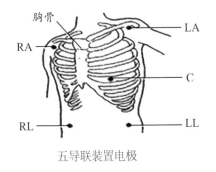 五导联装置电极	四角五电极导联： (RA) 白（－）——右锁骨下； (LA)黑（－）——左锁骨下； (C/V)棕（无关电极）——胸骨右缘； (LL)红（＋）——左锁骨中线第6、7肋间； (RL)绿（＋）——右锁骨中线第6、7肋间。 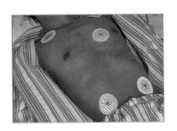
2. 三导联法 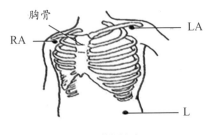 三导联装置电极	三个导联装置（标准配置）的电极安放（以HPM1722A/B为例）： 　　(RA) 白色（右臂）电极——右锁骨下第2肋间，靠右肩； 　　(LA)黑色（左臂）电极——左锁骨下第2肋间，靠左肩； 　　(LL)红色（左腿）电极——左下腹，或左锁骨下第6、7肋间或肋缘。

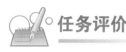 **任务评价**

学生分组进行心电图描记，并予以评价。操作评分标准如下：

序号	评价项目	评估内容	评分标准	分值	实际得分
1	评估前准备	护士准备：着装整洁，洗手，戴口罩、帽子	不妥者每项扣2分	5	
		患者准备：评估患者病情、皮肤情况、有无酒精过敏史，解释取得合作	评估少一项扣1分；未解释扣2分；未评估扣3分	5	
		物品准备：心电图机并检查其性能、75%酒精棉球（有过敏者，用生理盐水棉球）、心电图纸、弯盘、弯头止血钳	用物缺一项扣2分，未检查心电图机性能扣2分	8	
		环境准备：光照适宜，无电磁波干扰，关闭门窗，屏风遮挡	环境未准备或准备不当扣2分	2	
2	操作方法与程序	携用物至病床旁，核对床号、姓名，予适当体位（平卧位或半坐卧位，急诊抢救例外）	未核对扣2分，体位不当扣1分	3	
		开机	未先开机扣2分	2	
		暴露两手腕内侧、两下肢内踝、用75%酒精棉球或生理盐水擦拭皮肤	未充分暴露局部扣2分，未擦拭扣1分	3	
		正确连接肢体导联：红色——右腕，黄色——左腕，绿色——左内踝，黑色——右内踝	肢体导联连接错误一处扣7分	7	
		暴露胸前区，用75%酒精棉球或生理盐水擦拭皮肤	未充分暴露局部扣2分，未擦拭扣1分	3	
		正确连接胸导联	胸导联连接错误一处扣7分	7	
		定准电压，走纸速度，打开抗干扰键	一项未做到扣2分	6	
		正确描记各导联心电图	少描记一个导联心电图扣1分	12	
		观察病情，注意保暖和保护患者隐私	未注意或保护不够扣2分	4	

序号	评价项目	评估内容	评分标准	分值	实际得分
2	操作方法与程序	关机，去除导联线，协助患者穿好衣服，整理床单位	一项未做到扣1分	3	
		心电图报告单上标记床号、姓名、年龄、日期、时间	少一项扣1分，未做简要说明后交于医生扣2分	7	
		整理用物，洗手	用物处理不当、未洗手各扣2分	3	
3	总体评价	操作熟练正确	操作不熟练扣5分	5	
		关心爱护患者	未体现关爱患者扣5分	5	
		能识别正常和常见心律失常心电图波形	不能识别正常和常见异常心电图扣5分	5	
4	理论提问			5	
	总分			100	

一、单项选择题

1. 以下心电图波段中，由心室除极产生的是　　　　　　　　　　（　　）

A. P波　　　　　　　　B. QRS波　　　　　　　　C. S-T段

D. T波　　　　　　　　E. U波

2. 由心房除极所产生的心电图波型是　　　　　　　　　　　　（　　）

A. P波　　　　　　　　B. T波　　　　　　　　　C. S波

D. Q波　　　　　　　　E. R波

3. 心电图中，反映房室传导时间的是　　　　　　　　　　　　（　　）

A. P波　　　　　　　　B. P-R（P-Q）间期　　　　C. QRS波群

D. S-T段　　　　　　　E. T波

4. 心电图检查国内一般采用的纸速为　　　　　　　　　　　　（　　）

A. 15 mm/s　　　　　　B. 25 mm/s　　　　　　　C. 50 mm/s

D. 75 mm/s　　　　　　E. 100 mm/s

5. 成人正常窦房结冲动频率是　　　　　　　　　　　　　　　（　　）

A. <20次/分　　　　　　B. <60次/分　　　　　　C. 60~100次/分

D. 100~160次/分　　　　E. 180~200次/分

6. 常规心电图上平均R-R间隔20小格，其心率为　　　　　　　　　　（　　）

　A. 30次/分　　　　　　　B. 60次/分　　　　　　　　　C. 75次/分

　D. 80次/分　　　　　　　E. 110次/分

7. 电轴左偏时QRS波群的表现为　　　　　　　　　　　　　　　　（　　）

　A. Ⅰ导联呈rS、Ⅲ导联呈Rs　　　　　　B. Ⅰ导联呈Rs、Ⅲ导联呈rS

　C. Ⅰ导联呈Rs、Ⅲ导联呈Rs　　　　　　D. Ⅰ导联呈rS、Ⅲ导联呈rS

　E. Ⅰ导联呈RS、Ⅲ导联呈RS

8. 正常心电图的S-T段压低，在任何导联均不超过　　　　　　　　（　　）

　A. 0.01 mV　　　　　　　B. 1 mm　　　　　　　　C. 0.5 mV

　D. 1.5 mm　　　　　　　E. 0.05 mV

二、多项选择题

9. 下列正常心电图的各项指标中正确的是　　　　　　　　　　　　（　　）

　A. P波宽度<0.12 s，P波振幅在肢体导联<0.25 mV，在胸导联<0.20 mV

　B. P-R间期为0.12～0.20 s，QRS间期为0.06～0.10 s

　C. Q波<0.04 s，振幅小于同导联R波1/4

　D. S-T段在任何导联下移可超过0.05 mV

　E. Q-T间期正常范围可在0.32～0.44 s

10. 正常S-T段的偏移范围，下列哪项是正确的　　　　　　　　　（　　）

　A. 任何导联S-T段下移不应超过0.05 mV

　B. V1～V2导联S-T段上移不应超过0.3 mV

　C. V3导联S-T段上移不应超过0.5 mV

　D. V4～V6导联S-T段上移不应超过0.1 mV

　E. 肢体导联S-T段上移不应超过0.3 mV

11. 关于心电图的测量法，正确的是　　　　　　　　　　　　　　（　　）

　A. 等电位线上缘至R波顶端垂直距离为R波电压

　B. P波内缘始末点间水平距离为P波时限

　C. P-R间期为自P波的起点水平测至QRS波群终点

　D. Q-T间期为从QRS波群起点测至T波的终点

　E. 60除以P-P或R-R间期即为每分钟心率

12. 窦性心律的心电图表现是　　　　　　　　　　　　　　　　　（　　）

　A. P波在Ⅱ、Ⅲ、aVF直立，aVR倒置　　B. P-R间期>0.12 s

　C. 心率60～100次/分　　　　　　　　　D. 同一导联中的P-P间期差值<0.12 s

　E. P-R间期<0.12 s

任务三 识别异常心电图

 任务目标

> 1. **能力目标** 能识别常见心律失常及心肌梗死的心电图。
> 2. **知识目标** 掌握常见心律失常（室性期前收缩、心房颤动、心室颤动、房室传导阻滞）的心电图特征；熟悉心肌梗死的心电图特征。

 任务分解

一、心律失常的心电图表现

心脏的冲动有固定的起源点和特殊的传导系统。正常心脏激动起源于窦房结，按一定顺序和时间依次下传至心房、房室结、左右束支及心室，激发相应部位产生激动。所谓心律失常是指心脏冲动的频率、节律、起源部位、传导速度与激动顺序的异常，几乎见于所有人。心脏疾病者更易出现，且可因为严重心律失常而影响心排量，甚至诱发心力衰竭。因此快速、准确识别心律失常并给予正确护理，是护理人员应具备的临床技能之一。

表9-1 心律失常按形成原因分类

激动起源异常	激动传导异常
窦性心律失常：停搏、过缓、过速、不齐	生理性传导障碍：干扰与脱节
异位心律：	病理性传导障碍：
被动性：逸搏与逸搏心律（房性、房室交界区性、室性）	窦房传导阻滞
	房内传导阻滞
主动性：期前收缩（房性、房室交界性、室性）	房室传导阻滞
阵发性与非阵发性心动过速	室内传导阻滞（左、右束支及分支）
扑动与颤动（心房、心室）	捷径传导：预激综合征

（一）认识正常窦性心律心电图表现

1.正常窦性心律	心电图特征
	正常窦性心律ECG特征： ①窦性P波，Ⅰ、Ⅱ、aVF、$V_4 \sim V_6$导联直立，aVR导联倒置； ②心率为60~100次/分； ③P波规律出现，P-P间隔差<0.12 s； ④P波后面跟有QRS波群，P-R间期≥0.12 s

（二）识别常见心律失常

1.窦性心律失常	心电图特征
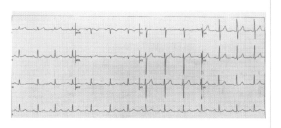 窦性心动过速 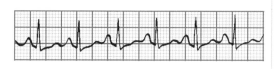 窦性心律不齐	(1)窦性心动过速ECG特征： ①窦性P波：PⅡ直立，PaVR倒置； ②P-R间期：0.12~0.20 s； ③P-P间隔的差<0.12 s； ④频率>100次/分，但很少>150次/分。 (2)窦性心动过缓ECG特征： ①窦性P波：PⅡ直立，PaVR倒置； ②P-R间期：0.12~0.20 s； ③P-P间隔的差<0.12 s； ④频率<60次/分，但很少<40次/分。 (2)窦性心律不齐ECG特征： ①窦性P波：PⅡ直立，PaVR倒置； ②P-R间期：0.12~0.20 s； ③P-P间隔的差>0.12 s；

2.期前收缩（早搏）	心电图特征
期前收缩是指起源于窦房结以外的异位起搏点提前发出的激动引起心脏提前的搏动。根据异位起搏点的不同可分为房性、交界性和室性三种。其中，以室性期前收缩最为常见。	期前收缩心电图常有以下共同特点：①基本节律；②提前搏动；③其后有较长的代偿间歇。 期前收缩有时可规律出现，如在每个正常心搏之后出一次期前收缩，则称为二联律；如在每两个正常心搏之后出一次期前收缩，则称为三联律。

2. 期前收缩（早搏）	心电图特征
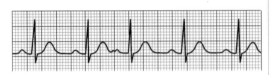 房性早搏 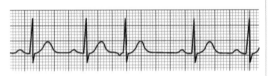 交界性早搏 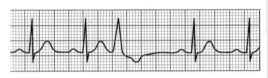 室性早搏 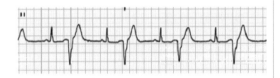 室早二联律	三种期前收缩心电图特征如下： (1)房性期前收缩ECG特征： ①提前出现 P'波，形态与窦性P波不同 ②P'-R间期>0.12 s ③QRS波群时间、形态正常 ④代偿间歇：多为不完全性 (2)交界性期前收缩ECG特征： ①提前出现 QRS波群，形态多正常； ②逆行性P'波，与QRS波群关系不定： a)QRS波群之前，P'-R间期<0.12 s b)QRS波群之后，RP间期<0.20 s c)QRS波群之中（埋没），则无 ③有完全性的代偿间歇。 (3)室性期前收缩ECG特征： ①提前出现QRS波群，QRS波群宽大畸形，时限>0.12 s； ②其前无相应的P波； ③T波与QRS波群主波方向相反； ④有完全性的代偿间歇。

3. 异位性心动过速	心电图特征
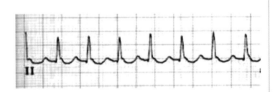 阵发性室上性心动过速 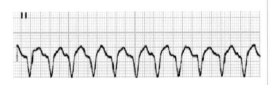 阵发性室性心动过速	异位性心动过速是指异位起搏点兴奋性增高或折返激动而引起的快速异位心律（期前收缩连续出现3次或3次以上）。 (1)阵发性室上性心动过速ECG特征： ①突然发作，突然停止； ②QRS波群时限、形态正常； ③心室率一般在160~250次/分。节律绝对规则。 (2)阵发性室性心动过速ECG特征： ①QRS波群宽大畸形； ②节律基本规则； ③心室率多在140~200次/分

4.心房颤动（房颤）	心电图特征
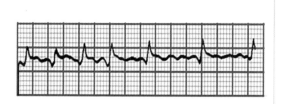	心房颤动是心房异位心律使心房呈极快速而不规则的乱颤状态。 　　心房颤动ECG特征： 　　(1)P波消失，代之以大小不同、形状各异、间隔不等的心房颤动波（f波），频率约为350～600次/分； 　　(2)QRS波形态和时间大多正常； 　　(3)R−R间隔绝对不规则。

5.心室颤动（室颤）	心电图特征
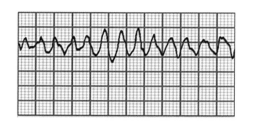	心室颤动ECG特征：QRS−T波群完全消失。出现形状不一、大小不等、节律不整的基线摆动波形，频率约为200～500次/分。 　　心室颤动为最严重的致命性心律失常，临床表现为突然意识丧失，抽搐，呼吸停止甚至死亡，无血压、脉搏，无心音。此时应立即行心肺复苏等抢救。

6.房室传导阻滞	心电图特征
II 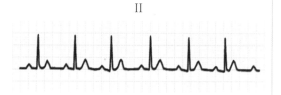 一度房室传导阻滞 aVR 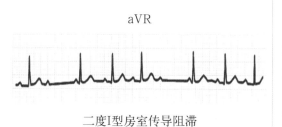 二度I型房室传导阻滞	当激动从心房向心室传导过程中发生障碍，造成传导延缓或中断，称为房室传导阻滞。按阻滞程度可分为一度、二度和三度房室传导阻滞。其心电图特征分别如下： 　　(1)一度房室传导阻滞： 　　主要表现为P−R间期延长。①每个P波后均有一相关QRS波群；②P−R间期＞0.20s。 　　(2)二度房室传导阻滞： 　　主要表现为部分心室脱漏现象，即部分P波后无QRS波群。按特点又可分为两种类型： 　　I型：亦称莫氏I型（Morbiz I型）房室传导阻滞。表现为P−R间期逐渐延长，直至脱漏一个QRS波群，漏搏后传导阻滞得到一

6.房室传导阻滞	心电图特征
II 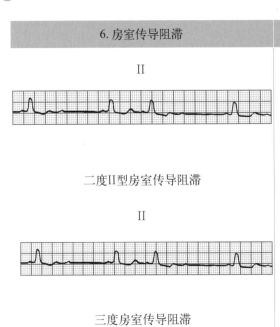 二度II型房室传导阻滞 II 三度房室传导阻滞	定恢复，P-R间期又趋缩短，之后又复逐渐延长，如此周而复始地出现，称为文氏现象。 　　II型：又称莫氏II型（Morbiz II型）房室传导阻滞。表现为P-R间期恒定（正常或延长），部分P波后无QRS波群。可出现2∶1、3∶2、3∶1、4∶1传导的现象。 　　(3)三度房室传导阻滞： 　　即完全性房室传导阻滞。表现为P波与QRS波毫无相关性，P-P间隔和R-R间隔各保持自身的节律；心房率大于心室率。

二、心肌梗死的心电图特征

心肌梗死是心血管疾病中最常见的危重急症，是由于冠状动脉突然阻塞，使心肌血液供应突然停止，心肌发生缺血、损伤以致坏死的变化，应早发现、早诊断、早监护。心电图可记录出这一系列变化，对指导治疗及估计预后都很有价值。24小时内死亡的主要原因是心律失常。

（一）心肌梗死的基本图形

1．缺血型改变	心电图特征
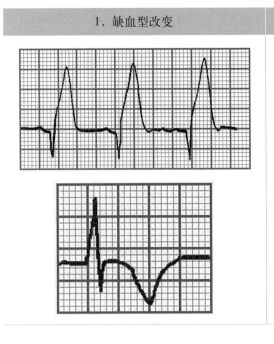	该表现特异性较差，冠状动脉急性闭塞后心电图即可出现心肌缺血型T波改变。 　　心肌缺血首先发生在心内膜，表现为T波高耸直立。 　　心肌缺血发生在心外膜时，表现为T波倒置。

2.损伤型改变	心电图特征
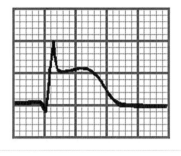	随着缺血时间延长，会出现ST段改变，最典型的改变是ST逐渐抬高与T波融合成一弓背向上型的单向曲线，且越抬越高，再逐步回至基线，其后会逐渐下移后再复至基线。

3.坏死型改变	心电图特征
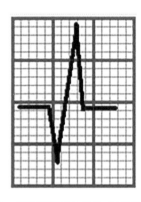	损伤进一步加重，心肌缺血坏死，此时心电图将出现：在R波向量本来就偏小的导联（V_1、V_2、V_3），呈QS波；在原来呈负向波的导联，Q波增宽（>0.04 s）；R波减小（Q/R≥1/4）。

（二）心肌梗死的图形演变及分期

在心肌缺血、损伤和梗死三种心电图改变中，缺血性T波改变常见，而损伤性ST改变少见，但只有出现典型的心肌坏死时方认为是心肌梗死较为可靠的诊断依据。若上述三种改变同时存在，则诊断心肌梗死的可靠性就较大。心肌梗死除具有特征性图形改变外，其图形的演变亦具有一定特异性和规律性，因此必须结合临床表现和实验室检查结果，密切随访观察。

1.早期(超急期)	心电图特征
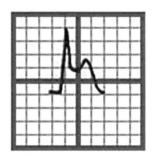	表现为巨大、高耸的不对称的T波，ST段呈斜上型抬高。

2. 急性期	心电图特征
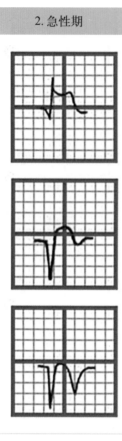	表现为ST段继续抬高，凸面向上，呈弓背状，常可见到"单向曲线"。 出现病理性Q波。 继而ST段逐渐下降，T波开始倒置。

3. 近期(亚急性期)	心电图特征
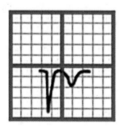	抬高的ST段逐渐降至基线，坏死型Q波继续存在，倒置的T波逐渐变浅，直至恢复正常或恒定不变。

4. 陈旧期	心电图特征
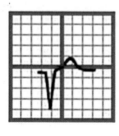	心肌梗死后3~6个月，ST-T波不再变化，只存留坏死性Q波。

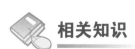

相关知识

心肌梗死的定位诊断：心电图上心肌梗死部位的诊断一般根据异常Q波、ST段抬高及T波倒置等改变出现的导联而做出定位，其中以坏死型改变最重要。心肌梗死的心电图定位诊断见表9-1。

表 9-2 心肌梗死的心电图定位诊断

梗死部位	梗死图形出现的导联											
	I	II	III	aVR	aVL	aVF	V_1	V_2	V_3	V_4	V_5	V_6
前间壁							+	+	+			
前壁									+	+		
前侧壁											+	+
高侧壁	+				+							
广泛前壁	+				+		+	+	+	+	+	+
下壁		+	+			+						
后壁												

请看如下病例：

急性广泛前壁心肌梗死：患者胸闷2小时就诊。心电图表现为：V_1~V_5及I、aVL导联ST段上斜型、凹面向上抬高0.15~1.05 mV，对应面II、III、aVF导联ST段水平型压低0.125~0.3 mV，V_1~V_4呈典型异常Q波。

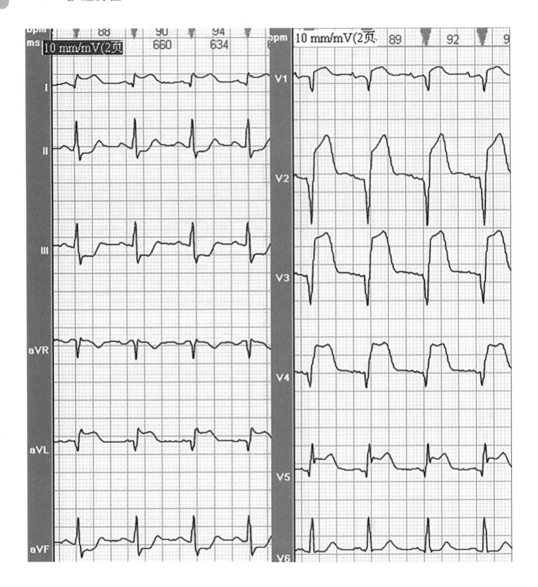

任务评价

请同学们判断以下心电图为何种异常。

心电图一：

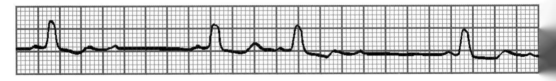

心电图诊断：

心电图特征：

心电图二：

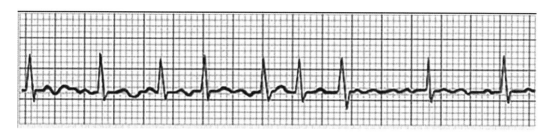

心电图诊断：

心电图特征：

心电图三：

II

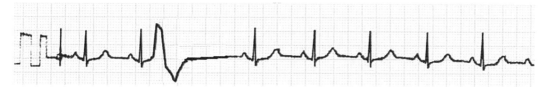

心电图诊断：

心电图特征：

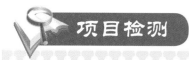

案例重现

患者，男性，30岁，1周前受凉后出现发热，体温最高41℃。咳嗽，咳黄色黏痰，无咯血和胸痛，服用各种抗感冒药和止咳药，无明显好转，逐渐出现乏力。2天来患者开始出现胸闷、心悸，并出现晕厥两次。病后进食和睡眠稍差，体重无明显下降，大小便正常。既往体健。医生初步诊断：①发热待查：急性上呼吸道感染？肺炎？②晕厥待查：心律失常？

案例讨论

1.该患者的初步诊断，需要哪些检查来进一步明确？

_____

_____

2.医生给该患者开出检查：胸部CT平扫，请问你该如何指导患者进行检查前准备？

_____

_____

3.患者就诊时再次出现晕厥，此时心电监护提示如下，请问这是哪种异常？你应该怎么做？

_____

_____

_____

项目十

病例分析与护理诊断

项目情景聚焦

1996年，北美护士协会（NANDA）提出护理诊断是"护士针对个人、家庭、社区对现存的或潜在的健康问题或生命过程的反应所作的临床判断"。它是护理程序的核心，第一次把护理对象不仅是对人而且扩展到家庭甚至社区；不仅关注现存的健康问题，甚至关注到了潜在发生的健康问题。因此，护士熟练掌握和正确应用护理诊断是做好整体护理、提高护理质量的基础。

案例呈现

患者林某，女，68岁，汉族，身高153cm，体重38kg。反复咳嗽、咳痰30余年，心悸、气急、下肢间歇性水肿2年，病情加重伴畏寒、发热6天入院。体检：体温38.3℃，呼吸急促，口唇发绀，双肺叩诊呈过清音，肺底有湿啰音，脉搏115次/分，剑突下心尖搏动明显，该处可闻及3/6级收缩期杂音，肺动脉瓣区第二心音亢进。平车入院，门诊拟"慢阻肺，合并肺心病"收住医院呼吸内科重症监护室。患者入院时烦躁、谵妄、拒食，下腹部膨隆，患者自觉胀痛，想排尿排不出。经送其来的女儿讲，林某已经5天未排大便。

目标描述

通过本项目学习，学会如何对经前述方法收集到的病情资料进行分析、综合，找出患者现存或潜在的健康问题，提出护理诊断，为护理措施的选择提供依据。

任务一　认识护理诊断

任务目标

1. 能力目标　认识护理诊断常见种类，能够按护理诊断结构组成列出护理诊断。
2. 知识目标　熟悉护理诊断的种类、提出护理诊断的方法和步骤；掌握护理诊断的结构组成及陈述方式。

任务分解

一、认识护理诊断的种类、内涵

类型及举例	说明
(1)现存性护理诊断 举例： 营养不良，低于机体需要量：与消瘦与食欲下降、摄入量减少有关。	现存性护理诊断：对评估对象已出现的健康问题或生命反应做出明确描述。 格式："健康问题：症状或体征：相关因素"。
(2)危险性护理诊断 举例： 有皮肤完整性受损的危险：与长期卧床、营养不良有关。	危险性护理诊断：对易感的服务对象健康状况或生命过程出现的反应所做的临床判断，一般有增加易感性的危险因素存在。 格式："有……的危险"。
(3)健康的护理诊断 举例： 母乳喂养有效或潜在的社区应对增强。	健康的护理诊断：对服务对象从特定健康水平向更高层次健康水平发展的护理诊断。 格式："仅含名称一个部分而无相关因素"。
(4)合作性问题 举例： 潜在并发症：感染性休克。	合作性问题：护士需要与其他健康保健人员尤其医生合作解决的问题。需护士监测以发现某些疾病过程中的并发症，并用医嘱和护理措施处理以减少其发生可能性。 格式："潜在并发症：……"

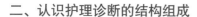

二、认识护理诊断的结构组成

结构组成	举例
护理诊断由健康问题、定义、诊断依据和相关因素四部分组成。 1. 健康问题（problem，P）　即护理诊断的名称，是对评估对象的健康状态或疾病反应的概括性描述。护理诊断所述健康问题的内容涉及生理、心理、社会文化、发展、精神等方面。 2. 定义　是对护理诊断名称的清晰、精确的描述，以此确定每一个护理诊断的特性，并与其他护理诊断相鉴别。 3. 诊断依据　是作出该护理诊断的临床判断标准，即作出该护理诊断时必须存在的相应症状、体征及相关的病史。按其重要性，诊断依据可分为主要依据和次要依据两种类型。 (1)主要依据　是作出一个护理诊断时必须具备的依据。 (2)次要依据　是支持该护理诊断成立的依据，但不是必须的。 4. 相关因素（etiology，E）　即病因，是指促成护理诊断成立和维持的原因或情境。包括疾病、治疗、心理、情境、发展等方面。	体温过高（Hyperthermia）(1986) 定义　个体处于体温高于正常范围的状态。 诊断依据 主要依据　体温高于正常范围。 次要依据　1.皮肤发红；2.触之有热感；3.呼吸增快；4.心动过速；5.痉挛/惊厥； 相关因素 1. 暴露于炎热的环境； 2. 剧烈活动； 3. 用药/麻醉； 4. 衣着不适； 5. 新陈代谢率增快； 6. 疾病或创伤； 7. 脱水； 8. 排汗能力减低或丧失。

三、认识护理诊断的陈述方法

陈述方法	举例
对护理诊断有三种陈述方式。 1. 三部分陈述法　即PSE，一般用于现存护理诊断的叙述。 P——健康问题：护理诊断的名称； S——症状和体征，包括实验室、器械检查结果； E——病因：即相关因素。	1. 三部分陈述法：PSE 体温过高：体温39℃：与肺部感染有关 　　P　　　　S　　　　　E 气体交换受损：发绀、呼吸困难：与阻塞性肺气肿有关

陈述方法	举例
2.二部分陈述法　即PE，只含诊断名称和相关因素，一般用于潜在性及可能性护理诊断叙述。危险尚无发生，未出现症状、体征。 描述一般为"有……的危险""有……可能"。 注意事项： ①符合：具体、准确、有针对性。 ②陈述时一般用"与……有关"。 ③同一护理诊断名称可有不同的相关因素。 ④避免将疾病名称作为相关因素。 ⑤避免易引起医疗纠纷的语言。 3.一部分陈述法　只有问题P。 用于健康的和综合性护理诊断的陈述。	2.二部分陈述法：PE <u>有皮肤完整性受损的危险</u>：<u>与长期卧床有关</u> 　　　　P　　　　　　　　E <u>有自理能力缺陷的可能</u>：<u>与静脉输液引起右臂功能障碍有关</u> 3.一部分陈述法：P <u>寻求健康行为</u> 　　P <u>强暴创伤综合征</u> 　　P

任务二　提出护理诊断

 任务目标

1.能力目标　能用护理诊断思维方法分析案例，初步提出护理诊断。

2.知识目标　熟悉护理诊断思维方法；掌握提出护理诊断的步骤。

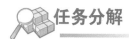

任务分解

护理诊断步骤如下：

一、护理评估、收集资料	说明
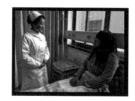	1. 交谈。
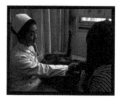	2. 身体评估。
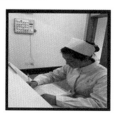	3. 查阅资料　查阅既往病历、实验室及特殊器械检查报告单等。

二、整理、核实资料	说明
收集的资料是否全面、真实、准确直接影响护理诊断的正确程度，在判断前应认真整理、核实资料。 判断： (1)资料的全面性：逐项检查，保证收集的资料完整，如有遗漏及时补充。 (2)资料的真实性和准确性：逐一核实，恰当判断，如有矛盾或不实及时纠正。	影响收集资料全面、真实和准确性的原因主要是： 1. 主观因素 (1)被评估者理解力差、语言表达力差、或因某种原因故意夸大或隐瞒病情。 (2)代述者不完全了解病情或不能真实体会被评估者痛苦、感受及心理动态。 (3)评估者收集资料时主观臆断及先入为主的态度。 2. 客观因素　评估者因素 (1)责任心不强，未能对被评估者进行全面细致的评估。 (2)技术经验不足，身体评估的方法不正确、不熟练未能发现异常体征；医学知识及临床经验不足，对异常体征视而不见，辅助检查结果不真实或错误。 (3)客观条件受限，不能对被评估者行满意检查。

三、分析资料、确定护理诊断	举例
1.找出异常临床表现（诊断依据） 将评估的主观和客观资料汇总分析后，寻找具有临床意义的临床表现，如主要症状和（或）体征等。 2.选择相应护理诊断名称 以此临床表现（症状、体征等）作为诊断依据，在国际护理权威机构（NANDA）批准和审核的护理诊断列表中选择相应的准确的护理诊断名称。 尽量用一个名称解释多种健康问题的原则，是简化诊断倾向性的思维方式，即遵循一元化原则。 3.分析、判断相关因素 按11个功能性健康型态分类组合，进一步寻找相关因素或危险因素。 例1.患者主诉"我昨晚几乎一夜都没睡"。护士应进一步问为什么没睡好，从中找出原因，也可以从客观资料中找出原因。这些原因就是睡眠不好的相关因素。 例2.患者主诉"最近我总感觉到头晕，不知为什么"。护士通过身体评估发现患者血压为170/96 mmHg，找到了引起异常的原因。 找出相关因素和危险因素可指导护士准确制定护理措施。	(1)分析资料 "面色潮红，皮肤灼热，呼吸加快" "测量体温39.5℃" "咳嗽、咳痰，痰少，不易咳出" "两肺部闻及散在的干、湿啰音" (2)选择相应护理诊断名称 "体温过高" "清理呼吸道无效" (3)找出相关因素 "与肺部感染有关"

四、护理诊断排序	举例
在实际工作中按轻重缓急的顺序合理安排护理措施的实施。 1.按马斯洛需要层次论排序 生理需要是最低层次、最重要的需要，故将对生理平衡状态威胁最大的护理问题放在首位。 2.按对生命活动的影响程序排序 把对患者生命和健康威胁最大的问题放在首位。一般分为： (1)首优问题　直接威胁患者生命，需立即行动去解决的问题。如：气道、呼吸、心脏或循环、生命体征等的问题。紧急情况下，可以同时存在几个首优问题。	举例： 清理呼吸道无效 有暴力行为的危险 体液严重不足 举例： 活动无耐力 身体移动障碍 皮肤完整性受损 有感染的危险

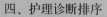

四、护理诊断排序	举例
(2)中优问题 虽不直接威胁患者生命，但对患者生理或心理有影响的，需要护士及早采取措施，以避免情况进一步恶化。如<u>意识改变、急性疼痛、急性排尿障碍、高血钾、感染的危险、受伤的危险</u>。 (3)次优问题 与本次发病无关，需病情稳定后再考虑的问题。 3. 按现存的和"有……的危险"的护理诊断与"潜在并发症"排序 现存的护理诊断→有危险的护理诊断→潜在并发症。	刘某，女，56岁，肥胖。<u>因麻醉意外处于深昏迷状态</u>，出现<u>大小便失禁</u>。 护理诊断： 1. 意识障碍，深昏迷 与麻醉意外有关。 2. 排便失禁 与麻醉意外有关。 3. 完全性尿失禁 与麻醉意外有关。 4. 有皮肤完整性受损的危险 与昏迷、大小便失禁、肥胖有关。

 相关知识

【我国临床常用护理诊断】

（一）睡眠型态紊乱（睡眠紊乱）

定义：由于睡眠规律的改变引起了不适或干扰了日常生活。

依据：主诉难以入睡，间断睡眠，早醒，有疲乏感。

相关因素：

(1)与疾病引起的不适有关，如疼痛、不舒适、呼吸困难、尿失禁、腹泻等。

注：该项相关因素最好直接写明患者个体的直接不适原因，如与呼吸困难有关、与尿失禁有关。

(2)与焦虑或恐惧有关。

(3)与环境改变有关。

(4)与治疗有关。

(5)与持续输液有关。

（二）躯体移动障碍

定义：个体独立移动躯体的能力受限。

依据：

(1)不能有目的地移动躯体。

(2)强制性约束，包括机械性原因和医疗限制，如牵引、石膏固定。

相关因素：

(1)与体力和耐力降低有关。

(2)与疼痛和不适有关。

(3)与意识障碍有关。

(4)与瘫痪（偏瘫或截瘫）有关。

(5)与骨折有关。

(6)与医疗限制有关，如牵引、石膏固定（可直接写明与下肢牵引有关）。

（三）清理呼吸道无效

定义：个体处于不能有效地清除呼吸道分泌物而导致呼吸道受阻的状态。

依据：

(1)痰液不易咳出甚至无法咳出。

(2)听诊肺部干、湿啰音，气管部位有痰鸣音。

(3)可伴有紫绀、呼吸困难等表现。

相关因素：

(1)与痰液黏稠有关。

(2)与痰量多有关。

(3)与身体虚弱或疲乏有关。

(4)与气管插管（气管切开使用呼吸机）有关。

(5)与限制咳嗽、疼痛有关。

(6)与昏迷有关。

（四）疼痛

定义：个体经受或叙述有严重不适的感觉。

依据：患者主诉疼痛不适，可伴有痛苦表情、烦躁不安、活动受限或保护性体位。

相关因素：

(1)与组织创伤有关。

(2)与组织炎症有关。

(3)与组织缺血、缺氧有关。

(4)与体位不适有关。

(5)与卧床过久有关。

(6)与局部受压有关。

(7)与化学物质刺激有关。

(8)与晚期癌症有关。

（五）体温过高

定义：机体体温高于正常范围。

依据：体温高于正常范围，患者主诉发热、不适。

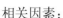

相关因素：

⑴与感染有关。

⑵与无菌性组织损伤有关。

⑶与某些疾病有关，如恶性肿瘤、变态反应性疾病、内分泌及代谢功能障碍、免疫缺陷等。

⑷与体温调节中枢功能失调有关。

注：某些患者体温升高原因不明时，最好不使用此诊断，建议从发烧导致对其他功能影响的反应，如活动无耐力、自理（清洁、沐浴、如厕）障碍，确定出护理诊断名称，"体温过高"作为相关因素陈述。

（六）便秘

定义：个体排便次数减少，粪便干硬，伴有排便费力。

依据：

⑴大便次数减少。

⑵粪便干、硬。

⑶左下腹部能触及包块。

⑷与排便时费力、疼痛有关。

相关因素：

⑴与液体摄入不足有关。

⑵与摄入纤维素不足有关。

⑶与长期卧床有关。

⑷与排便环境有关。

⑸与直肠附近疼痛性疾病有关。

⑹与长期使用缓泻剂有关。

（七）营养失调，低于机体需要量

定义：个体处于摄入的营养不能满足机体需要的状态。

依据：

⑴体重低于标准体重的20%以上。（男性标准体重（kg）＝身高（cm）－100，女性标准体重（kg）＝身高（cm）－105）。

⑵食物摄入绝对或相对不足。

⑶三头肌皮褶厚度、上臂中围均小于正常值的60%。

⑷血清蛋白、血红蛋白、血清铁低于正常。

⑸存在吸收障碍。

相关因素：

⑴与机体代谢增高有关（如高热、感染、烧伤、癌症、甲亢等），根据个体情况可直接写为与高热（与感染）有关。

(2)与营养物质吸收障碍有关，如慢性腹泻、小肠吸收不良综合征、胃肠手术后。

(3)与进食困难有关，如咀嚼困难、吞咽困难、味觉改变、口腔溃疡形成、进食后立即有饱胀感（可具体写为与咀嚼困难有关，与吞咽困难有关）。

(4)与缺乏正确的营养知识有关。

(5)与食欲下降有关，如机体处于疼痛、焦虑、抑郁、悲哀或其他不适状态时。

(6)与偏食有关。

(7)与节食或神经性厌食有关。

(8)与机体对营养物质的需求增多有关，如妊娠、哺乳、青春期（与妊娠有关、与哺乳有关）。

（八）有外伤的危险

定义：个体因适应和（或）防御能力的改变而处于一种易受损害的危险状态。

相关因素：

(1)与头晕、眩晕有关。

(2)与疲乏、无力有关。

(3)与意识改变有关。

(4)与感觉障碍有关，如视力障碍、听力障碍等（与视力障碍有关）。

(5)与平衡障碍有关。

(6)与肢体活动障碍有关。

(7)与缺乏防护知识有关。

(8)与癫痫有关。

(9)与精神障碍有关。

（九）有废用综合征的危险

定义：由于治疗需要或不可避免的局部或全身不能活动，患者处于骨骼、肌肉运动系统功能退化的危险状态，如肌肉萎缩、关节僵直、足下垂。

相关因素：

(1)与重度营养不良有关。

(2)与无力活动有关。

(3)与长期卧床有关。

(4)与活动减少有关。

(5)与缺乏正确训练有关。

(6)与瘫痪有关。

(7)与剧痛有关。

(8)与限制活动有关。

9. 与局部大范围烧伤（创伤、瘢痕）有关。

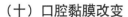

（十）口腔黏膜改变

定义：指个体口腔黏膜组织已发生破损。

依据：

1. 口腔黏膜、牙龈或舌面发生糜烂、溃疡、干裂、出血、充血、水肿、结痂、疱疹等。

2. 主诉口腔内疼痛不适。

相关因素：

(1)与机械性损伤（胃管、气管插管、假牙、拉舌钳、开口器）有关。

(2)与禁食有关。

(3)与感染（发烧）有关。

(4)与唾液分泌减少有关。

(5)与张口呼吸有关。

(6)与化学损伤有关（服毒、刺激性药品）。

(7)与头颈部放射性治疗有关。

（十一）有口腔黏膜改变的危险

定义：个体存在引起口腔黏膜组织受损的危险。

（十二）活动无耐力

定义：个体无足够的能量耐受或完成日常生活。

依据：

(1)自诉疲乏或软弱无力。

(2)活动后有异常的心率或血压反应：用力后不适或呼吸困难。

(3)心电图改变，提示出心律不齐或心肌缺血。

相关因素：

(1)与氧供不足有关的因素：心力衰竭、慢性阻塞性肺疾病、贫血、心肌梗死。

(2)与高代谢有关的因素：重度感染、晚期肿瘤、外科手术。

(3)与长期卧床有关。

(4)与营养不良有关。

(5)与过度肥胖有关。

(6)与身体虚弱有关。

注：在陈述该护理诊断时，第1、2两种相关因素需具体化，例如，活动无耐力与贫血有关（活动无耐力，与重度感染有关）。

（十三）语言沟通障碍

定义：个体不能与他人进行正常的语言交流。

依据：

(1)说话或发音困难。

(2)严重口吃。

(3)听力下降或丧失。

(4)不会使用、不理解通用的语言。

相关因素：

(1)与脑疾患有关，如脑肿瘤、脑供血不足、脑外伤、脑卒中。

(2)与治疗性失音有关，如气管插管、气管切开、使用呼吸机、喉全切等。

(3)与解剖性缺陷有关，如唇、腭裂。

(4)与心理因素、精神障碍有关，如抑郁、自闭、神经症、精神分裂症。

(5)与文化差异有关，如使用不同的语言、方言。

(6)与听力障碍有关。

（十四）焦虑

定义：患者面临将出现的、不够明确的、模糊的威胁或危险时所产生的一种体验。

依据：

(1)情感方面：患者自诉有忧郁、压抑感，预感不幸，神经过敏，缺乏信心，有无助感，不能放松，失去控制等。临床上可表现有激动易怒、哭泣、退缩、缺乏动机、自责等。

(2)认知方面：可表现为健忘、沉思、注意力不集中，对周围不注意，思维中断或不愿意面对现实等。

(3)生理方面：可表现为脉搏、呼吸增快，血压升高、面色潮红、手脚湿冷、疲劳和虚弱感，口干、眩晕、失眠等，还可出现恶心、呕吐、腹泻、尿频等症状，运动方面可出现颤抖、肌肉僵硬、坐立不安等表现。

相关因素：

(1)与预感到个体健康受到威胁有关。

(2)与手术检查有关。

(3)与诊断不明（预后不清）有关。

(4)与不适应环境有关。

(5)与已经或预感到将要失去亲人（离婚）有关。

(6)与担心社会地位改变（担心事业受到影响）有关。

(7)与经济困难有关。

(8)与受到他人焦虑情绪感染有关。

注：轻度的焦虑能成功地帮助人适应生活，中度以上的焦虑方能对人的正常生活和躯体健康产生不同程度的负面影响，因而需要提供护理帮助。

（十五）恐惧

定义：是患者面临某种具体而明确的威胁或危险时所产生的一种心理体验。

依据：

(1)自诉有恐慌、惊惧、心神不安。

(2)有哭泣、逃避、警惕、挑衅性行为。

(3)活动能力减退，冲动性行为和疑问增多。

(4)躯体反应可表现为颤抖、肌肉张力增高、四肢疲乏、心跳加快、血压升高、呼吸短促、皮肤潮红或苍白、多汗、注意力分散、易激动、记忆力减退、失眠多梦、瞳孔散大，严重者可出现晕厥、胃肠活动减退、厌食等。

相关因素：

(1)与环境刺激有关，如对陌生的病室、抢救室、手术室及诊室感到害怕。

(2)与检查（手术）有关。

(3)与对疾病诊断、预后效果的担心有关。

(4)与和陌生人相处有关，如小儿看到穿白色工作服的陌生医务人员感到害怕。

(5)有的患者惧怕其他病友，与担心发生交叉感染有关。

(6)与死亡威胁有关。

项目检测

案例重现

　　患者林某，女，68岁，汉族，身高153 cm，体重38 kg。反复咳嗽、咳痰30余年，心悸、气急、下肢间歇性水肿2年，病情加重伴畏寒、发热6天入院。体检：体温38.8℃，呼吸急促，口唇发绀，双肺叩诊呈过清音，肺底有湿啰音，脉搏115次/分，剑突下心尖搏动明显，该处可闻及3/6级收缩期杂音，肺动脉瓣区第二心音亢进。平车入院，门诊拟"慢阻肺，合并肺心病"收住医院呼吸内科重症监护室。患者入院时烦躁、谵妄、拒食，下腹部膨隆，患者自觉胀痛，想排尿排不出。经送其来的女儿讲，林某已经5天未排大便。

角色扮演

　　请同桌互相角色扮演，分别扮演护士和患者，完成入院护理评估单。

××医院
住院患者首次护理评估单

姓名＿＿ 性别＿＿ 年龄＿＿ 科别＿＿ 病室＿＿ 床号＿＿ 住院号＿＿＿＿＿＿

职业＿＿ 婚姻＿＿ 民族＿＿ 文化程度＿＿ 收集资料时间＿＿＿＿＿＿＿＿

入院时间＿＿年＿＿月＿＿日＿＿时＿＿分 入院方式：□步行□扶行□轮椅□平车

入院原因(主诉和简要病史)＿＿＿＿＿＿＿＿＿＿＿＿＿＿＿＿＿＿＿＿＿

一、生理评估

T＿＿℃ P＿＿次/min R＿＿次/min Bp＿＿kPa(mmHg)身高＿＿cm 体重＿＿kg

既往史：_____

过敏史：□无 □有(药物_____ 食物_____ 其他_____)

家庭史：□高血压病□冠心病□遗传病□糖尿病□肿瘤_____□癫病□精神病
　　　　□传染病_____□其他_____

意识：□清醒 □嗜睡 □意识模糊 □昏睡 □昏迷

语言：□清楚 □含糊 □语言障碍 □失语

皮肤：颜色：□正常 □潮红 □苍白 □青紫 □黄染

温度：□正常 □发红 □发热 □湿冷

湿度：□正常 □干燥 □潮湿 □多汗；完整性：□完整□皮疹□出血点；

弹性：□好 □中 □差；水肿：□轻 □中 □重；

褥疮：(部位_____面积_____程度：□1期□2期 □3期□ 4期)；

口腔：□正常 □充血 □出血点 □糜烂溃疡 □疱疹，白斑；

呼吸：方式：□自主呼吸 □机械呼吸；节律：□规则 □异常□频率____次/min；

深浅度：□正常 □深 □浅；

呼吸困难：□无 □轻度 □中度 □重度；咳嗽：□无 □有；

咳痰：□无 □易咳出 □不易咳出；痰(颜色_____量_____性质_____)

心律：□规则 □心律不齐 心率：_____次/min

水肿：□无 □有(部位度_____)

　　　胃肠道症状：□恶心 □呕吐(颜色____性质_____次数_____总量_____)

　　　□嗳气 □反酸 □烧灼感 □腹胀 □腹痛(部位/性质_____)

　　　腹部：□软 □肌紧张 □压痛/反跳痛 □可触及包块(部位/性_____)

　　　□腹水(腹围_____cm)

月经：□正常 □紊乱 □痛经 □月经量过多 □绝经

疼痛：□无 □有 (部位：_____；性质：_____；持续时间：_____)

疼痛程度：□0分 无痛；□1~3分 轻微痛；□4~6分 比较痛；□7~9分 非常痛；□10分
　　　　　剧痛

0	1	2	3	4	5	6	7	8	9	10

视力：□正常 □远/近视 □失明(□左 □右 □双侧)

听力：□正常 □耳鸣 □重听 □耳聋(□左 □右 □双侧)

触觉：□正常 □障碍(部位_____)

嗅觉：□正常 □减弱 □缺失

思维过程：□正常□注意力分散□远/近期记忆力下降□思维混乱□其他_____

二、生活及自理能力评估

饮食：基本膳食：□普食 □软食 □半流质 □流质□禁食

　　　食欲：□正常 □增加 □亢进_____d/周/月 □下降/厌食_____d/周/月

　　　近期体重变化：□无 □增加/下降_____kg/_____月(原因____) 其他_____

睡眠：□正常 □入睡困难 □易醒 □早醒 □多梦 □噩梦 □失眠 □用药入睡

休息：休息后体力是否容易恢复：□是 □否(原因_____)

活动：活动能力:□正常 □他人帮助 □轮椅活动 □卧床(自行翻身:□是□否)

自理:□全部 □障碍(□进食 □沐浴/卫生 □穿着/修饰 □如厕)

步态:□稳 □不稳(原因_____)

医疗/疾病限制:□医嘱卧床 □静脉输液 □石膏 □牵引 □瘫痪

排泄：排便:习惯___次/d 性状:□正常 □便秘 □腹泻 □失禁 □造瘘

排尿:□正常 □失禁 □潴留 □尿管 颜色_____性状_____量_____ml/24h

嗜好:□烟 □酒 □浓茶 □咖啡

吸烟:□无 □偶尔吸烟 □经常吸烟_____年_____支/天 已戒_____年

饮酒/酗酒:□无 □偶尔饮酒 □经常饮酒_____年_____ml/d 已戒_____年

其他_____

三、安全评估

生理安全 威胁生命危险因素（疾病引起各种衰竭_____，出血_____，感染_____，并发症_____，药物过敏_____）

心理安全 危险因素(□自伤 □攻击行为 □心理疾病 □人际关系紧张)

环境安全 危险因素(□跌倒 □坠床 □火灾 □电损伤 □意外)

四、心理、社会评估

1.情绪状态:□镇静 □易激动 □焦虑 □恐惧 □悲哀 □无反应

2.就业状态:□固定职业 □丧失劳动力 □失业 □待业

3.沟通:□希望与更多的人交往 □语言交流障碍 □不愿与人交往

4.医疗费用来源:□自费 □公费 □医疗保险 □其他:_____

5.与亲友的关系:□和睦 □冷淡 □紧张

6.遇到困难最愿向谁倾诉:□父母 □子女 □其他:_____

7.入院介绍(患者知道)

□责任医生 □责任护士 □病室环境 □病室制度(□查房□用膳 □探视 □作息时间) □粪、尿常规标本留取法。

五、健康教育认知评估

宗教信仰:□无 □佛教 □基督教 □天主教 □其他:_____

对疾病的认识:□认识 □部分认识 □不认识

对健康教育的需求:□有需求 □无需求护士签名:_____

年　　　月　　　日

案例分析

请在上述病例中主要健康问题（异常临床表现和体征）下面画红线，用PSE的陈述形式书写护理诊断并按排序原则进行排序。

1. _____

2. _____

3. _____

4. _____

5. _____

任务评价参考答案

项目三 头颈部评估

任务一

1. D　2. C　3. C　4. D　5. A　6. A　7. D　8. C　9. D　10. B

任务二

1. B　2. D　3. C　4. D　5. D　6. B　7. A　8. C　9. A

项目四 胸廓和肺的评估

任务一

一、单项选择题

1. A　2. B　3. A　4. B　5. D　6. A　7. D　8. C　9. D　10. C

二、看图说话

图1：1. 水平裂　　2. 斜裂　3. 斜裂　　4. 心切迹

图2：1. 外呼吸　　2. 气体在血液中的运输　　3. 内呼吸

任务二

1. A　2. B　3. A　4. B　5. C　6. B　7. C　8. B　9. B　10. B

项目五 心脏和血管的评估

任务一

一、单项选择题

1. A　2. B　3. D　4. A　5. A　6. A　7. B　8. B　9. D　10. D

二、看图说话

1. 肺动脉瓣　　2. 右心房　　3. 三尖瓣　　4. 右心室

任务二

一、单项选择题

1. D　2. D　3. A　4. B　5. C　6. B　7. D　8. C　9. C　10. C

11. C　12. B　13. B　14. B　15. C　16. C　17. C　18. B　19. A　20. C

二、看图说话

图1：1. 左颈内静脉　2. 左锁骨下静脉　3. 静脉角

图2：1. 锁骨下动脉　2. 腋动脉　　3. 肱动脉　　　4. 尺动脉　　　5. 桡动脉

任务三

1. A　2. C　3. A　4. B　5. C　6. A　7. A　8. E　9. D　10. B

11. C　12. A　13. B　14. B　15. B　16. E　17. A　18. D　19. B　20. A

项目六　腹部评估

任务一

1. A　2. B　3. A　4. D　5. D　6. B　7. B　8. C　9. D　10. C

任务二

1. D　2. C　3. A　4. D　5. A　6. C　7. B　8. C　9. C　10. B

任务三

1. A　2. C　3. B　4. B　5. D　6. A　7. A　8. D　9. A　10. A

11. A　12. A　13. D　14. B　15. C　16. B　17. C　18. C　19. B　20. D

任务四

1. A　2. B　3. D　4. C　5. C　6. D　7. A　8. A　9. A　10. B

任务五

1. D　2. D　3. D　4. C　5. A　6. A　7. C　8. C　9. B　10. D

项目七　脊柱四肢和神经反射评估

任务一

1. B　2. C　3. C　4. B　5. A　6. D　7. C　8. C　9. D　10. C

任务二

1. B　2. D　3. A　4. D　5. A　6. D　7. A　8. C　9. D　10. D

项目八　实验室评估

任务一

1. D　2. C　3. C　4. A　5. A　6. D　7. E　8. C　9. C　10. B

任务二

1. B　2. D　3. D　4. C　5. A　6. C　7. A　8. C　9. C　10. C

11. C　12. D　13. D

任务三

1. D　2. E　3. D　4. B　5. C　6. C

任务四

1. C　2. C　3. D　4. A　5. D　6. D　7. D　8. E　9. B　10. E

11. B　12. D　13. B　14. B　15. A

项目九　特殊器械检查

任务一

1. E　2. B　3. E　4. B　5. B

任务二

1. B　2. A　3. B　4. B　5. C　6. C　7. B　8. E　9. ABCE　10. ABCD

11. ABDE　12. ABCD

参考文献

1. 王怀生，李召. 解剖学基础. 第2版. 北京：人民卫生出版社，2010

2. 王志敏. 病理学基础. 第2版. 北京：人民卫生出版社，2009

3. 彭波，李茂松. 生理学. 第2版. 北京：人民卫生出版社，2008

4. 张淑爱. 健康评估. 第2版. 北京：人民卫生出版社，2009

5. 孙菁. 健康评估. 北京：高等教育出版社，2005

6. 吕探云. 健康评估. 第2版. 北京：人民卫生出版社，2008

7. 陈文彬，潘祥林. 诊断学. 第7版. 北京：人民卫生出版社，2008

8. 王志红，刘燕燕. 护士临床思维实例解析. 上海：第二军医大学出版社，2004

9. 季兰芳. 临床护理情境模拟演练. 北京：化学工业出版社，2012